FELIX DAHLMANNS

Die HAUT DIÄT

Schluss mit
Neurodermitis, Schuppenflechte,
Akne und unreiner Haut

kailash

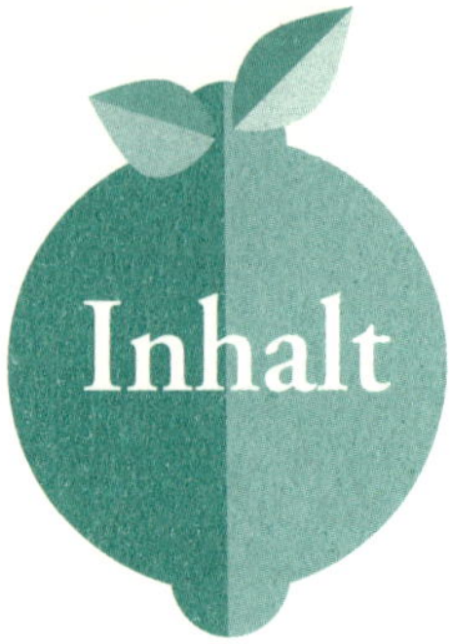

Inhalt

11 Was braucht gesunde Haut?

Oma, das Schweinefett und jahrtausendealte Geheimnisse 12
Kann die Hautdiät auch Ihrer Haut helfen? 27
Das Problem mit der Schulmedizin 33
Warum es sich lohnt, aktiv zu werden 59
Sexy von innen: Was die Hautdiät anders macht 62

71 Die Philosophie der Hautdiät

Die Magie in uns 72
Die Ursachen eines kranken Körpersystems 91
Erfahrungsbericht: Ende eines Leidensweges 101
Erfahrungsbericht: Regelmäßig »Kuren« 103
Gen-Lotterie 106
Die Schritte hin zur Genesung 111
Erfahrungsbericht: Voller Dankbarkeit 116
Erfahrungsbericht: Gute Resultate schon nach vier Wochen 117

119 Die Hautdiät in der Praxis

Die Ernährung während der Hautdiät ... 120
Erfahrungsbericht: Rundum Wohlgefühl! ... 142
Erfahrungsbericht: Da kann man wohl nichts machen? Und ob! ... 143
Erfahrungsbericht: Von innen nach außen .. 168
Die Rolle der Psyche bei der Hautdiät ... 169
Rundum gut zum Körper sein ... 182
Die Hautdiät für Kinder ... 208
Erfahrungsbericht: Die Hautdiät war die Rettung ... 214
Der Hautdiät-Tagesplan ... 217

221 Damit wird die Hautdiät ein Erfolg

Mögliche Reaktionen während der Hautdiät ... 222
Erfahrungsbericht: Sich endlich verstanden fühlen ... 228
Erfahrungsbericht: Kleine Veränderungen – große Wirkung ... 229
Die Regeln des Erfolgs ... 232
Das passende Mindset ... 239
Tools für den Erfolg ... 259
Und wenn die Hautdiät nicht wirkt? Fasten, die ultima Ratio ... 272
Erfahrungsbericht: Hautdiät soft – und dennoch Erfolg ... 277
Erfahrungsbericht: Mehr vom Guten hilft ... 278

279 Rezepte für Ihre Haut

Es darf schmecken – unbedingt! 280
Frühstück 282
(Frühstücks-)Säfte 287
Hauptmahlzeiten 290
Suppen 300
Nachtisch 303

Ausblick: Für immer Hautdiät? 305

Danksagung 307

Vorwort

Scham, Frustration und der Wunsch, sich zu verkriechen, sind wohl die klassischen Begleiterscheinungen, die Hautprobleme mit sich bringen. Schuppen, Pickel oder rote Stellen sehen unschön aus und fühlen sich unschön an. Mit gutem Grund, denn sie sind nicht physiologisch als ein Teil des gesunden Körpers vorgesehen. Das bringt oftmals ein anstrengendes Leben mit sich, das weniger gelebt als zu verstecken versucht wird. Versteckt hinter einer Hülle aus Kleidung, einer Schicht Make-up oder einer erfundenen Ausrede, warum man nichts unternehmen kann.

Hautprobleme zu haben ist wie ein Versteckspiel ohne Sieger, bei dem Monate und Jahre ins Land gehen, Beziehungen leiden und die Lust am alltäglichen Leben schwindet. Denn komische Blicke und peinliche Fragen anderer zehren auf Dauer an den Nerven. Sich selbst aber jeden Tag mit »schrecklicher« Haut im Spiegel sehen zu müssen und nicht zu verstehen, warum ausgerechnet man selbst betroffen ist, das ist noch viel schlimmer. Die Haut trägt man ja überall mit hin, wo man auch geht und steht. Ist nun das eigene Selbstwertgefühl aufgrund schlechter Haut gestört, bringt man dieses schlechte Gefühl auch in alle Bereiche seines Lebens mit ein, und in allen Bereichen hat man zu leiden. Mal mehr, mal weniger.

Zugegeben, das klingt ziemlich dramatisch, aber so hat es sich zumindest bei mir angefühlt. Und ich denke, ich bin da nicht allein. Genau wie Millionen von Menschen in Deutschland hatte ich eine »unheilbare« und unschön aussehende Hautkrankheit. Aufgrund dieser durfte – oder besser gesagt musste – ich für mehr als drei Jahre meines Lebens erfahren, wie es sich anfühlt, gefangen in einem Körper zu sein, den man nicht die Bohne ausstehen kann, ohne dabei einen Ausweg zu sehen oder Hoffnung auf Besserung zu haben.

Während dieser Jahre war ich der festen Überzeugung, ich müsse mich bis ans Ende aller Tage mit cortisonhaltigen Salben und Feuchtigkeitscremes einreiben, nur um einigermaßen akzeptable Haut zu haben. Dass ich der falschen Überzeugung war, wusste ich damals einfach nicht. Die Zeit, sehr großes Glück und eine Menge Erfahrung haben mich eines Besseren belehrt. Heute weiß ich: Die Gesundheit meiner Haut liegt allein in meiner eigenen Hand – nicht in der von Ärzten, Medikamenten, teuren Hautpflegeprodukten oder dem Schicksal.

Haben auch Sie ein Hautproblem oder eine Hauterkrankung, und die gängigen Therapien und Pflegeprodukte können Ihnen – wie auch mir damals – nicht die Haut verschaffen, die Sie brauchen und gern hätten? Dann sind Sie hier genau richtig. Die Standardtherapien sind nicht selten Teil einer falschen Strategie. Denn wäre es die für Sie richtige Strategie, hätten Sie ja bereits langanhaltend schöne und gesunde Haut, ohne immer und immer wieder auf Cremes, Tabletten und Co. angewiesen zu sein, meinen Sie nicht auch?

Anstatt nun auf eine bessere Zeit, andere Ärzte oder modernere Therapien zu warten, nutzen wir mit der Hautdiät eine andere Strategie. Eine, die in erster Linie auf die Ursachen kranker Zellen – und damit kranker Haut – abzielt. Denn eliminiert man die unsichtbaren Ursachen und Auslöser von Hautproblemen bzw. kranken Zellen, entstehen natürlich gar nicht erst die sichtbaren Symptome, die dann behandelt werden müssen. Die im Folgenden beschriebene Hautdiät behandelt dafür den gesamten Körper von innen, funktioniert zu 100 Prozent natürlich und ist auf den Menschen als Ganzes ausgelegt – was meiner Meinung nach zu einer vollständigen Heilung unerlässlich ist.

Die Hautdiät hat mir nach Jahren voller Leid die beste und gesündeste Haut meines Lebens beschert. Dank ihr bin ich dauerhaft befreit von dem täglichen Gebrauch verschiedener Hautpflegeprodukte und cortisonhaltiger Präparate, und das inzwischen seit mehreren Jahren. Für viele Normalität, für mich ein Luxus, der lange Zeit schier unmöglich zu erreichen schien. Ich habe zusätzlich ein wenig an Gewicht verloren und darf nun ein Gefühl erleben, von dem ich mehr als zwei Jahrzehnte lang gar nicht dachte, dass es für mich möglich sei – das Gefühl, sich ehrlich und komplett wohl im eigenen Körper fühlen zu können, ohne sich permanent für seine Haut schämen zu müssen.

Wie Sie im Kapitel »Oma, das Schweinefett und jahrtausendealte Geheimnisse« ab Seite 12 lesen werden, ist es letzten Endes nur einem einzigen, sehr glücklichen Zufall zu verdanken, dass ich heute dauerhaft normale und gesunde Haut haben kann und darf. Hätte es den nicht gegeben, hätte ich heute höchstwahrscheinlich immer noch die gleiche schlechte Haut. Mit diesem Buch möchte ich meinen »glücklichen Zufall« auch Ihnen und Ihrer Haut zugutekommen lassen.

Wenn auch Sie vom Zustand Ihrer Haut genervt, frustriert oder darüber ratlos sind oder von der Notwendigkeit, sich jeden Tag einzucremen und ständig zum Arzt, in die Apotheke oder in die Hautpflegeabteilung im Drogeriemarkt rennen zu müssen, dann gibt es also gute Neuigkeiten! Denn ich habe mein »unlösbares« Hautproblem gelöst. Und ganz nach dem Motto »Hast du ein Problem für dich gelöst, so hast du es vermutlich für Tausende oder gar Millionen ebenfalls gelöst«, befreit die in diesem Buch beschriebene Methode vermutlich auch Sie von Ihren gesundheitlichen und kosmetischen Problemen mit der Haut – das zumindest ist meine Hoffnung und gleichzeitig meine feste Überzeugung.

Es ist mir eine Herzensangelegenheit, allen Menschen mit Hautproblemen eine andere, gesündere Lösung präsentieren zu können, denn ich kenne den ganzen Mist wirklich nur zu genau, der mit kranker Haut einhergehen kann. Die Unsicherheit, den Frust, den Schmerz sowie die Wut und die Scham, die man empfindet, wenn einem die eigene Haut tagtäglich einen Strich durch die Rechnung macht.

Welcher Ansatz hinter der Hautdiät steckt und warum und wie auch Sie damit unglaubliche Erfolge erzielen können, möchte ich Ihnen auf den folgenden Seiten zeigen. Das Buch »Die Hautdiät« erschien bereits in einer ersten, kürzeren Fassung im Selfpublishing. Die neue Version, die Sie nun lesen, ist seitdem mehrfach komplett überarbeitet worden, sie ist viel umfangreicher, genauer, mit neuen Aspekten sowie mehr Rezepten ausgestattet, und hier sind gleichzeitig die häufigsten Fragen beantwortet, die ich als Resonanz der Leser auf die erste Ausgabe erhalten habe. Ich danke Ihnen ganz außerordentlich für das Vertrauen, das Sie mir durch Ihr Interesse an diesem Buch entgegenbringen. Im Gegenzug werde ich Ihnen helfen, die gesündeste und schönste Haut Ihres Lebens zu bekommen – die Haut, die Sie verdienen! Ich hoffe, Sie haben Spaß beim Lesen, und die Informationen im Buch helfen Ihnen, das zu erreichen, was Sie wollen.

Ihr Felix Dahlmanns

Was braucht gesunde Haut?

Was die Hautdiät von der Schulmedizin unterscheidet und warum es sich lohnt, selbst aktiv zu werden.

Oma, das Schweinefett und jahrtausendealte Geheimnisse

Zu Beginn dieses Buches möchte ich Ihnen anhand meiner eigenen Geschichte erzählen, durch welch glücklichen Zufall ich es erst schaffen konnte, einen anderen Weg als den der Salben und Cremes zu gehen, gesund zu werden und wie es daraufhin zur Entwicklung der Hautdiät kam.

1993 wurde ich als zweites Kind meiner damals recht jungen Eltern geboren. Eine prima Familie mit Geschwistern, fürsorglichen Omas und Opas, lieben Tanten und bösen Onkels, dazu ein Haus mit Garten, Nachbarskinder zum Fußballspielen auf der Straße und viele gute Schulfreunde bescherten mir eine wirklich fast schon bilderbuchmäßige Kindheit und Jugend. Es lief quasi alles tadellos, und ich brauchte mir nie viele Sorgen um irgendetwas zu machen.

DIAGNOSE SCHUPPENFLECHTE

Mit 16 oder 17 Jahren veränderte sich dann jedoch allmählich meine Haut. An den Ellenbogen wurde sie trocken und rot, auch auf der Kopfhaut bildeten sich Schuppen, und eine Stelle an meinen Nasenflügeln wurde schuppig und rot. »Schimmel«, betitelte es ein guter Freund, »Schuppenflechte« der Dermatologe. Zu diesem Spezialisten war ich schlussendlich gegangen, nachdem es nach einigen Monaten mit der Haut nicht besser, sondern nur schlechter wurde.

Neben dem Aussehen widerte mich auch der Name der Krankheit an. »Schuppenflechte« hörte sich an, als sei man irgendein Baum, der von einem krankmachenden Pilz befallen und vom Absterben bedroht sei. Dass mir der Arzt dann auch noch sagte, diese Krankheit hätte ich von nun an vermutlich für immer, machte es nicht gerade besser … Der Dermatologe nahm eine Biopsie aus der Haut an meinem Ellenbogen und schickte diese ins Labor. Mich selbst schickte er mit einem Rezept für eine cortisonhaltige Salbe und einer cortisonhaltigen Lösung für die Kopfhaut nach Hause.

In den folgenden Tagen und Wochen cremte ich also fleißig und schüttete die Lösung auf meine Kopfhaut. Zudem benutzte ich klassische Körperlotionen, um meine Haut insgesamt nicht zu trocken werden zu lassen. Die behandelten Stellen wurden besser, doch in relativ kurzer Zeit fanden sich nun auch an der Rückseite meiner Oberarme, an meinen Unterarmen, meinen Schienbeinen, Oberschenkeln und Knöcheln immer neue rote und schuppende Flecken, die ich nun ebenfalls eincremen musste. So stand ich also fast jeden Tag nackt vor dem Spiegel und drückte einen Klecks Creme aus der Tube auf jede kleine oder größere Stelle, um sie kräftig einzureiben. Zwischendurch sah ich aus wie ein Dalmatiner mit weißen, von Cortisoncreme aufgehellten Flecken. Keine schöne Erfahrung, zu sehen, dass man quasi am ganzen Körper betroffen ist.

Doch trotz der vom Arzt verschriebenen Salben und Cremes wurde meine Haut nie wirklich gesund. Ich fand das Ganze peinlich, schämte mich und verdammte die Welt. Was hatte ich getan, dass solch eine Haut ausgerechnet mein Schicksal sein sollte? Wieso hatten gefühlt alle anderen schöne und normale Haut und mussten sich nicht eine Sekunde darum kümmern? Und wieso war meine Haut, trotz ständiger Fürsorge, in einem so schlechten Zustand? Eine zufriedenstellende Antwort von Gott oder dem Arzt blieb jedoch aus.

DIE SEELE LEIDET MIT

Eitel und beleidigt verkroch ich mich während dieser Zeit in langärmelige T-Shirts und Kapuzenpullover. Ich hasste meine Haut, wollte sie nicht als Teil von mir akzeptieren und wusste daher nichts Besseres, als sie vor anderen und auch vor mir selbst zu verstecken. Ich fand mich hässlich. Nicht nur vor Klassenkameraden, vor Mädchen oder den Leuten auf der Straße. Auch vor meiner Familie und den besten Freunden zeigte ich nicht gern meine kranke Haut, in der ich mich unwohl gefühlt und als abstoßend empfunden habe.

Sprüche von anderen wie »Ach, das ist doch gar nicht so schlimm«, »Da gibt es doch viel Schlimmeres!« oder »Stell dich deswegen doch nicht so an« helfen da leider wenig. Oft machen sie es dadurch sogar eher noch schlimmer. Für viele andere, die normale und schöne Haut haben, ist meist nicht ansatzweise klar, wie es sich anfühlt, auch nur mit geringen Hautproblemen durch die Gegend laufen zu müssen. Zudem sind es das Unverständnis und das Herunterreden der anderen, die einem zeigen, dass sie einen einfach nicht verstehen und dass man in gewisser Hinsicht allein ist. Oft merkte ich auch, dass einige meiner Mitmenschen meine kranke Haut ebenfalls fies fanden, aber behaupteten, sie fänden das Ganze nicht schlimm, nur um mich nicht zu verletzen.

Einfach normal T-Shirts tragen, nicht ständig die Schultern auf Kopfschuppen überprüfen zu müssen oder sich mit einem Partner, mit Freunden oder im Schwimmbad wohlzufühlen ist ein Luxus, den man sich einfach nicht leistet, wenn einen die kranke Haut stark beschäftigt und stört. Selbstliebeparolen – dass man die Haut auch mit einer Krankheit schön finden und dass man sich selbst so akzeptieren kann, wie man ist – haben ihre Berechtigung und sind sicher ein wichtiger Punkt für viele Betroffene. Mir selbst haben sie aber nie langfristig helfen können. Ich wollte die Krankheit nicht schönreden, denn das war sie nicht. Ich wollte mich auch nicht so akzeptieren, wie ich war, denn es gefiel mir nicht, wie ich aussah. In keinem Falle wollte ich so bleiben, wie ich war. Der Mensch tendiert zwar dazu, sich Dinge schönzureden. Dass ich mit dieser Krankheit in meiner Haut zufrieden sein könnte, das konnte ich mir allerdings nicht beibringen.

Heute bin ich der Auffassung, dass man eine Krankheit weniger akzeptieren denn als ein Signal des Körpers verstehen sollte. Später erfahren wir noch, dass eine Krankheit oftmals wie ein Feedback des Körpers zu verstehen ist, der einem dadurch anzeigt, dass man ihn falsch behandelt, und dass sie eben nicht eine üble Laune des Schicksals ist, die aus dem Nichts auftaucht, nur um uns das Leben schwerzumachen.

Wer eine Krankheit einfach nur akzeptiert, resigniert und muss das schlucken, was er auf den Teller bekommt. Wer jedoch kämpft und nicht aufgibt, hat zumindest die Chance, das zu bekommen, was er begehrt und wofür er kämpft – eine Besserung oder Heilung. Und auch, wenn das ein sehr harter Kampf sein kann, kann ich aus Erfahrung sagen, dass es sich für eine gesunde Haut zu kämpfen lohnt, wenn man anschließend als Sieger aus dem Kampf hervorgeht.

Da ich mir damals auf keine andere Art zu helfen wusste, wandte ich weiterhin die Strategie an, die mir der Arzt empfahl und die auch logisch erschien: Die Schuppen bzw. trockene Haut mittels Körperlotionen und Feuchtigkeitscremes in den Griff zu bekommen. Wenn die Haut zu rot oder juckend wurde, gab es gegen die Entzündungen cortisonhaltige Präparate in Form von Salben oder einer wässrigen Lösung für die Kopfhaut – sich eine Salbe in die Haare zu schmieren ist nicht unbedingt attraktiv … Die Körperlotionen musste ich täglich zum Teil mehrfach anwenden, cortisonhaltige Präparate meist einige Male die Woche mit periodischen Pausen, in denen ich kein Cortison benutzen wollte. Die Hautpflegeprodukte waren stete Begleiter und eifrige Helfer. Helfer, auf die ich angewiesen war, die ich aber trotzdem hasste. Denn wenn ich Cortison und Co. benutzte, wurde die Haut zwar immer besser, heilte aber dennoch nie langfristig ab. Sobald ich das Eincremen schleifen ließ, kam die Krankheit wieder zurück – meist sogar ein wenig stärker als zuvor. Und dann musste natürlich erneut gecremt werden. Cortison wurde ein falscher Freund, der mir schöne Dinge versprach, mich aber ohne zweimal nachzudenken fallen ließ, sobald ich nicht mehr nach seinen Regeln spielte. Ich war abhängig geworden. Die tägliche Hautpflege nervte und führte mir jeden Tag vor Augen, dass ich krank war und Medikamente brauchte. Ohne sie ging es nicht, weil meine Haut sonst am Rad drehte. Mit Medikamenten wollte ich aber nicht, denn es brachte nie wirklich etwas, und an die nicht unerheblichen Nebenwirkungen sollte man auch mal denken. Es war ein wahrer

Teufelskreis, in dem nicht nur ich feststeckte, sondern in dem etliche Patienten damals wie heute ebenfalls feststecken.

Irgendwann beschloss ich gemeinsam mit meinem Arzt, eine sogenannte Bade-Licht-Therapie auszuprobieren. Eine zeitaufwendige und etwas bizarre Methode, bei der versucht wird, mittels UV-Licht die Hautbeschwerden zu lindern. Letzten Endes hieß das: Sonnenbank – bezahlt von der Krankenkasse. Einige Monate unter dieser Therapie brachten mir jedoch ebenfalls keinen langfristigen Erfolg, sondern raubten mir nur jede Menge Zeit, viel Geduld und die letzte Hoffnung, dass irgendetwas mir und meiner Haut würde helfen können.

DER ZUFALL, DER ALLES ÄNDERN SOLLTE

Es müssen drei oder dreieinhalb Jahre gewesen sein, in denen ich mich mit meiner Krankheit im Kreis drehte und langsam, aber sicher immer verzweifelter wurde. Aber dann ereignete sich der Zufall, der alles für immer verändern sollte. Ich war bei meinen Großeltern, saß mit Opa am Gartentisch und probierte Schokolade, als Oma mit etwas in der Hand auf die Terrasse kam. »Schau doch mal hier«, sagte sie und gab mir ein altes Buch oder mehr ein dickes Heft im DIN-A4-Format. »Gesundheit aus der Apotheke Gottes« lautete der leicht esoterisch angehauchte Titel des Werkes. Die Autorin, Maria Treben, war eine bekannte österreichische Pflanzenheilkundlerin. In diesem Buch gab sie ihr langjähriges Wissen und ihre Erfahrungen bezüglich verschiedener Erkrankungen weiter. Die Seite, die Oma für mich markiert hatte, trug die Überschrift: »Die unheilbare Schuppenflechte«.

Ich war erstaunt und unglaublich gespannt, denn offensichtlich handelte es sich hierbei um eine Anleitung, die Psoriasis – und auch die Neurodermitis, wie Maria Treben meinte – behandeln zu können. Das Buch wirkte magisch auf mich. Wie eine alte Schatzkarte, die zum unbezahlbaren Schatz der gesunden Haut führen sollte. Der Staub, der vermutlich schon seit den 1980ern auf dem Buch lag, machte es sogar noch ein wenig authentischer.

All die Jahre mit meiner schlechten Haut hatte ich geglaubt, für mich gäbe es diesen Schatz der gesunden Haut gar nicht. Schließlich hatte mein Dermatologe als Facharzt und Experte für Hautkrankheiten im 21. Jahrhundert in einem so hoch entwickelten Land wie Deutschland die niederschmetternde Prognose »unheilbar« in den Raum gestellt und nur eine überschaubare Anzahl für mich nicht wirksamer Therapiemethoden vorgeschlagen. Und da die Wissenschaft, auf die sich ja die Schulmedizin stützt, überzeugt schien, dass einem bei dieser Erkrankung derzeit quasi nicht richtig zu helfen sei, dachte ich, dass dies ja dann auch stimmen müsse …

Doch hier schien es tatsächlich einen anderen Weg zu geben. Einen Plan B, der zwar nicht unbedingt in die sterile und weiße Umgebung einer modernen Praxis passen mochte, mir als Mensch mit kranker Haut aber wie vom Himmel geschickt vorkam. Ich begann also zu lesen …

Maria Treben schreibt, die Erkrankung sei auf eine Funktionsstörung der Leber zurückzuführen – ein für mich damals revolutionärer Gedanke: zu behaupten, dass das außen sichtbare Hautproblem irgendwo an einer anderen Stelle im Körper selbst hervorgerufen wird. Auch ohne medizinisches Vorwissen zu haben, klang es einfach logisch.

Als Gegenmaßnahme empfiehlt Maria Treben eine Therapie, die sich auf drei Grundpfeiler stützt: Erstens das regelmäßige Trinken eines Tees, aufgebrüht aus einem bunten Mix verschiedener Heilpflanzen. Zweitens das regelmäßige Einreiben der Haut mit »Darmfett vom Schwein« (es klingt sehr abstoßend, in Wahrheit war es sogar noch abstoßender), und drittens das Einhalten einer sogenannten Leberdiät. Dies bedeutet den Verzicht auf gebratene und frittierte Speisen, das Vermeiden von Wurst und rotem Fleisch und den Verzehr von viel Apfelmus und einige andere Schritte.

Als ich zu Ende gelesen hatte, war ich begeistert und euphorisch. Neben der für mich neuen und gleichzeitig einleuchtenden Idee, die Krankheit nun von innen mit Tee und einer Diät zu behandeln, überzeugten mich Erfahrungsberichte von schwer kranken Patienten, denen durch Leberdiät, Tee und Schweinefett nach Zeiten schwerer Krankheit effektiv geholfen werden konnte.

Ich spürte endlich wieder Hoffnung, die ich in den Jahren zuvor über weite Strecken komplett verloren hatte. Oma freute sich und bot sich an, gemeinsam mit mir das Schweinefett zuzubereiten. Und so fiel der Entschluss, die Methode von Maria Treben auszuprobieren.

ROSSKUR VON INNEN UND AUSSEN

Die Apothekerinnen, bei denen ich um die Zusammenstellung der Teemischung bat, waren etwas weniger verwirrt als die Metzgersfrauen, bei denen ich »zwei Kilogramm Darmfett vom Schwein« bestellte. Trotz der etwas unorthodoxen Aufträge waren nach einigen Tagen alle Zutaten besorgt, und es konnte endlich Fett gekocht und Tee gebrüht werden. Mit geschlossener Küchentür und einer überforderten Dunstabzugshaube auf Stufe 5 brutzelten Oma und ich in großen Töpfen das Schweinefett. Geschmolzenes wurde in Einmachgläser geschüttet. Krosse, nicht verwendbare Überreste wurden entsorgt. Als Oma durch den sich lichtenden Dunst langsam wieder sichtbar wurde, war das Fett erhärtet und hatte in etwa die Konsistenz von Schmalz. Oma verschloss die Gläser mit entsprechenden Deckeln. Das musste auch sein, denn das Fett stank widerlich. Was wiederum nicht unbedingt sein musste, war, dass Oma die Deckel mit der Aufschrift »Darmfett vom Schwein« versah – und das auch noch in schönster Schreibschrift. Aber Ordnung ist das halbe Leben … Ich war in jedem Falle zufrieden. Alles war vorbereitet und ich höchst motiviert, nun endlich loszulegen.

Die Euphorie verflog jedoch schnell: Der Tee schmeckte irgendwie eklig, und das Schweinefett war wirklich widerlich. Man sah und wusste, dass es »Darmfett« vom Schwein war, ich ekelte mich schon davor, es nur anzufassen, geschweige denn, es mir auf die Haut zu schmieren. Es roch wie ein altes Brathähnchen aus einer reinigungsbedürftigen Fritteuse. So roch dann natürlich auch ich, nachdem ich mich an allen bedürftigen Stellen des Körpers »eingeschweint« hatte, wie ich es später nannte.

Ein weiteres Problem: Das Schweinefett zog Ewigkeiten nicht in die Haut ein. Deswegen musste ich penibel aufpassen, dass ich mit keinem Menschen, Haustier, Möbelstück oder anderem Gegenstand in Berührung kam. Denn sonst wurden Mitmenschen oder Dinge sofort vom Fett kontaminiert. Mit abstehenden Armen und vorsichtigen Schritten wankte ich also stinkend durch die Gegend und wurde von Familie und Freunden wie ein Alien behandelt. Ich konnte es ihnen nicht übelnehmen und war zum Glück in der Lage, mit ein wenig Selbstironie an die Sache heranzugehen, was das Ganze enorm erleichterte.

Und ich lernte dazu. Um das Eincremen im Verlauf des Prozesses so angenehm wie möglich zu gestalten, schmierte ich mich immer nur abends vor dem Zubettgehen ein, nicht zweimal am Tag, wie Maria Treben es empfahl. Mit Schweinefett auf der Haut in die Schule zu gehen war einfach undenkbar, wollten mich die Lehrer und Mitschüler weiterhin im Klassenraum sitzen haben. Damit ich mein Bett vor dem Schweinefett schützte, zog ich mir immer Jogginghosen und langärmelige T-Shirts an. Ich legte mich äußerst vorsichtig hin und bewegte mich so wenig wie möglich. Der Geruch ging natürlich trotzdem in die Bettwäsche über; eine heiße 90-Grad-Kochwäsche brachte dann aber zum Glück wieder Frische.

Den Tee braute ich nach einigen missglückten Versuchen weniger stark, gewöhnte mich an seinen Geschmack und trank in den folgenden Wochen jeden Tag rund zweieinhalb Liter über den Tag verteilt. Irgendwann trank ich ihn dann sogar ganz gern.

Auch die Leberdiät habe ich mir zu Herzen genommen, fleißig selbstgemachtes Apfelmus gegessen und auf Fleisch und Frittiertes weitgehend verzichtet. Ich war mir nicht sicher, ob ich auch wirklich alles korrekt machte, aber ich machte es einfach.

Die Zeit, in der ich die Methode von Maria Treben ausprobierte, war sicher eine der merkwürdigsten Phasen meines Lebens. Gerade in der Anfangszeit habe ich mich gefragt, ob es das wirklich sein kann und ob sich der Aufwand lohnen würde. Die Unsicherheit war auch berechtigt, denn in den ersten Tagen war kein Unterschied zu sehen, eher nur zu riechen. Doch mein Leidensdruck war zu groß – ich hätte notfalls

Mischtee bei Schuppenflechte

Falls Sie sich den Tee zusammenstellen lassen möchten, was ich nur empfehlen kann, kommt hier die Zutatenliste (alle Rechte sind Maria Treben vorbehalten[1]):

10 g Eichenrinde	**30 g Schöllkraut**
30 g Weidenrinde	**50 g Brennnessel**
40 g Wiesengeißbart	**30 g Ehrenpreis**
20 g Erdrauch	**30 g Ringelblume**
20 g Walnussschale	**20 g Schafgarbe**

Alle Kräuter werden gut gemischt, pro Tasse nimmt man einen gehäuften Teelöffel Kräuter und lässt drei Minuten ziehen. Gut wäre es, so weit als möglich, frische Kräuter zu verwenden. Von diesem Tee trinkt man tagsüber schluckweise 1,5 bis 2 Liter. Jeder Schluck wird sofort vom Körper aufgenommen und verarbeitet.

auch in Hühnerkacke gebadet, wenn das nötig gewesen wäre, um meine Haut in den Griff zu bekommen. Ich blieb also dran und hatte Vertrauen, dass die Methode Wirkung zeigen würde. Und siehe da, nach drei oder vier Wochen zeigte sich tatsächlich eine Linderung der Symptome. Die roten Stellen verschwanden eine nach der anderen, die Haut schuppte sich nicht mehr, und ich hatte, gefühlt über Nacht, endlich

1 Aus: Maria Treben: **Gesundheit aus der Apotheke Gottes**. Ratschläge und Erfahrungen mit Heilkräutern. Ennsthaler Verlag, 97. Auflage 2020; ISBN 978-3-85068-090-5

schöne und gesunde Haut. Nachdem sich einige Wochen nichts getan hatte, tat sich dann also schlagartig sehr viel.

Es lässt sich nicht wirklich in Worte fassen, wie erleichtert und begeistert ich war, als ich begriff, dass und wie effektiv die Methode anschlug. Die Schuppenflechte war zwar noch nicht vollkommen weg – die Haut an den Ellenbogen war noch ein wenig trocken –, aber damit konnte ich mehr als gut leben. Auch wusste ich, dass es nur eine Frage der Zeit war, bis auch der letzte Rest verschwunden wäre. Ich musste einfach mit der Methode von Maria Treben weitermachen. Doch der Unterschied von vorher zu nachher war bereits zu diesem Zeitpunkt gigantisch.

Dass ich nun endlich die Haut hatte, die ich jahrelang nicht mehr für möglich gehalten hatte, machte mich euphorisch und unfassbar glücklich. Am allerbesten war jedoch die Gewissheit, dass ich nun endlich eine verlässliche Waffe im Kampf gegen meine erkrankte Haut hatte. Dass diese Waffe fettig war und nach Brathähnchen roch, kümmerte mich nicht.

MEIN RÜCKFALL

Doch es kam, wie es kommen musste. Weil meine Haut nun bestens in Schuss war, nutzte ich die Methoden nicht länger, die mir diese gute Haut beschert hatten. Den Tee trank ich nicht mehr, da ich ihn inzwischen satthatte und generell kein Freund von Heißgetränken bin. Das Schweinefett trug ich nicht länger auf, aus bekannten Gründen, und die Leberdiät wurde von alten Essgewohnheiten überlagert. Ich hatte schließlich meinen Erfolg, und auf den Lorbeeren meiner Arbeit wollte ich mich nun ausruhen – was ich auch tat. Mit schöner Haut machte mein alter Lebensstil eines normalen Jugendlichen plötzlich richtig Spaß: Alles essen, was einem schmeckt, ohne sich zu fragen, ob das Leberdiät-konform war, am Wochenende mit Freunden Party machen, sich die Nächte um die Ohren schlagen und dabei nicht wenig Alkohol trinken und auch die ein oder andere Zigarette rauchen.

Ich genoss die Zeit. Für einige Wochen ging es mir sehr gut, ohne dass die Haut sichtbar etwas abbekam. Doch ganz allmählich und kontinuierlich verschlechterte sich dann aber wieder ihr Zustand. Die roten Stellen, die verschwunden gewesen waren, kamen langsam zurück. Die Haut juckte und schuppte sich wieder auf dem Kopf. Nach ein paar weiteren Wochen war fast alles wie vor der Zeit der Maria Treben-Methode.

Anstatt mich nun jedoch wieder »einzuschweinen«, Tee zu trinken und Leberdiät einzuhalten, ertrug ich es einfach. Ich wusste zwar, was zu tun gewesen wäre, doch ich wollte nicht in die Pötte kommen. Meine Haut war mir scheinbar egal geworden.

Als meine Haut sich weiterhin verschlechterte, meinte mein Vater, ich solle doch einmal den Dermatologen wechseln und mir eine Zweitmeinung einholen. Ich beteuerte ihm, ich wisse, wie ich die Haut in den Griff bekäme, bloß sei ich zu faul. Er aber blieb hartnäckig. Also besuchte ich eine neue, renommierte Praxis. Dort zeigte ich der Ärztin meine Haut und bekam genau die Ratschläge, die ich schon kannte und erwartet hatte: klassische cortisonhaltige Salben, Feuchtigkeitscremes und die Bade-Licht-Therapie. Als weiteren Ansatz schlug sie vor, dass ich sogenannte Fumarsäure-Pillen schlucken könne. Diese hätte ich wohl monatelang täglich nehmen müssen, ohne Gewissheit auf Erfolg, dafür mit Option auf diverse Nebenwirkungen. Alle Vorschläge waren für mich jedoch nicht relevant. Ich wollte nicht mehr in einem Plastiksack baden und dann unter ein Solarium springen, wie ich es bei der Bade-Licht-Therapie machen musste, ich wollte nicht täglich Pillen nehmen, und ich wollte vor allem nicht mehr ständig cremen müssen. Ich kannte »meinen« Weg ja schon und hatte an mir selbst bewiesen, dass die Gesundheit meiner Haut zu großen Teilen eher eine Frage der Selbstdisziplin war.

An dieser Stelle kommt nun der Punkt, der dazu geführt hat, dass die Hautdiät entstanden ist. Als ich die Ärztin nämlich interessehalber danach fragte, ob und wie sie einen Zusammenhang zwischen der Ernährung und der Krankheit sehe, antwortete sie in etwa: Sie sehe da so gut wie gar keinen Zusammenhang. In diesem Moment war es, als hätte jemand einen Stapel Porzellan in meinem Kopf fallen lassen – ich war völlig perplex! Ich konnte absolut nicht verstehen, wie ein »Experte« für Hautkrankheiten eine solche Meinung vertreten konnte. Ich hatte ja bereits selbst erfahren, dass eine Behandlung mit einer ernährungsbasierten Methode fantastisch funktionierte (wenn man sie denn anwandte). Und offensichtlich war ich nicht der Erste. Maria Treben hatte ja schon vor gefühlt tausend Jahren verschiedensten Menschen erfolgreich bei Psoriasis und Neurodermitis geholfen. Ich hatte viele Jahre später nur Glück gehabt, über dieses alte Wissen gestolpert zu sein und es dann ebenfalls erfolgreich angewandt zu haben.

Mir dämmerte, dass die meisten Ärzte alternative Methoden, wie die von Maria Treben, wohl gar nicht kennen und daher auch nicht empfehlen können. Leider kein Wunder, denn an der Universität werden solche Ansätze weder gelehrt noch erwähnt, wie ich als Medizinstudent aus erster Hand sagen kann. Daher können die Ärzte ihren Patienten oft natürlich nichts anderes als die üblichen Salben, Cremes und Tabletten anbieten, selbst wenn diese oft keine gute und langfristige Wirkung zeigen – was leider häufig der Fall ist.

Ich war verwirrt und hatte tausende Fragen und Gedanken im Kopf, doch ich sagte nichts und verabschiedete mich von der Ärztin. Während der Fahrt von der Praxis nach Hause flogen die Fumarsäure-Werbebroschüren aus dem Autofenster. Ich war wütend und aufgekratzt, wie die Haut auf meinem Kopf. In meinem Zorn fasste ich den Entschluss, dass ich der Welt und all den Menschen mit Hautkrankheiten zeigen möchte, dass Schuppenflechte, Neurodermitis und auch andere Hautkrankheiten besser und sinnvoller auf alternativen Wegen behandelt werden können. Wenn die Methode von Maria Treben in der Vergangenheit und nun bei mir geholfen hatte, würde sie auch zukünftig anderen erfolgreich helfen können. Gleichzeitig beschloss ich, eine schweinfreie Variante zu finden, um mehr Menschen zum Mitmachen animieren zu können. Nicht nur aus ethischen, sondern auch aus »ekligen« Gründen.

Mir war klar, dass eine spezialisierte Ernährung das Problem würde lösen können. Das Fett war schön und gut, doch Tee und Leberdiät schienen mir einen wichtigeren Part zu spielen, da sie ja die inneren Ursachen angingen.

DAUERHAFT GESÜNDER, SCHLANKER, ZUFRIEDENER

In etwa zur selben Zeit begann ich mit meinem Medizinstudium. In den ersten Semestern lernt man dort viel über die menschliche Anatomie, Biochemie und Physiologie. Auf diese Weise bekam ich erstmals ein wirklich gutes Grundverständnis über Aufbau und Funktionsweise des Körpers, was mir enorm geholfen hat, die Puzzleteile zusammenzubringen. In der Folge zählte ich eins und eins zusammen, recherchierte viel, lernte abseits der Uni Grundlegendes über Ernährung als Medizin und probierte selbst verschiedene Dinge aus. So entwickelte ich nach und nach die Methode der Hautdiät. Sie basiert auf einer speziellen Ernährung und funktioniert Schwein-, Creme- und Cortison-frei.

Meine Hautdiät verschaffte mir innerhalb von wenigen Wochen so gute Haut, wie ich sie mein ganzes Leben nicht gehabt hatte. Heute brauche ich kein einziges Pflegeprodukt und auch keine Cortisonsalben mehr – Dinge, auf die ichjahrelang jeden einzelnen Tag angewiesen war. Auch hatte ich keine so heftigen Rückfälle mehr wie nach der erstmaligen Behandlung mit Maria Trebens Methode. Meine Haut ist zwar nicht immer perfekt, weil ich selbst auch nicht immer perfekt nach den Regeln der Hautdiät lebe, doch sie ist auf einem viel besseren Niveau als vor der Diät. Außerdem bin ich heute schlank – ich war zwar nie mehr als pummelig, fühlte mich aber trotzdem immer zu dick. Als schönen Nebeneffekt bin ich also nicht nur meine kranke Haut, sondern auch unliebsame Speckröllchen losgeworden – ein wirklich unbeschreibliches und unbezahlbares Gefühl! Und ich bin überzeugt, dass Sie genau das ebenfalls erreichen können.

WARUM HOFFNUNG WIRKLICH ANGEBRACHT IST

Ich wusste mein ganzes Leben nicht, wie viel Luft nach oben war. Auch Sie wissen wahrscheinlich nicht, was für Sie alles möglich ist. Wie könnten Sie auch, da Sie es noch nicht erlebt haben? Mit diesem Buch möchte ich Ihnen die Schritte dorthin zeigen. Richtig angewandt, ist die Hautdiät unheimlich kraftvoll. Dabei geht es nicht um eine kleine Ernährungsumstellung, bei der Sie mal drei Wochen auf Milchprodukte, raffinierten Zucker oder Lebensmittel mit Gluten verzichten und schauen, was passiert. Diese Diät kann (und soll) eine richtige Kur sein. Sie ernährt den Körper so gesund, wie Sie ihn vermutlich noch nie ernährt haben, und ruft in der Folge positive gesundheitliche Ergebnisse hervor, wie Sie sie lange oder vermutlich noch gar nicht erlebt haben. Selbst wenn Sie seit Jahren oder sogar Jahrzehnten an kranker Haut leiden und die Hoffnung auf Genesung längst aufgegeben haben, möchte ich die Hoffnung in Ihnen wieder wecken. Ich hatte für »nur« drei Jahre die Hoffnung aufgegeben, wäre aber weiterhin in diesem Zustand geblieben, hätte es nicht den glücklichen Zufall mit Oma und Maria Treben gegeben.

Dieses Buch soll Sie auf den Weg bringen, endlich frei von lästigen Hautproblemen und den damit verbundenen Sorgen leben zu können. Ich weiß, wie sehr das Lebensgefühl unter schlechter Haut leidet und wie jeder Bereich negativ beeinflusst werden kann. Aber ich weiß inzwischen eben auch, dass es eine Tür gibt, die auf direktem Wege dort hinausführt. Dieses Buch zeigt Ihnen die Tür – den Weg hindurch müssen Sie selbst gehen. Das kann kein Arzt, keine Studie und auch nicht das Buch für Sie tun. Es ist auch ein Stückchen Arbeit, das sei an dieser Stelle bereits erwähnt. Doch der Lohn für die Arbeit ist dann aber schlichtweg unbezahlbar. Ich hoffe, Sie sind ebenfalls meiner Meinung, dass ein gewisser Aufwand für die eigene Gesundheit gerechtfertigt ist.

Wie die Hautdiät funktioniert, welche Philosophie dahintersteht und welche Tipps und Tricks hilfreich sind, steckt in diesem Buch. Eine Erfolgsgarantie werde ich allerdings nicht geben können. Es ist wie beim klassischen Abnehmen: Unterschiedliche Wege führen zum gleichen Ziel. Die Methode von Maria Treben kann genauso wirksam sein wie die Methode der Hautdiät. Sicher gibt es auch weitere wirksame Lösungsansätze. Doch Sie müssen sie natürlich umsetzen und dranbleiben wie bei einer normalen Diät. Erst dann können sich Erfolge zeigen.

Dieses Buch vermittelt Ihnen die Grundregeln. Es kann und soll Ihnen Zeit, Recherchearbeit und mögliche Fehler ersparen. Auch soll es Ihnen eine Starthilfe sein, Sie motivieren und Ihnen dabei helfen, endlich das Körpergefühl und den Gesundheitszustand zu erreichen, die Sie sich wünschen. Wir alle wollen ein »gutes Leben«, in dem der Körper ein Ort des Wohlfühlens ist – keiner von Krankheit, Scham und Frustration.

Am Anfang brauchen Sie Mut, etwas Neues zu probieren. Befolgen Sie aber exakt die hier beschriebenen Schritte und bleiben Sie mit Fleiß und Geduld dabei, so bin ich überzeugt, dass auch Sie das »Unmögliche« schaffen: Ihre Haut wird heilen und gesund werden. Wenn Sie heute ändern, wie Sie leben und was Sie tun, ändern Sie damit, wie Ihre Zukunft aussehen wird.

Kann die Hautdiät auch Ihrer Haut helfen?

Nachdem Sie gelesen haben, wie die Hautdiät entstanden ist und mir selbst geholfen hat, stellt sich nun eine wichtige Frage: Kann die Hautdiät auch Ihnen und Ihrer Haut helfen, oder ist Ihre Hautkrankheit wirklich »unheilbar«?

Ich gehe davon aus, dass unser Körper grundsätzlich nicht krank sein möchte. Eine Krankheit, insbesondere eine chronische Krankheit, ist für den Körper, und damit unser Überleben, nicht förderlich und kann daher von der Natur nicht als Dauerzustand vorgesehen sein. Chronische Erkrankungen können ein Anzeichen dafür sein, dass der Körper mit krankmachenden Prozessen überfordert ist oder dass das Immunsystem nicht stark genug ist, um den Körper gesund zu halten. So weit, so schlecht.

Glücklicherweise aber verfügt unser Körper über enorme Selbstheilungskräfte. Lassen Sie sich bitte nicht vorschnell vom Wort »unheilbar« abschrecken und jeglicher Hoffnung berauben, nur weil Ihnen das irgendein Arzt mit Facharzttitel gesagt hat oder weil Ihnen ein Artikel im Internet das weismachen will.

In den seltensten Fällen liegt bei den gängigen Krankheiten ein irreparabler Gewebsschaden vor, sodass es quasi kein Zurück mehr gibt. Dass kranke Haut, selbst unter Anwendung einer medizinischen cortisonhaltigen Salbe oder einer anderen Medikation besser wird, wenn vielleicht auch nur kurzfristig, ist doch ein direkter Beweis dafür, dass Körper und Haut grundsätzlich das Potenzial dazu haben, sich zu regenerieren: Die Haut heilt ab, der Körper bildet gesunde Haut aus.

Wäre man mit einer Hautkrankheit auf die Welt gekommen und hätte nicht einen Tag im Leben gesunde Haut an den betroffenen Körperstellen gehabt, dann könnte man behaupten, dass der Körper nicht wisse, wie er an diesen Stellen gesunde Haut produzieren kann, und dass die Hauterkrankung unheilbar ist. Wer aber immer mal wieder gesunde und normale Haut neben Phasen kranker Haut hatte und hat, der sieht ja, dass der Körper grundsätzlich das Know-how besitzt, gesunde Haut zu produzieren.

Wie man den Körper nun dazu bringt, dauerhaft gesunde Haut auszubilden, ist eine andere Frage, die uns später beschäftigen soll. Den Begriff »unheilbar« sollten wir aber erst einmal streichen, weil er nicht nur falsch, sondern auch irreführend und ausgesprochen negativ ist. Er raubt jegliche Hoffnung und Zuversicht, die jedoch essenziell sind für einen erfolgreichen Genesungsprozess. Unser Geist, unsere Einstellung und Gedanken, spielen einfach eine enorm große Rolle für unsere Gesundheit. Der Placebo-Effekt zeigt dies eindrucksvoll. Wer nicht daran glaubt, dass er das Zeug hat, gesund zu werden, der wird höchstwahrscheinlich auch krank bleiben – und natürlich andersherum.

Halten wir an dieser Stelle fest: Der Körper möchte nicht krank sein und kann und will sich selbst heilen. Wozu haben wir sonst ein Immunsystem, dessen Aufgabe es ist, uns gesund zu halten? Der Körper kann Grippe, miese Insektenstiche, Wunden von schweren Operationen, Knochenbrüche, Krebs, Hautkrankheiten und anderes heilen. Er weiß grundsätzlich, was zu tun ist, ganz automatisch, ohne dass wir ihn daran erinnern oder ihm sagen müssen, was er wie zu tun hat. Der Körper ist weise. Und was er selbst gebaut hat, wieso soll er es nicht auch selbst wieder reparieren können, wenn Sie ihm das richtige Arbeitsmaterial zur Verfügung stellen und gute Arbeitsbedingungen schaffen? Der Körper kann für vollkommene Gesundheit sorgen, wenn wir gewisse Spielregeln und Gesetze des Körpers und der Natur einhalten und respektieren – was wir mit der Methode der Hautdiät tun wollen.

GESUNDER KÖRPER, GESUNDE HAUT

Dass die Hautdiät bei ganz unterschiedlichen Erkrankungen anschlägt und nicht nur bei »meiner« Schuppenflechte, liegt daran, dass sie keine spezielle Ernährung für die Haut per se oder eine einzelne Krankheit ist.

Sie ist vielmehr eine Kur und Ernährung für den gesamten Körper. Und das muss sie auch sein, denn die Haut ist ein Teil des Körpers, an und in dem alles zusammenhängt. Unsere Haut ist wohl meist nur deshalb krank, weil unser Körper an einer anderen Stelle Probleme hat. Es ist ja in der Regel nichts von außen, was die Haut chronisch krank, entzündet, schuppig und juckend macht (natürlich gibt es äußere Einflüsse, die die Haut irritieren können und zu einem klassischen Kontaktekzem oder Ähnlichem führen können, aber darum soll es hier nicht gehen). Wird durch einen ganzheitlichen Ansatz inklusive Ernährungsumstellung der gesamte Körper besser reguliert, wird sich, fast schon zwangsläufig, auch die Haut regulieren. Die Haut ist nicht nur »der Spiegel der Seele«, sondern vielmehr der Spiegel der inneren gesundheitlichen Verfassung, nämlich von Darm, Leber, Nieren, Blut und Lymphsystem. Darum geht es in diesem Buch.

Die Methoden der Hautdiät wurden bereits erfolgreich von Menschen mit Schuppenflechte (Psoriasis), Neurodermitis, Akne (auch Akne nach Absetzen der Pille), seborrhoischem Ekzem, Rosazea, Rosazea-Akne-Mix, Dyshidrosis, Urtikaria, klassischen Unreinheiten und auch bei von Ärzten nicht sicher zu klassifizierenden Ekzemen und Ausschlägen angewandt. Erfahrungsberichte sowie Vorher-Nachher-Fotos finden sich auf meiner Website www.hautdiaet.net sowie auf Social Media bei Instagram @diehautdiaet.

Wenn wir also ein Problem an der Haut und/oder im Körper haben, das chronisch besteht, schubweise verläuft, rötlich oder entzündet ist, haben wir sehr gute Chancen, dieses Problem mit der Hautdiät an der Wurzel zu packen und auszumerzen. Verschiedene Erkrankungen der Haut haben sehr ähnliche oder gleiche Ursachen, viele verlaufen chronisch-entzündlich. Die Strategien der Hautdiät, insbesondere die Ernährung und die Trinkgewohnheiten, erzielen so gute Ergebnisse, weil sie im gesamten Körper unter anderem antientzündlich wirken – nicht nur lokal an einer Stelle der Haut wie beispielsweise eine klassische cortisonhaltige Salbe.

Ich wünsche mir, dass Ihnen das nun Hoffnung macht, wenn Sie bis jetzt vielleicht hoffnungslos waren. Denn: Was andere schaffen können,

können auch Sie schaffen! Das ist keine Plattitüde. Diverse Menschen mit diversen Krankheitsbildern konnten sich mit der Hautdiät bereits innerhalb nur einiger Wochen von ihren Hautproblemen befreien oder eine Besserung erzielen. Sogar dann, wenn ihre Krankheit schon seit vielen Jahren bestand. Und natürlich haben andere nicht nur im Rahmen der Hautdiät super Ergebnisse erzielt und ihre Krankheit auf eigene Faust geheilt, sondern auch schon lange vor meiner Zeit und parallel zu mir, mit anderen, abgeänderten oder gleichen Methoden, und das in den verschiedensten Teilen der Welt. Das Rad habe ich mit der Hautdiät ja nicht neu erfunden. Ich habe lediglich das Glück gehabt, dass mir ein Rad über den Weg gerollt ist; dass ich erstaunt gesehen habe, dass es Räder gibt und mich dann darangesetzt habe, ein eigenes funktionsfähiges Rad zu bauen und es in Form dieses Buches praktisch zugänglich für andere zu machen.

In diesem Kontext sei nochmals erwähnt, dass dieses Buch natürlich nicht vollständig sein kann. Es gibt noch unzählige weitere gute Tipps und Tricks und Mittel, die sinnvoll und hilfreich sein dürften, von denen ich selbst aber noch nicht erfahren habe und/oder die es aus anderen Gründen nicht in dieses Buch geschafft haben. Alles, was meiner Meinung nach nötig ist, um zu gesunder Haut durch gesunde Ernährung zu kommen, habe ich aber in diesem Buch zusammengefasst.

NUTZEN SIE DIE CHANCE!

Lassen Sie sich also gesagt sein, Sie haben es selbst in der Hand – auch wenn Sie vielleicht jahrelang dachten, Sie wären hilflos der Krankheit, Ihren Genen oder einer Laune der Natur ausgesetzt. Ich selbst, wie viele andere, dachte und vermutete dies zwar auch über all die Jahre hinweg, in denen ich mit kranker Haut durch die Gegend laufen musste. Heute weiß ich aber aus eigener Erfahrung, dass das nicht stimmt. Nun ist es an der Zeit, dass Sie Ihre eigenen Erfahrungen machen. Meist muss man nur Strategien und Handlungsweisen von anderen kopieren und imitieren, die das geschafft haben, was man auch schaffen will, und das Gesetz von Ursache und Wirkung erledigt dann den Rest. Ursache und Wirkung funktionieren unabhängig von Faktoren wie Schicksal, Persönlichkeit oder Glück, und sie haben Einfluss auf alle Bereiche unseres Lebens. Gesundheit und Krankheit sind davon also nicht ausgenommen. Eine Umstellung ist natürlich ein Stück Arbeit. Man muss ja ändern, was man tut, um zu ändern, was man hat. Und im Gesundheitsbereich reagiert jeder anders, es ist nicht alles schwarz-weiß. Aber wer im Leben für etwas einen Preis zahlt, der bekommt meist auch das, wofür er bezahlt hat – und das gilt eben auch für die Gesundheit.

Für die einen ist Gesundheit sicherlich schwerer und damit teurer zu erwerben als für andere. Letztendlich kann aber eigentlich jeder durch seine Handlungen direkten und indirekten Einfluss auf die eigene Gesundheit nehmen. Und das teilweise wirklich drastisch, nicht nur ein bisschen. Die Belohnung, also wahre Gesundheit und das Gefühl, sich selbst in seinem Körper pudelwohl zu fühlen, ist dann wahrlich unbezahlbar. Ein gewisser Aufwand ist meiner Meinung nach also mehr als gerechtfertigt.

Halten wir fest

Nehmen Sie Ihr Schicksal selbst in die Hand. Nicht nur weil Sie es können, sondern weil Sie es fast schon müssen. Es wird sonst aller Wahrscheinlichkeit nach niemand kommen und genau das für Sie tun können. Kein Arzt, kein Medikament, keine super Hautpflege und keine göttliche Gnade. Die Verantwortung für unsere Gesundheit kann langfristig nur von uns getragen werden – also fangen wir am besten gleich an.

Im nächsten Kapitel schauen wir uns an, warum wir trotz der modernen wissenschaftlichen Therapien häufig nicht gesund werden, und beleuchten dabei im Kontext ein paar weitere große Probleme, die es mit der Schulmedizin gibt.

Das Problem mit der Schulmedizin

Die Überschrift dieses Kapitels klingt vielleicht ein wenig ketzerisch. Als hätte sie jemand geschrieben, der um jeden Preis der Schulmedizin entsagt und stattdessen versucht, schwerste Infektionen oder andere akut bedrohliche Krankheiten einfach wegzudenken oder mit einem in der heimischen Badewanne aufgebrühten Storchenschnabelsud oder Ähnlichem in den Griff zu bekommen. Der Placebo-Effekt und die Naturheilkraft machen vieles, aber eben auch nicht alles möglich. Auch wenn ich ein großer Fan, Freund und überzeugter Anhänger der Naturheilkunde und der Ernährungsmedizin bin, möchte ich mit der in diesem Buch beschriebenen Methode ganz sicher nicht dazu aufrufen, immer und ausschließlich den »natürlichen« Weg zu gehen und damit eventuell unvernünftig oder gar fahrlässig zu handeln. Denn nur weil man irgendwann irgendwo einmal etwas Alternativmedizinisches gelesen hat, das sich gut anhörte und man in der Folge womöglich annimmt, die Schulmedizin sei böse und man wisse es doch besser, ist es wichtig, nicht das Vertrauen in Ärzte zu verlieren – insbesondere nicht in akut bedrohlichen Situationen. Das könnte außerordentlich gefährlich sein und im schlimmsten Falle tödlich enden – für uns oder einen geliebten Mitmenschen.

Lieber einmal zu oft zu einem erfahrenen Arzt gehen als einmal zu wenig. Auch Medikamente oder Eingriffe, die dringlich indiziert und seit Ewigkeiten erfolgreich in medizinischem Gebrauch sind, sollten wir in dringlichen Situationen nicht ablehnen, vielleicht aus der Überzeugung heraus, dass diese Behandlung einen vergiften könnte oder dass man eine Krankheit eben ertragen müsse. Es stimmt, dass viele Krankheiten langfristig oft nur von innen und natürlich geregelt werden können, weil eine unnatürliche Lebensführung das auslösende Problem ist. Aber Akutsituationen bedürfen einfach anderer Behandlungen – solchen, die ein loderndes Feuer am Ausbreiten hindern. Eine Brandquelle sollte idealerweise mit natürlichen Mitteln beseitigt werden, aber manchmal ist es eben dringend, und diesem Aspekt muss dann zuerst Rechnung getragen werden. Daher: Seien Sie bitte nicht sturköpfig, wenn es um die Wurst geht. Insbesondere dann nicht, wenn es bei Ihren Kindern um die Kinderwurst geht. Viele Krankheiten bei Kindern manifestieren sich an der Haut, sind aber keine reinen oder klassischen Hautkrankheiten und bedürfen daher möglicherweise einer speziellen Behandlung. Also auch hier die Bitte: Hauterkrankungen bei Kindern erstmal von einem erfahrenen Kinderarzt überprüfen und abklären lassen, ob es sich nicht um etwas Akutes handelt.

DIE GRENZEN DER SCHULMEDIZIN

Warum dann dieses Kapitel? Weil wir uns trotz allem Positiven, das die moderne Medizin zweifellos erreicht und bewirkt hat, wohl eingestehen müssen, dass sie nicht alles kann. Denn obwohl wir im 21. Jahrhundert leben, obwohl Wissenschaft und Therapien so weit fortgeschritten sind wie noch nie und obwohl die Lebenserwartung (natürlich unter anderem aufgrund der Schulmedizin, die sich rasant entwickelt hat) stark gestiegen ist, sind trotzdem Millionen von Menschen chronisch krank und bleiben es auch. Zudem: Krankheiten wie Diabetes mellitus Typ 2, Krebs, Herz-Kreislauf-Erkrankungen, Adipositas und mehr sind auf dem Vormarsch und in den letzten Jahrzehnten teilweise extrem gestiegen. Wie kann das sein, wenn die Medizin doch eigentlich so gut ist? Müssten wir dann nicht alle gesund und munter sein oder zumindest ruckzuck wieder gesund werden und bleiben? Die Realität sieht leider etwas anders aus. Viele Menschen sind krank und auf eine Dauermedikation angewiesen, weil es ohne sie nicht mehr geht.

Gerade bei chronisch verlaufenden Erkrankungen wirkt eine schulmedizinische Therapie zwar gut und gern, macht den Patienten aber gleichzeitig oft abhängig von einem oder mehreren Medikamenten. Nimmt er das Medikament nicht mehr ein, manifestiert sich die

Krankheit häufig in überschaubarer Zeit erneut oder tritt gefährlicher oder stärker in Erscheinung. Der Gebrauch von cortisonhaltigen Präparaten zur äußeren Behandlung von Hautkrankheiten ist hier ein echter Klassiker. Die geläufigen cortisonhaltigen Salben werden gefühlt 95 Prozent der Patienten vom Dermatologen verschrieben oder angeboten. Ein echter Allrounder. Doch leider hat ein Großteil der Menschen, die unter Neurodermitis, Schuppenflechte oder Ähnlichem leiden, eben nicht nur einmal eine Tube Cortisonsalbe verwendet, und dann war es wieder gut. Sondern sie brauchen immer und immer wieder Nachschub, müssen regelmäßig für neue Rezepte zum Arzt und anschließend in die Apotheke laufen. Die meisten Betroffenen der häufigsten chronischen Hautkrankheiten sind dazu gezwungen, regelmäßig ihre Dosis Cortison und/oder Pflege zu beziehen, damit ihre Haut nicht völlig aus dem Ruder läuft. Menschen mit Hautkrankheiten werden wissen, wovon ich rede: Man cremt, und es wird besser. Dann lässt man die Creme oder Salbe weg, der Hautzustand verschlechtert sich. Oft sogar noch stärker als vorher. Was tut man dann in seiner Not? Genau – man cremt wieder. Die Haut wird dann kurzzeitig besser, irgendwann lässt man das Cremen sein, die Haut wird wieder schlechter, und so weiter und so fort. Ich selbst steckte ja auch für ein paar Jahre in diesem Teufelskreis fest, ohne ihn so ganz zu verstehen. Das Gleiche in Grün erleben Menschen, die eben an Herz-Kreislauf-Erkrankungen, Fettstoffwechselstörungen, Diabetes oder anderen chronischen Krankheiten leiden. Die tägliche oder regelmäßige Einnahme verschiedenster Präparate wird zur Pflicht, sonst droht die Krankheit (stärker) auszubrechen und schlimme Folgen hervorzurufen.

DER BLICK AUF DIE URSACHEN

Heute weiß ich zum Glück, wie und warum dieser Teufelskreis zustande kommt. Und auch wenn der Grund so unglaublich simpel und einleuchtend scheint, ist er einem oftmals einfach nicht bewusst, und man fragt sich womöglich jahrelang, warum man denn dieses oder jenes Problem hat und warum es denn von den Medikamenten nicht dauerhaft verschwindet – meist, ohne eine Antwort zu erhalten. Hier möchte ich Ihnen nun die Antwort geben, die zugleich eines der großen Probleme der Schulmedizin tangiert: Die allermeisten Medikamente, insbesondere die, die gern im Dauereinsatz sind, behandeln lediglich die Symptome einer Krankheit, nicht aber ihre Ursache(n), die die Symptome hervorruft oder hervorrufen. Sie behandeln also, was man im und am Körper sieht, spürt oder messen kann, nicht aber den Grund, warum diese Symptome entstehen.

Damit Sie sich das ein wenig besser vorstellen können: Es ist wie beim Kampf gegen Unkraut. Wer das sichtbare Unkraut am Boden abschneidet, der behandelt sehr gut das Symptom – also das, was man sehen kann. Die unkrautfreie Fläche sieht kurzzeitig schön aus, denn das Symptom ist nicht zu sehen (oder zu spüren), die Krankheit scheint wunderbar im Griff. So weit, so gut. Doch die Ursache für Krankheit bzw. Unkraut, nämlich die unterirdische Wurzel, wurde komplett ignoriert und durch das Medikament meist nicht ansatzweise mitbehandelt. Somit ist es kein Wunder, dass nach nicht allzu langer Zeit die Wurzel erneut sprießt und wieder neues Unkraut sichtbar wird – die Krankheit kommt zurück. In Wahrheit war die Krankheit natürlich nie weg. Sie war durch ein Medikament maskiert bzw. versteckt oder unterdrückt. Baut der Körper das Medikament nun mit der Zeit ab, hält nichts mehr die Symptome zurück. Und Simsalabim, alles ist schon bald wieder wie vorher, bei Hautkrankheiten gern sogar noch schlimmer.

Die Abhängigkeit von Medikamenten

Um das Problem ganz erfassen zu können, ist Folgendes wichtig: Der menschliche Körper arbeitet und kommuniziert auf zellulärer Ebene vor allem nach dem Schlüssel-Schloss-Prinzip. Grob gesagt, docken Signalstoffe an verschiedenen Strukturen an und setzen auf diese Weise Prozesse in Gang, bei denen ein Vorgang zum nächsten führt. Das passiert im gesunden Körper wie auch im kranken. Bei einer Krankheit sind die normalen Prozesse jetzt gestört und laufen falsch ab, also pathologisch bzw. krank und nicht physiologisch bzw. gesund.

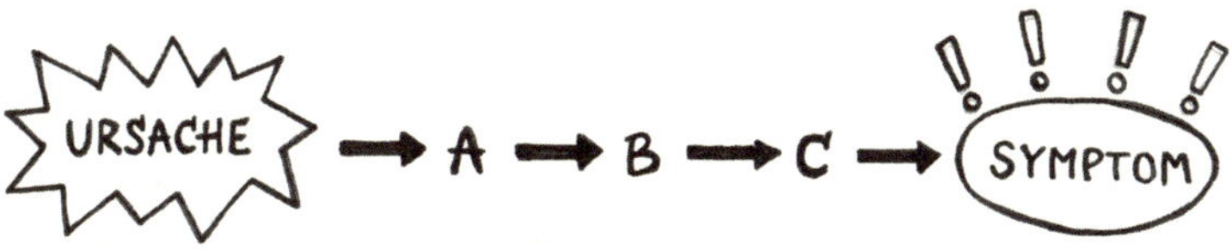

Viele Medikamente machen sich das nun zunutze und sind von ihrer Wirkstruktur her Hemmer und/oder Blocker. Ihre chemischen Wirkstoffe sind in der Lage, an verschiedenen Orten im Körper in pathologische Prozesse und Vorgänge einzugreifen, indem sie an bestimmten Schnittstellen ansetzen und einen Ablauf stören oder ihn daran hindern, sich fortzusetzen. Wird der pathologische Ablauf unterbrochen, kann sich logischerweise sein pathologisches Endergebnis auch nicht ausbilden und zeigen – das Symptom findet also nicht statt, weil es nicht stattfinden kann.

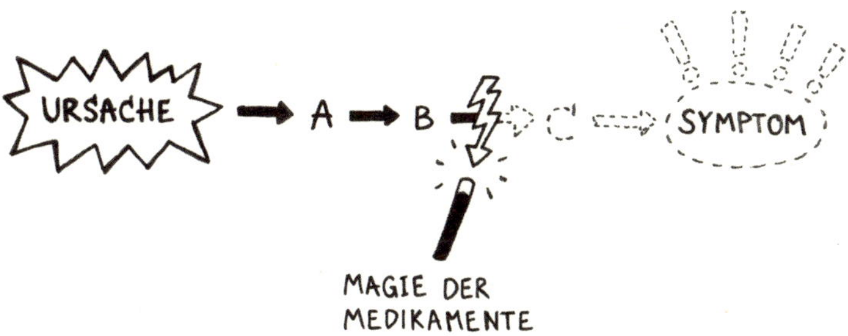

Die gute alte Cortisonsalbe beispielsweise sorgt als ein sogenanntes Immunsuppressivum mit antientzündlicher Wirkung dafür, dass der Körper am eingecremten Ort schlichtweg keine Entzündungen (häufig sichtbar in Form roter Stellen) ausbilden kann. Das Immunsystem, welches dafür sorgt, dass Entzündungsvorgänge ausgebildet werden, wird supprimiert, also unterdrückt bzw. ausgeknipst. Und siehe da, die Haut ist plötzlich nicht mehr rot. Andere berühmte Beispiele sind die Acetylsalicylsäure (Aspirin) oder der Wirkstoff Ibuprofen, welche Enzyme hemmen, die Vermittler für die Entstehung von Schmerzen, Fieber und Entzündungen produzieren. Auch die sogenannten Statine, die häufig bei Fettstoffwechselstörungen bzw. »schlechten Cholesterinwerten« eingesetzt werden, hemmen gezielt bestimmte Enzyme und damit pathologische Vorgänge. Bei klassischen Medikamenten gegen Bluthochdruck wie den Beta-Blockern, Calciumkanal-Blockern oder ACE-Hemmern verrät schon der Name, wie in etwa sie wirken. Und dieses oder ein ähnliches Prinzip nutzen nahezu alle modernen Medikamente.

Die meisten Medikamente wirken im Körper also nur, indem sie krankmachende Prozesse unterdrücken und/oder modulieren. Natürlich hat das auch seine Vorteile und funktioniert. So müssen wir Schmerzen nicht ertragen oder bekommen keine roten Stellen auf der Haut, wenn wir es nicht wollen. Aber das Ganze funktioniert eben nur kurzfristig oder nur unter Dauertherapie und fast nie langfristig, wenn denn ein ernsteres Problem zugrundeliegt. Klar, warum so eine Abhängigkeit entstehen kann.

Dass nun aber eine Abhängigkeit, egal wovon, nicht die ideale Lösung ist, ist selbsterklärend. Zumal viele Medikamente noch eine beeindruckende Palette von Nebenwirkungen mitbringen und besonders gern toxisch auf Leber und Nieren wirken, die die Arzneistoffe entgiften. Von vielen Patienten werden diese Nebenwirkungen billigend in Kauf genommen bzw. als normal abgetan. Viele gehen das Risiko auch ein, weil sie keine andere Wahl haben oder kennen.

Halten wir fest

Eine Symptombehandlung mittels der meisten Medikamente kann gut funktionieren, oft aber mehr schlecht als recht. Medikamente können häufig also nur eine Übergangslösung sein, weil sie auch nur die Symptome, nicht aber die auslösende(n) Krankheitsursache(n) behandeln. Deswegen kommt die Erkrankung häufig nach Absetzen der Medikamente zurück.

Warum Ärzte häufig nur die Symptome behandeln

Trotz dieses reinen »Unkrautabschneidens«, ohne die Wurzel zu entfernen, wird in der gängigen Praxis eine solche Dauermedikation sehr häufig von Ärzten verschrieben. Da stellt sich die Frage, warum Ärzte bzw. die Schulmedizin nicht einfach die Ursachen einer Krankheit behandeln? Wieso nicht das Unkraut an der Wurzel herausrupfen, anstatt es nur oberflächlich abzuschneiden? Diese Frage ist wirklich berechtigt und wichtig. Die Antwort darauf ist jedoch leider sehr unbefriedigend: Viel zu oft kennen Arzt und Wissenschaft die Ursache einer Krankheit nicht. Man hat oft einfach keine Ahnung, woher eine Krankheit kommt und warum sie entsteht. Doch wie kann das sein?

Die Schulmedizin und die dahinterstehende Wissenschaft sind recht gut darin, herauszufinden, welche Vorgänge auf zellulärer Ebene in welcher Form bei welchen Erkrankungen wo wie gestört sind oder gestört ablaufen. Auf mikroskopischer Ebene wird alles genau unter die Lupe genommen. Die pathologischen Abläufe einer Krankheit oder eines Symptoms werden erforscht und dann als Pathogenese beschrieben, also Entstehung und Entwicklung einer Krankheit. Die Symptome werden dann mit lateinischen Namen in einer sich schlau anhörenden Fachsprache als neue Krankheit definiert. Dabei wird sehr oft nichts anderes gemacht, als anatomische Lokalisation des Gewebes sowie die Art und das Stadium oder die Morphologie, also das Aussehen der Erkrankung, in Worte zu fassen. So ist eine Dermatitis schlichtweg eine entzündete (»-itis«) Haut (»Dermis«). Eine Hyperlipidämie beschreibt, dass man zu viel (»Hyper«) Fett (»Lipid«) im Blut (»-ämie«) hat. Ein Lymphangiom beschreibt, dass es sich um eine Geschwulst (»-om«) der Lymphgefäße (»angio« bedeutet Gefäß) handelt. Für medizinische Laien ist das Fachchinesisch auf höchstem Niveau, das wirkt, als müsse man besonders gebildet sein, um es verstehen zu können. Doch es ist letzten Endes nicht viel mehr als eine »Geheimsprache«, die schlauer wirkt, als sie am Ende des Tages ist. Denn die Definition von Erkrankungen ist oft nichts weiter als eine simple Lage- und Verfassungsbeschreibung eines kranken Körperteils auf Latein und/oder Griechisch.

Auch Begriffe wie »Autoimmunerkrankung«, »genetische Prädisposition« oder »hereditär« werden gern genutzt, um eine Krankheit genauer zu definieren und in eine Schublade einzuordnen. Das hört sich alles äußerst wissenschaftlich und klar definiert an. Und es ergibt natürlich Sinn, in medizinischer Sprache zu kommunizieren; die Definitionen an sich sind korrekt. Das Problem, das ich persönlich damit habe, ist, dass diese Definitionen für Laien (und auch für die Ärzte selbst) oft so wirken, als sei jeder, der den Begriff »Endoskopische Retrograde Cholangiopankreatikographie« schnell und sicher aussprechen kann, ein Experte und wüsste, wie und warum die Dinge laufen, wie sie laufen. Aber das stimmt leider eben nicht. Die große Frage – *warum* bestimmte Vorgänge im Körper überhaupt gestört sind –, ist nämlich immer noch häufig mit einem großen Fragezeichen versehen. Oft findet man in den Fachbüchern den Hinweis, dass Krankheiten »idiopathisch« seien, also ohne erkennbare Ursache, oder dass ihre Ätiologie, also Entstehungsursache, unbekannt ist. Letzten Endes wird damit nur schön beschrieben, dass im Grunde völlig unklar ist, wo der Error herkommt. Bluthochdruck, erhöhte Blutfettwerte, Diabetes oder hormonelle Störungen werden gern als Ursachen für andere Krankheitsbilder angegeben. Aber was sind denn die Ursachen für diese »Ursachen«? Bluthochdruck oder erhöhte Blutfette sind häufig Nachwirkungen anderer Ursachen, die selbst wieder zur Ursache eines neuen Problems werden. Die letztliche Ursache sind diese Erscheinungen aber nicht, der eigentliche Auslöser bleibt unbekannt oder ungenannt.

Ärzte und Wissenschaft können also den sogenannten Pathomechanismus, den Ablauf eines Krankheitsprozesses, oft wunderbar beschreiben. Nicht selten können sie auch mittels verschiedener Medikamente die Symptome recht gut unter Kontrolle bringen. Warum der Körper aber schlappmacht bzw. wodurch der Fehler im System ausgelöst wird, davon haben sie viel zu oft leider keine Ahnung. Und genau das ist das fundamentale Problem der Schulmedizin, das dazu führt, dass so häufig auf reine Symptombehandlung gesetzt werden muss.

Die eigene Verantwortung

Natürlich gibt es Risikofaktoren, die mit verschiedenen Krankheiten assoziiert werden. Jeder weiß, dass Rauchen, starker Alkoholkonsum sowie eine zu fettige und zu zuckerhaltige Ernährung zur Entstehung diverser Krankheiten beitragen oder ihre Symptome verstärken können. Über den wirklichen Grund der Krankheitsentstehung weiß man aber nicht sonderlich viel. Gern werden falsche Signale des Körpers, genetische Defekte oder altersbedingter Verschleiß als Ursachen angeführt, mit denen man es sich als Arzt leicht macht und mit denen sich der Patient vielleicht auch halbwegs zufrieden geben kann. Denn viele Patienten wollen natürlich wissen, woher ihre Erkrankungen kommen, und befragen dazu den Arzt. Viel zu häufig ist die Begründung dann in etwa: »Es ist nicht Ihre Schuld, sondern das Schicksal hat Sie erwischt. Manche trifft es eben.«

Es ist natürlich leichter, die Verantwortung abzugeben, sich zurückzulehnen und zu glauben, dass man selbst alles richtig gemacht hat und dass die diagnostizierte Krankheit nur eine üble Laune des Schicksals oder der Gene ist. Ob man sich damit langfristig einen Gefallen tut, bleibt jedoch fraglich. Ich bin der Ansicht, dass wir meist selbst durch eine zu unnatürliche Lebensweise dafür sorgen, dass unser Körper irgendwann unnatürlich krank wird. Auch unseren »schicksalhaften« Genen sind wir eben nicht gänzlich hilflos ausgesetzt, wir können sie im Gegenteil sogar beeinflussen. Die Rolle der Gene wird in Kapitel »Gen-Lotterie« ab Seite 106 noch ausführlicher besprochen.

KRANKHEITEN UND ERNÄHRUNG

Wie kann die Hautdiät Ihnen nun helfen, um aus eigenem Antrieb gesund zu werden, wenn die Methoden der Mediziner einfach nicht wirken und Sie dennoch nicht aufgeben wollen?

Hier kommt die Ernährung ins Spiel. Leider spielt sie in der Schulmedizin nur eine untergeordnete Rolle. In meinem eigenen Medizinstudium hatte ich in zehn Semestern theoretischem Unterricht nicht auch nur eine einzige Seminarreihe, die den Studenten und angehenden Ärzten etwas über Ernährung erklärt hätte: Was ist gute Ernährung, was ist schlechte Ernährung, wie wirkt sie sich auf den Körper aus? Was ist die Nahrung, die der Mensch von Natur aus essen sollte? Welche Nahrungsmittel enthalten welche Inhaltsstoffe, und welche Wirkungen haben diese wo im Körper? Wie ist die Darmpassagezeit welcher Lebensmittel? In Biochemie standen die Vitamine im Lernzielkatalog, und Glutenunverträglichkeit bzw. Zöliakie wurden einmalig in anderthalb Stunden eines Seminars beleuchtet. Aber das war es dann auch schon. Weitere wichtige Fragen rund um Ernährung wurden im Studium einfach nicht behandelt. Man lernt natürlich, wie Nahrung in etwa verdaut wird, makroskopisch wie mikroskopisch, doch nichts über die Nahrung selbst und ihre Wirkung.

Dabei sollte bzw. müsste das meiner Meinung nach ein Hauptfach in der Ausbildung zum Arzt sein, da Ernährung die absolute Basis unseres Lebens und unseres physischen Körpers darstellt. Sie wird in der medizinischen Lehre jedoch nahezu komplett missachtet. Folglich haben die jungen (und irgendwann dann alten) Ärzte oft nicht den leisesten

Hauch einer Ahnung, was das Thema Ernährung angeht. Dass viele Ärzte dann selbst übergewichtig und krank werden, ist, nebenbei gesagt, leider kein Wunder.

Für ein System wie die Schulmedizin, die sich ja selbst für das Nonplusultra rund um die Heilung von Krankheiten hält und auch gern auf »Globuli-Spinner«, Kräuterhexen oder nicht »evidenzbasierte« Erfahrungen der Alternativmedizin herabschaut, ist es meiner Ansicht nach aber dann doch schon eher peinlich, das Thema Ernährung, das ja überhaupt nichts mit Streitthemen wie Homöopathie, Esoterik oder medizinischem Hühnerknochen-Hokuspokus zu tun hat, so zu ignorieren und zu missachten. Wenn es um Gesundheit geht, darf Ernährung meiner Meinung nach einfach nicht außen vor bleiben.

Leider wird schulmedizinisch bei den wenigsten Krankheiten eine falsche Ernährung primär als Ursache in Betracht gezogen. Bei stark adipösen Patienten und solchen mit schlechten Blutfettwerten, Diabetes und Arteriosklerose in den Herzkranzgefäßen ist die Erkrankung so offensichtlich durch den Lifestyle bedingt, dass auch der Arzt die Ernährung nicht außer Acht lassen kann. Die ausführliche Anamnese, also unter anderem das Arzt-Patienten-Gespräch über die Vorgeschichte einer Erkrankung, beinhaltet aber leider nicht ausdrücklich eine Erfassung der genauen Ernährungsgewohnheiten des Patienten. Ich denke aber, ein Arzt sollte unbedingt wissen, ob sich sein Patient die letzten zwei oder vielleicht sogar 20 Jahre quasi nur Tiefkühlpizzen, Brot mit Wurst und Nudeln sowie Kaffee und Cola einverleibt hat. Sie kennen vielleicht den Ausspruch von Hippokrates, Vater der modernen Medizin: »Jede Krankheit beginnt im Darm.« Kein Wunder, dass man krank wird, wenn man über Jahre hinweg kiloweise falsche Nahrung in seinen Darm gibt. Ein Arzt sollte wissen, dass unnatürliche Nahrung ein natürliches System irritieren kann, das dann langsam, aber sicher davon kaputtgeht.

Doch die traurige Realität und fast schon Wahnsinn ist, dass Patienten im Krankenhaus bei schwersten Krankheiten und nach Operationen billigstes Essen vorgesetzt bekommen. Schwer kranken, oft übergewichtigen Patienten wird Weißbrot, zuckriger Pudding und billigstes

Fleisch aus Massentierhaltung in Form von Teewurst, Salami, Schinkenwurst, Hühnerfrikassee, Frikadellen oder Schnitzel aufgetischt – und das morgens, mittags und abends. Inzwischen weiß man, dass hoher Fleischkonsum das Dickdarmkrebsrisiko erhöht, trotzdem kommt es im Krankenhaus häufig auf den Teller. Dazu gibt es Kartoffelpüree aus Fertigpulver, Nudeln, Joghurt in allen künstlichen Geschmacksrichtungen, zuckrige Marmelade, fettige Schokocremes und Kaffee in rauen Mengen mit Kondensmilch, Zucker oder Süßstoffen. Und in den braunen Fertigsoßen, die gern um die klebrigen Knödel herumschwimmen, finden sich garantiert stattliche Mengen Geschmacksverstärker, Salze und billiger Fette. Ab und zu ist zwar auch eine ungewaschene nicht-bio Birne oder Mandarine auf dem Tablett und vielleicht eine kleine Schale matschiger, nicht-gewaschener nicht-bio Salat. Aber das war es dann auch an »frischem« Essen. Da stellt sich mir die Frage: Wer trägt hier die Verantwortung – oder auch nicht?

Selbst die erfahrensten Chefärzte billigen das, ohne mit der Wimper zu zucken oder daran zu denken, dass die Ernährung das Problem sein könnte. Sie stehen bei den schwer kranken Patienten am Bett, sagen, man müsse schauen, wie sich die Krankheit entwickelt und dass es nun einfach eine schwere Zeit für den Patienten sei. Nicht selten vertrösten sie ihre Patienten, weil sie nicht weiterwissen. Und diese Ärzte meinen es ja überhaupt nicht böse und können kaum etwas anderes machen, weil die Leitlinien nicht mehr hergeben, aber sie sehen nicht, dass das Hauptproblem direkt vor ihren Augen liegt. Nämlich auf den grauen Essenstabletts auf den Nachttischen der Patienten. Und sie erkennen das Problem nicht, denn es ist derselbe Mist, den sie sich in der Mittagspause in der Mensa ebenfalls gern gönnen und den sie für normale Nahrung halten, oder »Vollkost«, wie es im Krankenhaus heißt.

Hippokrates würde im Grabe rotieren, könnte er sehen, dass die Ärzte, die auf seinen Eid geschworen haben, nicht ansatzweise rund um die Rolle und Wichtigkeit von Ernährung geschult werden. Er soll ja auch gesagt haben: »Lass die Nahrung deine Medizin sein und lass deine Medizin deine Nahrung sein.« Der Mann verstand, welche Kraft von dem ausgeht, was wir täglich in unser System geben. Leider habe ich während meiner Ausbildung im Krankenhaus davon wenig bis gar nichts gesehen. Es scheint sich kaum jemand dafür zu interessieren.

Ganz sicher wird sich das in den nächsten Jahren ändern, denn mehr und mehr Patienten, Wissenschaftler sowie auch Ärzte haben inzwischen verstanden, dass Ernährung nicht ansatzweise die Rolle einnimmt, die sie verdient – wie zum Beispiel auch das Thema Fasten. Dank neuester Forschungsergebnisse und vor allem der Erfahrung von Patienten wird immer klarer, dass das, was wir uns einverleiben, von höchster Wichtigkeit ist, und dass viele Krankheiten – selbst der gefürchtete Krebs, an dem jährlich Millionen von Menschen sterben –, jeden Tag durch unsere Ernährungsentscheidungen beeinflusst werden.

WARUM AUSREICHEND FLÜSSIGKEIT SO WICHTIG IST

Dass der Ernährung (und den damit verbundenen Eliminations- und Entgiftungsprozessen des Körpers) nicht ansatzweise der medizinische Stellenwert eingeräumt wird, den sie verdient hätte, ist das eine. Zudem wird in der Wissenschaft fast schon notorisch mit einer Lupe auf die kleinen Dinge geschaut, weil der Gedanke, dass das Problem nur durch das Mikroskop zu finden sei, aus irgendeinem Grund stark in den Köpfen verankert ist. Doch wer ständig mit einer Lupe durch die Gegend rennt, der übersieht eben schnell einmal das große Ganze. Und so suchen und suchen die Forscher aufwändig nach den mikroskopisch kleinen Problemen im Menschen, obwohl ein einfacher Blick aufs Gesamtbild – die Ernährung und unser Trinkverhalten – vielleicht schon Aufklärung bringen könnte.

So ist es leider der Fall, dass viele Menschen einfach viel zu wenig oder das Falsche trinken. Unser Körper, dessen Grundlage Wasser ist (wir bestehen oder eher gesagt sollten zu etwa 70 bis 75 Prozent oder etwas mehr aus Wasser bestehen – die Zahlen schwanken), wird einem gewissen Risiko ausgesetzt, wenn er seine Existenzgrundlage durch falsche Nahrung und falsches Trinkverhalten nicht adäquat zugeführt bekommt. Wer sich auf eine Körperwaage stellt, die den Körperwasseranteil messen kann, stellt nicht selten erstaunt fest, dass er bei viel geringerem Körperwasseranteil liegt, als es eigentlich sein sollte. Wessen Körper intrazellulär chronisch dehydriert ist und wer mit einem Körperwasseranteil von nur 50 oder 55 Prozent herumläuft, meinen Sie, der darf sich wundern, wenn er trockene Haut hat?

Der Salzwüstenmann

Hierzu eine kleine Anekdote aus meinem Studium. Während des Fachs Dermatologie führte ein – laut eigener Aussage – erfahrener Professor Doktor Dermatologe einige Kommilitonen und mich über eine dermatologische Station. Wir machten Visite in verschiedenen Krankenzimmern. In einem der Zimmer fanden wir den wohl bemitleidenswertesten Mann, den ich je in einem Krankenhaus hatte liegen sehen. Er war um die 60 Jahre alt, hatte einen gigantisch prallen Bauch, und sein Körper war eine einzige rote, tief zerklüftete und trockene Schuppe. Eine so rissige Haut hatte ich noch nie gesehen. Der Mann saß auf der Bettkante, offensichtlich schwer leidend. Bettdecke und Bettlaken waren voller blutiger Tröpfchen, da die Furchen in der Haut teilweise so tief gingen, dass es blutete. Wir Studenten waren unangenehm berührt und wussten in unserer weißen Traube stehend nicht, wie wir diesem Mann begegnen sollten.

Unser betreuender Arzt schien weniger Mitleid zu haben und solche Anblicke schon gewohnt zu sein. Mit lauter, melodischer Stimme fragte er den Patienten, wie es ihm denn heute ginge. Der guckte den Arzt einige Zeit an, grummelte dann »beschissen« und kratzte seinen roten Bauch. Mit immer noch zu lauter und zu fröhlicher Stimme fragte der Arzt dann, ob er denn heute schon einmal die Haut eingecremt hätte. Jetzt schnauzte der Mann laut und erzürnt »Ja, schon vier Mal!« und funkelte den Arzt böse an. Es war übrigens erst Mittagszeit. Er hatte seit morgens wohl schon viermal seinen gesamten Körper eincremen müssen! Der Patient beruhigte sich dann aber schnell wieder, weil er wohl dachte, die Schuld könne ja auch nicht beim Arzt liegen. Der Arzt bat ihn, sich auszuziehen, und ließ uns, die um den Mann herumhockenden Studenten, beschreiben, was wir sahen.

Weniger Beachtung wurde dem geschenkt, wie die Therapie dieses Mannes weiterging. Es war unklar, woher seine extreme generalisierte Entzündung kam. Der Patient bekam Salben und ein Mittel, das die Entzündung unterdrückte. Gut half es ihm offensichtlich nicht, woraufhin der Professor in seinen »Da müssen wir jetzt mal schauen«-Modus überging, die Schultern zuckte und ernst dreinblickte. Ob man dem Mann vielleicht auch anderweitig hätte helfen können als nur durch reine Medikamentengabe, wurde aber scheinbar weder vor Ort noch im Ärztezimmer überlegt. Wie ich finde schade, denn es gibt weit mehr als nur Leitlinien.

Schauen wir uns das Bild doch einfach einmal an: Da ist dieser arme Mann, dessen restlos vertrocknete Haut aussieht wie eine zerklüftete Salzwüste. Und was steht auf seinem Nachttisch? Nichts. Keine Flasche Wasser, kein kleines Glas mit einem letzten Schlückchen drin. Nicht einmal eine Tasse Kaffee. Dabei ist es so offensichtlich, dass der ganze Körper dieses Mannes mit jeder Zelle (zumindest denen seiner Haut) nach Flüssigkeit schrie – und doch gab es nichts, auch keine Infusionen mit Volumen.

Viele Menschen trinken zu wenig, insbesondere wenn sie älter werden. Womöglich lag die tägliche Flüssigkeitszufuhr dieses Mannes seit Jahren, vielleicht Jahrzehnten, bei nicht viel mehr als ein paar Tassen Kaffee, Softdrinks, vielleicht ein paar Feierabendbieren und hier und da einer Flasche Wasser. Um es anders auszudrücken: Höchstwahrscheinlich trank dieser Mann nicht jeden Tag gezielt vier bis fünf Liter verschiedenster Getränke wie frisches Zitronenwasser, selbstgemachte kaltgepresste Säfte aus frischem Gemüse und Obst sowie solchen Tees, die wir im Rahmen der Hautdiät trinken können. Dazu wird sein Speiseplan wahrscheinlich nicht überwiegend aus frischem, wässrigem Obst und Gemüse bestanden haben, sondern wohl eher aus Brot mit Butter und Wurstaufschnitt und den anderen »normalen« deutschen Speisen.

Ein Problem bei Industrienahrung ist, dass sie oftmals wenig Wasser mitbringt, wie dies Früchte und Gemüse tun. Wenn wir dann noch nicht genug trinken, verlängert sich die Transitzeit, die die Nahrung durch Magen sowie Dünn- und Dickdarm benötigt. Das Abendessen ist also vermutlich noch nicht aus dem Patienten heraus, während am Folgetag schon wieder Zeit fürs Mittag- oder Abendessen ist. Und so stopft sich der Mann vermutlich viel zu viel zu trockene Nahrung in sein schon viel zu volles System. Das war beim Anblick seines gigantischen, prallen und bowlingkugelartigen Bauches fast schon offensichtlich.

Dem Mann fehlte also höchstwahrscheinlich die Flüssigkeit, um seine Nahrung richtig zu verdauen, und ihm fehlte dadurch dann auch die Flüssigkeit, um seine trockene Haut mit Wasser zu versorgen. Der Körper rettet in Notsituationen immer die überlebenswichtigen Organe. Um das Blut flüssig zu halten, damit die wichtigen inneren Organe überleben können, gibt die Haut, die »nicht ganz so wichtig« ist, die Flüssigkeit nach innen ab. Diesen Zellen fehlt jetzt aber ihre Existenzgrundlage, und so ist es kein Wunder, wenn sie nicht mehr richtig arbeiten können und dann in der Folge fehlreguliert sind. Und voilà, ich hatte einen Menschen vor mir, der chronisch fehlernährt war und der dringendst sein ganzes System hätte mit reichlich Wasser und guten Säften durchspülen müssen, um den Darm zu leeren und zu entlasten – für ein paar Tage oder eher Wochen. Doch das hat ihm niemand gesagt. Natürlich kommen hier noch viel mehr Komponenten zusammen als nur der reine Flüssigkeitshaushalt, doch es geht um Folgendes:

Der Körperwasseranteil des Menschen müsste eigentlich als ein wichtiger medizinisch-biologischer Parameter in der Basisdiagnostik zur Anwendung kommen, da Wasser doch unser Hauptbestandteil ist. Insbesondere bei solch offensichtlichen Fällen von Hautpatienten wie dem armen Salzwüstenmann. Stattdessen zapfte man diesem Menschen regelmäßig noch mehr Flüssigkeit in Form von Blut ab, um die Entzündungsparameter und anderes zu überwachen. Doch nur zuzugucken, wie ein Feuer brennt und es zu beschreiben, vielleicht eine Biopsie vom Feuer zu nehmen und zu versuchen, eine Prognose zu stellen, nützt wenig, wenn man stattdessen erstmal große Eimer frischen Wassers auf die Flammen schütten sollte.

Medizinische Salben und Cremes haben den Sinn, der Haut fehlendes Wasser bzw. Feuchtigkeit zur Verfügung zu stellen oder zu verhindern, dass über die offene, trockene Haut weiteres Wasser verlorengeht. So weit, so gut. Man versucht also, das Wasser im Körper zu halten, überlegt im Umkehrschluss aber nicht, dass es vielleicht sinnvoll wäre, gleichzeitig Flüssigkeit von innen zur Verfügung zu stellen. Schließlich lässt sich die Haut von innen, also über den Blutweg, ebenfalls mit Flüssigkeit versorgen.

Was ich mit diesem Patienten erlebt habe, hat mich geprägt, wie Sie vielleicht an meinem leidenschaftlichen Plädoyer bemerkt haben. Aber ich habe eben auch schon selbst eine ähnliche Erfahrung gemacht und bei anderen gesehen, was eine ausreichende Flüssigkeitszufuhr von innen Gutes bewegen kann. In meinen Augen war das schlichtweg ein Behandlungsfehler und ein trauriges Beispiel dafür, was mit Patienten in einem Gesundheitssystem passiert, in dem die Ärzte zu wenig über Ernährung wissen. Unser Professor wird meine Überlegungen zu Ernährung und Flüssigkeitszufuhr wohl nicht gekannt und bedacht haben, sonst hätte er es auf diesem Weg versuchen müssen.

Nur weil die Leitlinientherapie nicht anschlägt, darf man meiner Ansicht nach nicht aufhören, nach anderen Wegen zu suchen und Unkonventionelles auszuprobieren, um den Patienten gesünder zu machen.

Der Fehler im System

Ärzte können sich beinahe nur auf die Leitlinien verlassen. Sie sehen auch oft gar kein Problem darin, nicht mehr zu machen oder etwas Alternatives in Erwägung ziehen zu können. Mit der Wissenschaft im Rücken und den modernsten Therapien an der Hand denken viele Ärzte, sie wären auf dem richtigen Weg und wiegen sich damit in Sicherheit. Es wirkt zwar so, als sei die wissenschaftlich basierte Schulmedizin aktuell auf dem bis dato höchsten Wissensstand. Doch es ist naiv anzunehmen, dass wir uns in 30 Jahren beim Zurückschauen auf die heutigen medizinischen Behandlungsmethoden bei der ein oder anderen nicht mit der Hand vor die Stirn klatschen werden – genau so, wie wir heutzutage auf gewisse Methoden und Therapien aus der Vergangenheit zurückschauen, die damals als das Nonplusultra galten.

Die Schulmedizin behandelt, wie gesagt, meist nur Symptome und keine Ursachen. An der Quelle der Probleme setzt dagegen die Präventivmedizin an. Und sie sollte meiner Ansicht nach eine vorherrschende Position einnehmen, damit das Gesundheitssystem effizient und gut arbeiten kann. Um sinnvoll präventiv arbeiten zu können, müsste die Schulmedizin eine Wissenschaft der Gesundheit sein und all das erforschen, was Gesundheit ausmacht und bedroht und wie man gesund lebt und bleibt – derzeit ist sie das leider nicht. Doch durch erfolgreiche Prävention würden viel weniger Menschen krank werden, die dann in der Folge nicht die Betten der Krankenhäuser, die Wartezimmer der Praxen und die Budgets der Krankenkassen strapazieren.

Das System pfeift aus allen Löchern, weil einfach viel zu viele Menschen krank werden und bleiben. Und das zieht einen sehr langen, sehr unschönen Rattenschwanz nach sich: Pflegemangel, Ärztemangel, zu hohe Kosten, miese Löhne, gerade im Pflegebereich. Dabei ist der Pflegeberuf so wichtig, wird aber durch eine in der Regel dreiste Entlohnung einfach kaum attraktiv gemacht – und das in Zeiten, in denen abzusehen ist, dass die immer älter werdende Bevölkerung schon bald pflegerische Höchstleistungen brauchen wird. Ich selbst habe nach meinem Abitur ein Jahr in der Pflege gearbeitet und konnte aus erster Hand erleben, dass der Beruf wirklich toll und vor allem wahnsinnig wichtig ist, aber der Arbeitgeber oder Staat nicht ansatzweise gerecht entlohnt, was dort rund um die Uhr vom Pflegepersonal geleistet wird.

Ein ähnliches Problem sehe ich bei jungen Medizinern: Medizinstudenten bekommen während des praktischen Jahres oft nicht einen Cent Lohn. Sie arbeiten Vollzeit und lernen nach Feierabend noch auf ihre Prüfungen – meist ohne Lohn. Und nur weil das vielleicht schon immer so war, heißt das nicht, dass es so okay ist. Ich halte es für einen Fehler, jungen und zielstrebigen Menschen auf ihrem Weg ins Gesundheitswesen eher Steine in den Weg zu legen, als sie zu fördern oder zu entlasten, damit sie nach Feierabend im Krankenhaus nicht noch einem anderen Nebenjob nachgehen müssen, um die Miete zahlen zu können. Dass sie danach, als Assistenzärzte, trotz enormer Arbeitsbelastung, riesiger Verantwortung und hunderten von Überstunden oft über Jahre nur einen Netto-Stundenlohn erhalten, der teilweise nicht sehr weit über dem Mindestlohn liegt, ist absurd. Ich kenne junge Assistenzärzte, die alles für den Job im Krankenhaus geben und sich dabei kaputtmachen – für einen Nettostundenlohn von knapp zwölf Euro. Gerechtfertigt wird diese Ausbeutung damit, dass Ärzte im Vergleich mit anderen Berufen sehr gute Einstiegsgehälter bekämen und dass in der fernen Zukunft ja irgendwann höhere Löhne winken. Eine insgesamt viel zu hohe Belastung führt aber erfahrungsgemäß dazu, dass die Qualität der Arbeit sinkt und dass das medizinische Personal selbst häufiger krank wird und klassischerweise an Rückenschmerzen oder Burnout leidet. Dass Kranke erfolgreich Kranke gesund machen sollen, ist für mich ein Widerspruch in sich. Hier muss die Politik bessere Regelungen finden, will man nicht langfristig das ganze System vor die Wand fahren.

DER ANDERE WEG

Ich wollte Arzt werden, seit ich etwa fünf Jahre alt war. Da mein Vater selbst als junger Arzt tätig war, genoss ich den Vorzug, nie zu einem anderen Arzt gehen zu müssen. Sicher war ich irgendwann mal beim Kinderarzt, aber vom Kleinkindalter bis zum Teenager war ich nicht mehr bei einem anderen Arzt als Papa – bis ich mich dann eines Tages mit der Schuppenflechte zu einem Dermatologen begab.

Ich fand es immer schon toll, wenn man jemanden um sich hat, der einen Plan hat und in Situationen cool bleibt, in denen es gesundheitlich ernst zugeht. Andere Berufe sind natürlich großartig und letzten Endes ebenso wichtig wie der Arztberuf, aber ein Arzt ist quasi die letzte Instanz, wenn es wirklich um die Wurst geht. Ist man selbst oder ein geliebter Mensch krank, ist man mehr in Not und auf Hilfe angewiesen als sonst üblich und heilfroh, wenn es jemanden gibt, der einem dann verlässlich helfen kann. Und diese Person wollte ich für andere sein. Für mich stand also seit jeher ohne Zweifel fest, dass ich Arzt werden würde.

Doch was ich im Rahmen meiner eigenen Geschichte und meiner Universitäts- und Krankenhauslaufbahn jetzt herausgefunden habe, ist, dass der Arzt eben nicht nur die letzte Instanz bei Problemen sein sollte (wie ich ja den Arztberuf seit jeher gesehen habe), sondern vor allem auch erste Instanz in Sachen Prävention und Gesundheit. Was viele Ärzte durch das bloße Rausgeben von Pillen und andere Symptombehandlung machen, halte ich für absurd, wenn wir nicht ebenso die Gründe für die Pillengabe beseitigen.

Welchen Weg ich nicht einschlagen möchte

Mein persönlicher medizinischer Werdegang, nachdem ich das Studium absolviert haben werde, wird daher wohl nicht der klassische Weg sein, in den das System einen fast automatisch leitet – schließlich braucht die gigantische Maschinerie dringend frischen Nachschub an belastbaren Ärzten, die rund um die Uhr in den Krankenhäusern behandeln, die Verantwortung tragen und etliche Überstunden für den meist geringen Stundenlohn ableisten –, während irgendwo anders die Kasse klingelt. Und in diese Maschinerie möchte ich mich nicht begeben. Ich möchte hier jetzt auch keine Verschwörungstheorien befeuern oder »Big Pharma« als die Wurzel allen Übels sehen. Aber wer glaubt, dass die Medizin und das ganze Gesundheitssystem nur auf unser Wohl ausgelegt sind und nicht auch ein hartes Geschäft wie viele andere, in dem es am Ende um Profit geht und wo auch mal krumme Dinger gedreht werden, der ist meiner Ansicht nach ein bisschen zu leichtgläubig.

Die Pharmakonzerne wollen natürlich Gewinne einfahren und überleben. Aber ich will auch gut leben. Und ich beziehe seit Jahren keine einzige medizinische Salbe, Creme oder Lösung mehr, weil ich ohne das alles gesund geworden bin. Mir geht es besser denn je. Ich habe selbst die Ursachen meiner Krankheit herausgefunden und natürlich behandelt und muss deswegen jetzt keine Symptome mehr chemisch behandeln, weil sie einfach nicht mehr da sind. Früher war ich Dauerkunde mehrerer medizinischer Präparate, weil ich blind darauf gehofft hatte, dass sie irgendwann das halten würden, was sie mir immer versprachen – gesunde Haut. Aber das taten sie nicht. Und ich bin heilfroh, dass ich sie heute auch nicht mehr brauche. Ich weiß auch nicht, ob die Pharmafirmen, deren Produkte ich fleißig benutzen musste, heute ehrlich und authentisch mit mir jubeln würden, wenn sie hören, dass es mir endlich besser geht – ich aber ihre Produkte nicht mehr brauche und schon lange kein treuer Kunde mehr bin. Auch wenn ich meine Ärzte und Apothekerinnen immer noch sehr gern mag, bin ich heilfroh, dass ich nicht mehr zu ihnen gehen muss.

Nicht selten fragen mich Leute, ob ich denn später Dermatologe werde, weil das ja passen würde. Doch in meinen Augen würde das gegen das sprechen, wofür ich mich hier stark zu machen versuche. Wenn ich »Facharzt für Dermatologie« auf mein Namensschild schreiben wollen würde, müsste ich dafür etwa fünf Jahre in einem Krankenhaus in der Dermatologie arbeiten. Dort müsste ich vermutlich genau die Behandlungen und Leitlinien an den Patienten anwenden, die zwar der offizielle Goldstandard sind, die ich aber entweder stark infrage stelle oder für einen Tropfen auf den heißen Stein halte. Und dass ich als frischgebackener Assistenzarzt in der Klinik zwischen der Visite den Patienten Tipps zuflüstere, weil sie mir leidtun und weil sie Hilfe suchen, der Arzt aber wieder nur eine andere Creme verordnet hat, ist eher nicht die Lösung. Meine Methoden der Hautdiät, wie reichlich Zitronenwasser und grüne Pulver, würden in einem Krankenhaus wohl nicht so gut ankommen und auch nicht wirklich passen. Hier geht es ja eher darum, Akutfälle zu behandeln und die Symptome stark herunterzufahren, damit die Menschen überleben oder schwere Folgeschäden vermieden werden können.

Meine Mission

Ich möchte Zeit und Energie weniger darauf verwenden, lokal gebunden in einer Praxis oder Klinik einen Patienten nach dem anderen in der Sprechstunde durchzuarbeiten, sondern quasi zur gleichen Zeit so viele Patienten wie möglich auf der ganzen Welt anzusprechen. Aufklärung und Informationen sind die Dinge, die Hautkranke brauchen. Umsetzen muss es dann jeder selbst – das kann kein Arzt für einen tun. Es geht eher darum, sein eigener Arzt zu werden. Mein Glück, das ich mit dem Buch von Oma hatte, kann ich jetzt auf einen Schlag mit etlichen teilen, weil wir das Internet haben. Ich möchte alle ermutigen, dass wir selbst viel mehr machen können, als uns nur annähernd bewusst ist. Deswegen möchte ich meinen Fokus darauf legen, noch mehr in Richtung Ernährungsmedizin zu lernen und in diesem Bereich weiter Erfahrung zu sammeln. Einen Facharzttitel muss ich mir dafür nicht sichern. Bestimmt ist die Zeit, die man im Krankenhaus arbeitet, auch eine gute Zeit, und man lernt dort auch enorm viel. Ich wäre dann auch offiziell Experte für Hautkrankheiten. Vielleicht hätten meine Worte in den Augen einiger anderer mehr Gewicht oder überhaupt erst Gültigkeit, weil ich aktuell ja noch Student bin, aber dafür möchte ich den Status eines Experten für Hautkrankheiten gar nicht haben oder erwerben.

Meiner Meinung nach ist es ein zweischneidiges Schwert, dass die Ärzte heutzutage so hoch spezialisiert sind. Natürlich ist es gut, Experten zu haben, die sich in ihren Bereichen bestens auskennen, aber wir dürfen nicht vergessen, dass es keinen separaten Körperteil gibt. Offiziell teilen wir den Körper zwar auf in verschiedene Systeme und Einzelbereiche, doch im Körper ist alles miteinander verbunden, kommuniziert und lebt. Daher wünsche ich mir ein ganzheitliches Konzept, das genau diesen Ansatz berücksichtigt. Nur weil man ein Symptom hier drüben sieht, heißt das nicht, dass nicht dort drüben eigentlich viel dringender hingeschaut werden müsste.

Ein Hautarzt bemerkt oft nicht, ob im Colon, Lymphsystem oder den Nieren etwas im Argen liegt, weil er dort nicht nachforscht, sondern nur auf die Haut schaut.

Das Offensichtliche wird häufig übersehen, nämlich die Ernährung und der daraus resultierende Zustand eines Menschen; den Patienten fehlen Infos, wie sie in einen Ernährungszustand, der sie gesund macht, zurückfinden. Schließlich ist nahezu nichts so fundamental für unser Leben wie unsere Nahrung. Sie ist ja das, was wir sind, und genau hier können eine Menge Fehler passieren. Deswegen muss Ernährungsmedizin ernster genommen werden, was in der Zukunft hoffentlich passiert. Ernährungsmedizin ist zum Glück im Kommen, aber noch lange nicht da, wo sie es verdient hat zu stehen: nämlich an erster Stelle eines funktionierenden Gesundheitssystems, welches Prävention als einen der wichtigsten Punkte ernst nimmt.

WARUM WIR OFT SO WENIG ÜBER ERNÄHRUNG WISSEN

Natürlich ist nicht allein die Schulmedizin verantwortlich zu machen, dass viele Menschen krank sind und nicht gesund werden. Es handelt sich hier vielmehr um ein politisches und gesellschaftliches Problem auf diversen Ebenen, das dafür sorgt, dass wir eher immer kränker denn gesünder werden.

Ernährungsunterricht in der Schule

In Schulen müsste beispielsweise dringend der Lehrplan umgekrempelt werden. Kinder *müssen* über Ernährung lernen, da viele zuhause Eltern sitzen haben, die ebenfalls kaum etwas über gesunde Ernährung wissen, weil es ihnen wiederum niemand erklärt hat. Sie leben ihren Kindern nun ihre eigenen Fehler vor, die diese dann blind übernehmen. Kinder sollten gesunde Ernährung in den Schulen erhalten können, und die Eltern müssten aufgeklärt werden, dass sie ihren Lieben zuhause vielleicht nicht jeden Abend die leckere Tiefkühlpizza in den Ofen schieben, wenn sie denn wollen, dass der Nachwuchs ausgewogen ernährt wird und zukünftig gesund bleibt. Zudem sollten meiner Ansicht nach jeden Tag Sport, Bewegung und Meditation auf dem Stundenplan stehen. Nur einmal die Woche zwei Schulstunden Sport, von denen man die halbe Zeit im Kreis auf dem Hallenboden sitzt, ist lächerlich wenig und erfüllt nicht ansatzweise die natürlichen Bewegungsbedürfnisse, die der Nachwuchs der Spezies Mensch hat. Kein Wunder, dass inzwischen erschreckend viele Kinder adipös oder auch nur ein kleines bisschen zu dick sind. Wenn wir nicht klar zur Sprache bringen, dass schon viele Kinder schlichtweg zu dick sind und dass das ein massives Problem ist, tun wir uns und nachfolgenden Generationen langfristig keinen Gefallen.

Auch Meditation wiederum wirkt sich positiv auf die physische Hirnstruktur, das eigene Verhalten und das allgemeine Wohlbefinden aus – das ist inzwischen mehr als bewiesen; sie wird Kindern aber trotzdem nicht in der Schule beigebracht. Und so finden sich diverse gute und hilfreiche Dinge, die aber trotzdem nicht Einzug in den Lehrplan finden.

Kurzzeitgenuss gegen Langzeitverdruss

Ein gesundheitsförderndes System oder Konzept fehlt leider nicht nur in Medizin und Schule. Auch in den meisten anderen Lebensbereichen passiert nicht viel. Eher laufen wir weiterhin in die falsche Richtung. So dürfen Supermärkte, Tankstellen, Fast-Food-Restaurants, Kioske und andere Läden Nahrungsmittel verkaufen, die bewiesenermaßen das Risiko für gewisse Krankheiten wie eben Diabetes Typ 2, Adipositas, Bluthochdruck oder Krebs enorm erhöhen. Ebenso Zigaretten, die als pures Gift immer noch fleißig beworben werden dürfen, sowie milder und harter Alkohol in allen Farben des Regenbogens, von dem gerade die Jugend sehr gern und sehr intensiv Gebrauch macht – ich als ehemaliger Teenager, der oft feiern war, weiß das aus erster Hand.

Überall kann man sich also mit Dingen eindecken, die zwar lecker sind oder Spaß machen, langfristig aber enorm der Gesundheit schaden. Zigaretten sind inzwischen mit Warnhinweisen und abschreckenden Bildern versehen. Doch all die anderen Mikrogifte erhöhen ebenfalls nachweislich das Risiko für die genannten Erkrankungen, unter denen die Gesellschaft zunehmend leidet. Wieso müssen Warnhinweise also nicht auch auf Schnaps, Wurst oder Softdrinks stehen?

Ich möchte damit nicht sagen, alles müsse verboten und abgeschafft werden. Es geht mir darum, die zugrundeliegende Problematik zu erläutern. Unser Konsumverhalten ist einfach viel zu unnatürlich, was individuell und kollektiv zu vielen unnatürlich veränderten Gesundheitszuständen in unserem Körper und Geist führt.

Wir sind bequem und verführbar

Doch letzten Endes liegt das Problem natürlich bei uns selbst. Wir lieben all die leckeren, ungesunden Dinge und kaufen und konsumieren sie daher auch in ordentlichen Mengen. Ungesundes Essen hat den Ruf, »geiler« zu sein. Bei einigen Menschen sind Mahlzeiten ohne Fleisch keine »richtigen« oder »anständigen« Mahlzeiten. Und wer isst nicht gern Pizza, Pommes mit Mayo, Chips, Schokolade oder mal ein Eis? Abends gönnen wir uns ein Gläschen Wein oder ein Bier – das gehört einfach dazu. Zweifelsohne ist das Teil unserer Kultur und oft auch der eigenen Identität. Essen und Trinken nimmt einen extrem hohen Stellenwert in unserem Leben ein. Die Frage, was man denn heute Mittag, Abend oder bei einer Festlichkeit zu essen machen soll, wird bestimmt tausende Male häufiger gestellt als die Frage nach dem Sinn des Lebens.

Wir wissen natürlich, dass ungesundes Essen, Zigaretten und Alkohol uns in größeren Mengen schaden. Aber weil kurzfristig eben nichts passiert, wenn man eine Flasche Cola trinkt oder sich eine Tüte Gummibärchen reinzieht, machen wir es auch nochmal. Und dann nochmal. Und dann nochmal. Letzten Endes sind wir süchtig nach den kleinen Mikrogiften, ohne es uns einzugestehen. Menschen neigen nun einmal zu Suchtverhalten, und viele Produkte, die wir konsumieren, sind dazu designed, süchtig zu machen. Damit wir sie einfach immer und immer wieder kaufen. Das Problem bei der Ernährung ist, dass wir ja essen müssen und uns dann einreden, dass wir diesen oder jenen Schokoriegel auch wirklich bräuchten und den Konsum somit rechtfertigen können. Ich selbst kenne die Sucht nach Essen nur allzu gut, denn »geiles Zeug« zu essen, habe ich immer schon gern gemacht. Und wie viele Leute kennen Sie, die das nicht tun?

So gehen die Jahre und Jahrzehnte ins Land, in denen wir jede Menge verschiedenster Mikrogifte konsumieren und den Körper damit belasten, bis dann eines Tages die Rechnung in Form einer Störung oder Krankheit kommt. Aber da wir im Grunde alles wie immer gemacht haben, denken wir womöglich, die Krankheit käme aus dem Nichts, und es sei natürlich nicht unsere Schuld – doch so wie es aussieht, ist es in den meisten Fällen wohl unsere Schuld. Auch wenn unser Konsumverhalten meist nicht in böser Absicht stattgefunden hat (wer will sich schon bewusst schaden), möchten wir uns diese Wahrheit nicht unbedingt eingestehen. Aber wir müssen offen für diese unangenehme Wahrheit sein, wenn wir denn an den wahren Kern unseres Problems vordringen wollen.

Weil das derzeitige Gesundheitssystem nicht darauf ausgelegt ist, uns wirklich gesund zu machen und uns nicht die Tools gibt, die dafür notwendig wären, liegt es nun umso mehr an uns selbst, für unsere Gesundheit sorgen.

Warum es sich lohnt, aktiv zu werden

Nachdem wir nun verstanden haben, warum die Salben, Cremes und Pillen bei uns vielleicht nicht die Wirkung entfaltet haben, die wir uns vermutlich – seit wir sie nehmen – erhoffen, müssen wir uns eingestehen, dass wir höchstwahrscheinlich auch langfristig durch diese Mittelchen nicht die Haut bekommen werden, die wir haben wollen – falls wir die Therapie denn auch irgendwann einmal absetzen wollen. Wenn die Dinge bis jetzt nicht funktioniert haben, wie wahrscheinlich ist es, dass sie es in der Zukunft tun?

ANDERE TATEN FÜR ANDERE RESULTATE

Wer mag, der kann und darf natürlich gern klassische medizinische Therapien ausprobieren, nutzen und sich seine Haut so pflegen, wie es ihm oder ihr gefällt. (Nur bitte setzen Sie nicht ohne Absprache mit Ihrem behandelnden Arzt auf eigene Faust Ihre medikamentöse Therapie ab.) Doch ein wichtiger Aspekt, den es zu bedenken gilt und der auch schon kurz erwähnt wurde, ist, dass wenn die aktuelle Strategie nicht funktioniert, man für einen erfolgreichen Wandel auch bereit sein muss, alte Strategien über Bord zu werfen und neue auszuprobieren. Denn nur wenn wir ändern, was wir tun, ändert sich das, was wir bekommen. Ursache und Wirkung. Und somit ändert sich natürlich auch, was in unserem Körper geschieht, wenn wir ändern, wie wir mit ihm umgehen und ihn behandeln. Dies kann teilweise sehr schnell geschehen, manchmal braucht es vielleicht etwas mehr Zeit – abhängig von den verschiedensten Variablen. Klar ist aber, es *muss* sich etwas ändern.

Das mag sich so weit plausibel anhören, und auf rationaler Ebene dürfte es den meisten von uns einleuchten. Was wir jedoch im Hinterkopf behalten sollten, ist, dass Theorie und Praxis zwei sehr unterschiedliche Dinge sind. Auf emotionaler Ebene können wir einen Veränderungsprozess nämlich vielleicht im Vorfeld noch nicht in seiner ganzen Bandbreite erfassen. Veränderungen können nämlich gern mal wehtun und uns emotional belasten. Und es ist für die meisten eben nicht superleicht, auf einmal nicht mehr das zu essen, was man seit Jahren isst. Wenn man mit Freunden oder Familie ausgeht, einen Salat zu bestellen oder an einem grünen Shake zu trinken, während alle anderen genüsslich Pizza essen, kann hart sein. Und so gibt es täglich etliche kleine Gewohnheiten, die der neuen Methode zuwiderlaufen und einen inneren Konflikt in uns auslösen – »Ich will das da, sollte aber das da machen«. Wenn gewohnte Handlungen, die wir vielleicht immer schon gern gemacht haben, gehen müssen, ist es, als würde sich ein kleiner Teil von uns verabschieden.

SICH SELBST ETWAS GUTES TUN

Doch wer die notwendige Veränderung für seine Gesundheit durchmachen will, der muss bereit sein, auch den Preis dafür zu bezahlen. Ohne einen gewissen Verzicht, insbesondere von geliebtem Essen, geht es nicht. Doch ich möchte Sie beruhigen – eine totale Askese und das strengste Ernährungsregiment, das man sich vorstellen kann, sind bei der Hautdiät nicht zwangsläufig nötig. Wichtiger ist, neben dem Verzicht auf ungesunde Nahrungsmittel, dass Sie enorm viel von den richtigen Dingen hinzufügen, also nicht nur stumpf Dinge weglassen. Verzicht ist auch nichts weiter als Übungssache, wie ein Bizeps-Curl fürs Hirn. Und je öfter man auf etwas Schlechtes verzichtet, umso leichter fällt es einem mit der Zeit, weil der Verzicht-Muskel im Hirn stärker wird. Im Grunde genommen ist Verzicht eine prima Sache, auch wenn der Begriff eher negativ behaftet ist. Denn man verzichtet ja nicht auf das Gute, sondern auf das kurzfristig Gute, was aber einen langfristig schlechten Effekt hat. Und somit tut man sich selbst etwas Gutes – wie kann das also schlecht sein?

Die Hautdiät ist aber mehr als reiner Verzicht und kann, richtig angewendet, sogar jede Menge Spaß bereiten. Im Grunde oft sogar mehr Spaß als die Ernährungsgewohnheiten davor, weil Sie spüren, dass es Ihnen insgesamt, nicht nur hauttechnisch, viel besser geht. Diese Umstellung zieht langfristig Positives nach sich. Denn anders als die TK-Pizza von vorgestern, die schon längst vergessen ist und uns vielleicht heute als lästiges Hüftgold aufsitzt und nervt, können wir uns mit dem richtigen Essen noch lange gut fühlen. Man fühlt sich morgen (und natürlich auch sofort) leichter und unbeschwerter in Bauch und Kopf, wenn man heute das Richtige zu sich nimmt und besser lebt. Möglicherweise schläft man besser, und vielleicht verschwinden Allergien, Unverträglichkeiten oder andere medizinische Probleme. Diese gesamte positive Energie können Sie mit in andere Lebensbereiche nehmen – den Job, das Familienleben und Ihre Freizeitaktivitäten. Auf allen Ebenen wird das Leben besser, wenn wir uns durch die richtige Ernährung und einen gesunden Lebensstil besser fühlen. Und genau das ist ja das Gefühl, nach dem wir unser ganzes Leben streben. Sich leicht und ausgeglichener fühlen, dass einem die Dinge nicht schwerfallen oder auf den Nerv gehen, da man selbst schwerfällig ist von zu viel Schwerverdaulichem.

Freuen Sie sich auf positive Aspekte nicht nur an der Haut, sondern nahezu in jedem anderen Lebensbereich. Der ganze Körper wird fitter, und das fühlt sich einfach gut an – viel besser, als für 20 Minuten nur seinen Geschmacksknospen etwas Gutes zu tun, aber dem restlichen Körper zu schaden. Aber dennoch bitte keine Sorge an dieser Stelle, Sie werden ganz sicher auch noch einmal eine Pizza essen können.

Auch wenn das etwas Anstrengung kostet, gibt es glücklicherweise einige sehr gute Tipps und Tricks, die Ihnen helfen, diese Umstellung ohne großen geistigen Krampf hinzubekommen. Und wer einmal Fahrt aufgenommen hat und erste Erfolge sieht, der wird schnell merken, dass es sich tausendfach lohnt, den Preis für die Veränderung zum Besseren zu zahlen. Ein Zurück zur alten, vielleicht »leckereren« Ernährung und Lebensweise würde sich dagegen nicht wirklich lohnen.

Sexy von innen: Was die Hautdiät anders macht

Ich denke, es ist klar, dass eine neue Strategie unumgänglich ist, wenn die bisherigen Strategien nicht geholfen haben. Jetzt stellt sich die Frage, was denn nun die verheißungsvolle Strategie der Hautdiät ist. Hier folgt ein erster grober Überblick über das, was die Kerngedanken der Hautdiät sind.

Letzten Endes handelt es sich um eine sehr simple Strategie, was meiner Meinung nach auch gut so ist. Die meisten guten Dinge im Leben basieren auf simplen Ideen, wenn wir sie näher betrachten und auf ihren Kern herunterbrechen. Dass simpel jedoch nicht gleich einfach bedeutet, ist natürlich klar. Doch wenn eine Grundidee nicht simpel ist, fehlt ihr irgendetwas.

Hier die beiden Grundgedanken:

1. Wir sind ungesund (krank), weil wir uns zu ungesund ernähren und in der Vergangenheit ernährt haben. Dazu sei gesagt: Nicht zwangsläufig in dem Sinne, was wir landläufig unter ungesunder Ernährung verstehen – ich möchte hier niemanden an den Pranger stellen, der sich schon gesund ernährt. Viele mit Hautproblemen ernähren sich schon sehr »gesund« oder denken, dass sie es täten. Doch der Körper sieht das zum Teil anders. Nur, weil etwas im Volksmund als gesund gilt oder in einer Kochzeitschrift steht, dass dieses oder jenes gesund sei, ist es das nicht zwangsläufig.
2. Wir werden wieder gesund, indem wir uns gesünder ernähren und Altlasten der ungesunden Ernährung beseitigen.

Zu all dem kommt hinzu, dass wir die möglichen Ursachen einer Krankheit zu identifizieren versuchen und diese dann gezielt bekämpfen. Wir schauen eben nicht nur, wie wir die sichtbaren roten Stellen,

Schuppen und Pickel behandeln können, also eine hautdiätkonforme Symptombehandlung, sondern vor allem, wie wir deren unsichtbare Ursachen eliminieren – das ist der Kern der Hautdiät.

Letzten Endes wollen und müssen wir dafür mithilfe der Hautdiät den Körper so gesund ernähren, wie nur irgend möglich. Wir wollen ihm dazu erstens all das geben, was er benötigt, und ihm zweitens nicht weiter schaden oder ihn belasten, sondern ihm gezielt helfen, sich zu entlasten.

Dass diese Strategie natürlich mehrere Schritte und komplexere Komponenten umfasst, die im Detail besprochen werden müssen, ist klar. Zu Beginn reicht es jedoch, wenn wir verinnerlichen, dass der simple Ansatz der Hautdiät der ist, durch gesunde Nahrung wieder gesund zu werden.

Wichtig ist auch, sich klarzumachen, dass es keinen separaten Körperteil gibt. Alles ist miteinander verbunden. Somit ist die Haut natürlich ebenfalls ein untrennbarer Teil des Körpers. Das bedeutet: kranke Haut = kranker Körper. Wäre ein Körper gesund, wäre per Definition auch die Haut gesund. Wir behandeln demnach nicht speziell die Haut, sondern den gesamten Körper von innen. Das zeigt die Richtung, in die wir gehen wollen. Wir werden ein ganzheitliches Therapiekonzept anwenden, inklusive Psyche, um alle möglichen Ursachen einer Ungereimtheit im Körper aufzudecken. Denn auch der Geist ist untrennbar mit dem Körper verbunden und gehört damit zum großen Ganzen dazu. Auch hier können demnach logischerweise Knackpunkte liegen, wie Stress, die ebenfalls ursächlich sein können für eine auf der Haut sicht- oder spürbare Krankheit.

TOP-GRÜNDE FÜR DIE HAUTDIÄT

Bevor es tiefer in die Materie geht, schauen wir uns an dieser Stelle kurz noch ein paar weitere gute Gründe an, die für die Hautdiät sprechen. Sie werden sehen, dass es sich lohnt, die Umstellung und Veränderung in Angriff zu nehmen.

1. Die Hautdiät funktioniert zu fast 100 Prozent natürlich. Es wird keine synthetische Chemie in Form von Salben, Cremes oder Tabletten mit Nebenwirkungen verwendet. Mit Ausnahme von Natron, welches für Basenbäder zum Einsatz kommt, beziehen wir nahezu alles, was wir brauchen, von Mutter Natur, in den meisten Fällen auch nicht durch Menschenhand modifiziert. Einige Modifikationen gibt es natürlich, doch diese sind auch sinnvoll. Wir benutzen zum Beispiel teilweise einen Entsafter, um das Beste aus Obst und Gemüse herauszuholen und es dem Körper zur Verfügung zu stellen, ohne ihn dabei mit einer Verdauungsaufgabe zu belasten. Auch die Superfoods, die unseren Körper hochdosiert mit Mikronährstoffen versorgen, lassen sich praktischerweise in Form von schonend getrockneten Pulvern zuführen oder indem wir kaltgepresste Öle verwenden. Dennoch verwenden wir alles in allem Zutaten, die nach Möglichkeit so unberührt es geht sind.
2. Die Hautdiät tut nicht nur der Haut, sondern dem gesamten Körper und dem Geist gut. Da sie, wie bereits erwähnt, keine Ernährungsform für die Haut per se liefert, sondern für den gesamten Körper, ist es sehr wahrscheinlich, dass auch andere Probleme, abseits der Haut, gelindert werden oder verschwinden und dass das allgemeine Wohlbefinden deutlich verbessert wird. Gewicht, Verdauung, Schlaf, Stresslevel und Laune werden durch den Faktor Ernährung maßgeblich beeinflusst. Durch eine bessere Ernährung verbessern sich diese Aspekte nun logischerweise ebenfalls. Überflüssiges Körperfett schmilzt nur so, wenn man nach den Regeln der Hautdiät lebt. Im Gegenzug kann aber auch Untergewicht nach oben reguliert werden. Sie verhelfen dem Körper zu seiner Balance – egal, wo Sie gerade stehen.
3. Da die Hautdiät die Ursachen kranker Haut bekämpft, hat sie auch das Potenzial, langfristig und viel langfristiger zu wirken als Salben oder Cremes. Die Erfahrung zeigt, dass bei demjenigen, der über einen längeren Zeitraum die Hautdiät angewandt und gute Erfolge erzielt hat, sich dann aber über einen längeren Zeitraum wieder schlecht ernährt, die Haut trotzdem viel viel länger braucht, um wieder krank

zu werden. Die Haut und der Körper werden quasi »trainiert« und haben einen größeren Puffer. Einige lockern nach anfänglich sehr stringentem Durchziehen der Regeln die Zügel danach. Ich selbst habe die Erfahrung gemacht, dass man irgendwann auch wieder »normal« essen kann, wenn man nur regelmäßig hier und da gezielt die guten Dinge hinzufügt. Beim Absetzen von klassischen Cortisonpräparaten ist es leider oft so, dass die Haut innerhalb kürzester Zeit wieder beginnt, rot aufzublühen. Hier gibt es viel weniger Verschnaufpause.

4. Übernehmen wir eine natürliche und extrem gesunde Lebens- und Ernährungsweise mehr und mehr in unseren Alltag, betreiben wir aktiv Prävention gegen alle möglichen Krankheiten, die uns vielleicht aktuell noch nicht beschäftigen, aber vielleicht in 20 Jahren. Auch wenn wir heute gern mal vergessen, an morgen zu denken, weil es ja noch so weit hin ist, sollten wir das unbedingt tun. Fragen Sie sich ruhig, wie schnell die letzten fünf, zehn, 20 oder mehr Jahre vergangen sind. Wenn Sie eines wohl nicht wollen, dann, dass Sie mit 40, 50 oder 60 Jahren im Krankenhaus liegen, weil Sie plötzlich Krebs oder einen Schlaganfall haben und jetzt krank und hilfebedürftig sind und dann von Typen wie mir im Krankenhausbett ihre Windeln gewechselt bekommen (und dazwischen mit dem ekligen Krankenhausessen gefüttert werden). Klingt gerade vielleicht unvorstellbar, ist aber gar nicht so unwahrscheinlich. Mit steigendem Alter körperlich nachzulassen und krank zu werden passiert zwar vielen, muss aber nicht sein, wenn Sie den Körper denn richtig hegen und pflegen. So wie ein schöner Oldtimer Baujahr 65 noch viel besser in Schuss sein kann als ein rostiger Opel Corsa Baujahr 2004, um den sich aber nie liebevoll gekümmert wurde. Der Körper ist letzten Endes auch eine Maschine. Und Maschinen halten besser und länger, wenn man sie gut versorgt. Es gibt viele beeindruckende Beispiele von Menschen, die sich überwiegend roh und vegan ernähren und aufgrund dessen Jahrzehnte jünger und fitter aussehen, sich Jahrzehnte jünger und fitter fühlen und es vom biologischen Alter her auch sind als Menschen mit gleichem Geburtsjahr, die sich aber »normal« ernähren. Welche Nachricht würden Sie an Ihr jetziges Ich

richten, wenn Sie sich das Szenario vorstellen, dass Sie in 20 Jahren im Krankenbett liegen und vermutlich viel zu früh sterben werden, weil Sie damals dachten, das hat ja noch Zeit? Seien Sie schlau! Wer vorausdenkend handelt, vor allem in Sachen Gesundheit, erweist seinem zukünftigen Ich einen guten Dienst.

5. Da im Rahmen der Hautdiät so gut wie keine tierischen Produkte verwendet werden, tragen wir auch einen wichtigen Teil dazu bei, dass Tiere und Umwelt weniger leiden müssen. Der Großteil der Nahrung kann ohne viel Verpackungsmüll gekauft werden. Gleichzeitig brauchen Sie weniger andere Lebensmittel, die zwangsläufig in Plastik verpackt sind, und setzen somit ein Zeichen. Klimaschutztechnisch ist es natürlich nicht ganz lupenrein, da wir auch tropische Früchte konsumieren wollen, welche importiert werden müssen. Doch nur mit heimischen Äpfeln, Birnen und Wirsing lässt sich leider nicht ganz so gut arbeiten. Unsere Gesundheit soll und muss an erster Stelle stehen. Denn erst, wenn wir gesund sind, können wir auch alles dafür geben, dass die Umwelt weniger belastet wird.
6. Wagen Sie etwas Neues. Sehen Sie die Hautdiät als Ihr neues Projekt an. Der Alltag wiederholt sich oftmals über Jahrzehnte in mehr oder weniger den immer gleichen Bahnen und macht uns mit der Zeit häufig unflexibler und starrer. Wer sich nach Neuem oder nach Abwechslung sehnt, der findet hier ein sinnvolles Projekt, an dem gearbeitet, gelernt und gewachsen werden kann.

DIE BASIS: DAS WICHTIGSTE ÜBER UNSER GRÖSSTES ORGAN

Unsere Haut ist etwas Seltsames. Wie Geschenkpapier packt sie als das größte Organ des Menschen unsere Knochen, Muskeln und inneren Organe ein und sorgt auf diese Weise für den Schutz aller wichtigen Körperstrukturen. Ohne sie wäre das Leben also unvorstellbar – genauso wenig vorstellbar wie ohne jedes andere Organ. Daher schenken wir ihr im Rahmen der Hautdiät auch nur eine minimal verstärkte Aufmerksamkeit, denn der Rest des Körpers ist eben mindestens genauso wichtig. Dennoch werfen wir an dieser Stelle einen kurzen Blick auf das, was die Haut ausmacht und was sie für uns tut.

Wunderwerk Haut

Die Haut ist ein Gebilde aus mehreren Schichten, das den Körper von der Außenwelt trennt. Dass sie dementsprechend eine wichtige Schutzfunktion bietet, ist klar. Nicht nur vor Krankheitserregern, auch bildet sie eine physische Barriere, die, wie eine Rüstung, sinnvollerweise Kratzer und Schläge abfängt, anstatt dass die darunterliegenden, empfindlichen Muskeln, Organe oder Blutgefäße verletzt werden. In der Haut selbst stecken Schweiß-, Duft- und Talgdrüsen sowie natürlich die Haare, die alle zum Gesamtkunstwerk Mensch beitragen. Sie beherbergt zudem Nervenendigungen und Blutgefäße, welche eine enorm wichtige Funktion haben:

So wird über Weit- oder Engstellung der Blutgefäße und die damit verbundene stärkere oder geringere Durchblutung der Haut vor allem die Temperatur des Körpers reguliert. Ist es warm, werden die Gefäße weit, man sieht dicke Venen auf Händen und Armen. Das warme Blut fließt nah unter der Hautoberfläche und kann somit besser überflüssige Hitze an die Außenwelt abgeben. Ist es kalt, machen die Gefäße dicht und sorgen somit dafür, dass das warme Blut sich vermehrt im Inneren des Körpers sammelt und die Organe wärmt. Die Schweißdrüsen in der Haut sorgen ebenfalls für eine Temperaturregulation, indem das Wasser auf der Haut vom Winde verweht wird und dadurch den Körper kühlt. Jeder, der einmal aus einem Schwimmbecken gestiegen ist, aber kein Handtuch zur Hand hatte und dann vom Wind erwischt wurde, weiß, wie effektiv Wasser auf der Haut den Körper kühlen kann. Talgdrüsen produzieren den Talg, der dafür sorgt, dass die Haut zu einer wasserdichten Barriere wird. Die Duftdrüsen sorgen dafür, dass wir für potenzielle Geschlechtspartner auch ohne zu viel Eau de Cologne attraktiv riechen. Durch die freien Nervenendigungen in der Haut fungiert sie zudem als ein gigantisches Sinnesorgan, das uns spüren lässt, wenn ein auch nur klitzekleines Tierchen darüberläuft, und schützt uns auf diese Weise. Zu guter Letzt ist sie mitverantwortlich für die vom Sonnenlicht abhängige Produktion des für unseren Organismus so wichtigen Vitamin D. Vitamin D erfüllt vielfältige Funktionen in unserem Organismus, so ist es zum Beispiel essenziell wichtig für den Knochenstoffwechsel, spielt eine wichtige Rolle bei Genexpression und muss generell von hoher Relevanz sein, wenn man denn bedenkt, dass Vitamin D-Rezeptoren in nahezu allen Zellen des Körpers vorhanden zu sein scheinen, was bedeutet, dass grundsätzlich auch jede Zelle Vitamin D gebrauchen kann.

Die Haut als Entgiftungsorgan

Die Haut ist ganz offensichtlich auch ein Ausscheidungsorgan. So wie über den Darm, die Nieren bzw. den Urin, die Lunge und die Nebenhöhlen Unerwünschtes und Giftiges aus dem Körper geschleust werden kann, passiert das auch über die Haut. Hier kann eine Entzündung auch »gespeichert« oder eingelagert werden, wenn diese im Körper nicht an wichtigeren Stellen ausbrechen darf. Diese Eigenschaft der Haut machen wir uns zunutze, indem wir durch ausgedehnte Basenbäder die Entgiftung gezielt ankurbeln.

Auch hat die Haut ja den Ruf, der Spiegel der Seele zu sein. Da mag sicherlich etwas Wahres dran sein. Häufig führt Stress oder eine emotionale Disbalance zu einem angeknacksten Immunsystem und in Folge womöglich zu einer schlechten Haut. Doch noch lange nicht jeder mit einer verwundeten Seele hat auch eine wunde Haut. Wie bereits erwähnt, wird die Haut bei Hautpatienten vermutlich auch eher Spiegel der gesundheitlichen Verfassung der inneren Organe sein. Im Umkehrschluss gilt aber auch, dass nicht jeder, dessen innere Organe in schlechter Verfassung sind, zwangsläufig Hautprobleme haben muss. Unsere Körper sind sich zwar sehr ähnlich, aber nicht bis ins kleinste Detail.

Die Schwach- oder Sollbruchstellen jedes Körpers werden vermutlich durch die Gene bestimmt. Der eine kriegt Krebs, der Nächste bekommt kranke Gefäße, Schlaganfall und Herzinfarkt, ein weiterer bekommt chronische Hautprobleme. Doch die Ursachen für den Bruch, die haben meist einen ähnlichen Auslöser – nämlich einen unnatürlichen Lifestyle über Jahrzehnte hinweg.

Die Philosophie der Hautdiät

Wie unser Körper funktioniert und warum wir die Spielregeln der Natur einhalten sollten.

Die Magie in uns

Bevor wir uns anschauen, wie und warum im Detail die Hautdiät wirken kann, müssen wir uns erst einmal unseren Körper ein wenig genauer ansehen. Denn wollen wir herausfinden, warum wir krank werden bzw. wie unsere Zellen und unser Körper krank werden, bedarf es einigen Grundwissens über das, woraus wir denn überhaupt bestehen. Erst wenn wir grob verstehen, wie wir aufgebaut sind und wie wir funktionieren, ergibt es für uns auch Sinn, warum wir tun wollen und müssen, was im Rahmen der Hautdiät notwendig ist. Auch ich konnte erst, nachdem ich im Studium Anatomie, Biochemie und Physiologie gelernt hatte, wirklich verstehen, wie das System Mensch funktioniert und auf welchen Wegen es dann Schaden nehmen kann. Mit halbem Schrecken habe ich feststellen müssen, dass ich davor wirklich nicht auch nur ansatzweise wusste, was ich denn eigentlich bin bzw. woraus ich bestehe und wie mein Körper funktioniert. In der Schule setzt man zwar irgendwann einmal das Organmännchen richtig auseinander und falsch wieder zusammen, und in Biologie lernt man über die Zellen und DNA. Doch hängengeblieben ist bei mir nicht viel. So kannte ich vor Beginn meines Studiums nicht einmal die absoluten Basics der Funktionsweise des Körpers: Wie wird Pipi gemacht und warum? Wohin geht nach dem Magen das, was wir trinken, und wohin geht das, was wir essen? Wo ist noch gleich der Unterschied zwischen Dickdarm, Dünndarm und Zwölffingerdarm, und welcher kommt zuerst? Und was ist der Unterschied zwischen Arterien und Venen und dem kleinen Lungenkreislauf im Gegensatz zum großen Körperkreislauf? All solche Fragen hätte ich damals nicht seriös beantworten können, obwohl sie für jedermann wichtig und interessant sind – nicht nur für medizinisches Personal. Ich versuche, Ihnen den für unser Verständnis wichtigsten Grundstoff aus ein paar Semestern Medizinstudium einfach zu erklären und auf das Wichtigste herunterzubrechen, damit wir verstehen, womit wir es beim Körper zu tun haben und wie er funktioniert. Um dann herausfinden zu können, was ihn krank und im Umkehrschluss auch wieder gesund macht.

DER KÖRPER, EINE GENIALE »MASCHINE«

Zuallererst ist zu bemerken: Der menschliche Körper ist ein absolutes Meisterwerk der Natur. Im Alltag führen wir uns diese Tatsache doch eher selten vor Augen. Vielleicht betrachten wir den Körper als gegeben, weil er einfach immer da ist. Vielleicht betrachten wir ihn sogar als lästig oder schämen uns für ihn – der hässliche Feind in der Umkleidekabine oder im Badezimmerspiegel. Insbesondere wer an einer Hautkrankheit, an Übergewicht oder gesundheitlichen Problemen anderer Art leidet, hadert wohl eher mit seinem Körper, als ihn zu mögen und dankbar zu sein für das, was er hat. Nur zu verständlich, wenn man etwas an sich sieht oder spürt, was einem nicht gefällt und was offensichtlich eine Krankheit ist.

Doch wie auch immer wir ihn sehen – der Körper ist und bleibt, ob krank oder gesund, eine absolut fantastische Maschine, die auf magischer Basis funktioniert. Seit Anbeginn unserer Zeit macht er wirklich alles für uns. Nicht nur hat er sich und seine etlichen Billionen von Zellen selbst gebaut, damit unser Geist in dieser physischen Welt überhaupt existieren kann. Auch sorgt er dafür, dass wir am Leben bleiben. Er lässt in diesem Augenblick unser Herz schlagen und schickt Blut zu unseren Organen, er atmet gerade für uns und verdaut vielleicht noch unser Frühstück, Mittag- oder Abendessen. Dazu laufen genau jetzt auf zellulärer Ebene unvorstellbar viele Prozesse im Kleinsten ab, die wir weder sehen, spüren noch auch nur ansatzweise mitbekommen. Immunabwehr, Hormonproduktion, Zellteilung, Zellauflösung, Zellatmung, Energieproduktion sowie die Verstoffwechselung der Inhaltsstoffe unserer letzten Mahlzeit. Nonstop werden Signale unserer Außenwelt über verschiedenste Sensoren und Rezeptoren nach innen zu unserem Hirn geleitet, verarbeitet, berechnet – und dann folgt eine körperliche Reaktion. So nehmen wir durch die schärfsten Kameras, unsere Augen, unsere Umwelt wahr, können auf diese Weise die Welt und all ihre Facetten sehen und einzigartig erleben. Sonnenuntergänge, den blauen Himmel oder das schönste Lächeln. Auch unsere hochkomplexen Ohren, mit denen man die leisesten Grashalme rascheln, mit Freunden über schlechte Witze lachen und zum hunderttausendsten Mal im Radio »Last Christmas« von Wham! hören kann, sind wahre Wunderwerke. Haut und Hände verraten uns noch mehr über unsere Umwelt, indem wir mit ihnen ertasten können, was vor uns liegt. Die Hände lassen uns zudem greifen, schreiben, Häuser bauen und die Welt modellieren, wie sie uns gefällt. Die Nase inklusive Geruchssinn macht das Windelwechseln bei Babys zu einem unvergesslichen Erlebnis, und ja, der Mund und die Geschmacksknospen … Jeder, der längere Zeit nichts gegessen hat und sich dann einen ersten Bissen von etwas Heißersehntem gönnt, wird wissen, wie gut dieser Sinn ist und tut. Mit dem Mund können wir natürlich nicht nur essen, sondern auch gezielt miteinander kommunizieren – zum Beispiel mit vollem Mund beim Essen. Währenddessen fließt Strom durch mehrere Hunderttausend Kilometer lange Nervenstränge, die sich überall im Körper finden, und sorgt auf diese Weise unter anderem dafür, dass unsere Muskeln uns und unser Skelett sich bewegen können. Durch die gleiche Bioelektrik werden auch unsere inneren Organe an- oder abgeschaltet, in ihrer Arbeit verstärkt oder gedrosselt. Von unserem Gehirn, dem komplexesten, wahrlich krassesten und gleichzeitig unerforschtesten Hochleistungscomputer, den die Welt kennt, müssen wir gar nicht erst anfangen.

Der Körper möchte reibungslos funktionieren

Unser Körper ist also ein großes mysteriöses wie geniales System, das uns auf dieser Welt begleitet und etliche Dinge für uns erledigt. Das Schöne dabei: Der Körper macht alles vollautomatisch – wir müssen ihm ja nicht sagen, was er zu tun hat. Er weiß, was gerade wichtig ist. Er ist viel weiser als unser Intellekt. Er reguliert viele komplexe Stoffwechselvorgänge wie von Zauberhand. So viele, dass es wirklich nur schwer – wenn überhaupt – zu begreifen ist. Und das 24 Stunden am Tag, sieben Tage die Woche, 52 Wochen im Jahr und das ein ganzes langes Leben lang – ohne auch nur einen Tag, geschweige denn nur zehn Sekunden Pause! Wir sind entweder die Spitze der Evolution oder Gottes größtes Werk oder beides – je nachdem, was Ihnen besser gefällt. Es gibt auf jeden Fall mehr Gründe, in stiller Ehrfurcht vor dem Spiegel zu stehen als geknickt, genervt von den eigenen kleinen Makeln.

Ich könnte stundenlang über das Leben und das Wunder Mensch philosophieren. Worauf ich aber hinausmöchte, ist Folgendes: Der Körper ist eine fantastische Maschine, die pausenlos einen unvorstellbaren Aufwand betreibt, damit wir am Leben bleiben und vor allem, damit wir gesund bleiben und gesund leben! Nicht nur der Fakt, dass wir über ein angeborenes und lernfähiges Immunsystem verfügen, beweist, dass der Körper nicht krank sein möchte. Er besitzt Entgiftungsorgane und Mechanismen, die für eine körperspezifische Homöostase und damit ein reibungsloses Funktionieren sorgen. Genial ausgeklügelte Puffer- und Reparatursysteme sowie eine enorme Anpassungsfähigkeit zeigen, dass der Körper für perfektes Arbeiten gemacht ist, genauso wie Blutstillung, Wundheilung und andere Regulationsmechanismen. Der Körper will um jeden Preis leben und gesund sein! Und das ist auch nur logisch, denn alles Lebendige will leben und überleben. Krankheit oder Fehlfunktionen sind im Plan nicht vorgesehen. Evolutionstechnisch könnte man hier mit natürlicher Selektion kommen. Wir reden aber über uns, ein Individuum einer hochentwickelten Spezies, das mehr oder weniger gesund funktioniert und schon Jahrzehnte auf dieser Erde überlebt hat, ohne gefressen worden zu sein. Wir gehen also davon aus, dass unser Körper das Zeug dazu hat, auch noch länger, besser und gesünder zu überleben.

Der Mensch ist ein Naturprodukt

Wenn nun der menschliche Körper an sich ein fantastisches Regelwerk ist, darauf ausgelegt, perfekt zu funktionieren und gesund bzw. frei von Krankheit zu sein – was ist dann eine Krankheit?

Wir schauen uns später noch genauer an, wie und warum Krankheitszustände im Körper entstehen. An dieser Stelle sei erst einmal nur grob gesagt, dass eine Krankheit nichts anderes anzeigt, als dass in der großen Maschinerie des Körpers irgendetwas fehlerhaft abläuft. Wir wissen, der Körper ist extrem weise und will sich um jeden Preis gesund halten. Dennoch ist es nur logisch, dass er nicht einwandfrei funktionieren kann, wenn er falsch behandelt wird. Wie eine Maschine kaputtgeht, wenn sie nicht richtig bedient wird, kann auch unser Körper kaputtgehen, wenn er nicht korrekt bedient und behandelt wird. Irgendeine Stellschraube sitzt locker, ein Blech rappelt, oder ein Filter ist verstopft.

Es gibt in dieser physischen Welt gewisse anatomische, physiologische und biochemische Einschränkungen und Grundbedürfnisse, die unser lebender Organismus nun einmal hat. Sie sind sozusagen die Spielregeln der Natur. Und werden diese nicht eingehalten, folgt eine Art Strafe in Form einer Krankheit oder eines anderen unangenehmen Missempfindens auf körperlicher oder geistiger Ebene. Zu den Spielregeln der Natur und denen unseres Körpers gehört auch, dass beide miteinander verbunden sind. *Wir Menschen bestehen zu 100 Prozent aus Natur und sind nicht von ihr getrennt!* Diesen fundamental wichtigen Aspekt sollten wir unbedingt verinnerlichen.

Wir sind direkte Abkömmlinge von Mutter Erde, ein untrennbarer Teil der Natur. Wir kommen aus dieser Erde, bauen unsere Körpermasse aus ihren Elementen auf und gehen nach unserem Tod wieder in die Elemente über. Elemente, die seit Jahrmilliarden auf der Erde bestehen, die wohl auch immer hier auf der Erde bleiben werden und lediglich verschiedene Formen annehmen. Das Leben ist ein stetiger Wandel von Biomasse, und dieser Wandel ist auch unserer Spezies bestimmt. Die rasanten Entwicklungen der letzten Jahrhunderte haben diesen Fakt allerdings mehr und mehr aus unserem Bewusstsein verdrängt: Wir leben in Betonstädten mit Strom, Smog, Autos und Supermärkten. Wir essen und trinken aus Plastik und betreiben Fabriken, in denen künstliches Essen hergestellt wird. Wir haben Fernseher, Smartphones, Computer und sind rundherum mit High-Tech versorgt – und das wird sich zukünftig noch verstärken. Doch wir vergessen zunehmend, dass das

Nutzen und Anwenden fortschrittlicher, neuer Errungenschaften nicht zwangsläufig das ist, was gut für uns und vor allem unseren Körper ist.

So hat der Mensch das Feuer und die Chemie gemeistert, und auch die industrielle wie die Agrarrevolution haben Fortschritte gebracht, die unser Leben natürlich in so vielen Facetten positiv beeinflusst haben und beeinflussen. Doch dieser Fortschritt bringt auch seine Schattenseiten mit, wie zum Beispiel Pestizide, die sich nicht gerade positiv auf unsere Gesundheit und die der Böden sowie die Mikro- und Makroflora der Felder auswirken. Dass wir durch die Erfindung des Kochtopfes neue Nahrungsquellen erschließen konnten, für deren Konsum wir biologisch aber gar nicht vorgesehen sein können und dass wir den natürlichen Zustand pflanzlicher Nahrung nun viel zu häufig kaputt kochen, ist ein weiterer Aspekt. Viele Errungenschaften haben zwar Vorteile, aber eben auch Nachteile.

Die Menschheit hat sich Natur und Erde untertan gemacht. Wir haben sie in weiten Teilen manipuliert und sind in der Folge blind dafür geworden, dass wir uns dadurch selbst manipulieren. Folgen dieser Manipulation sind nun das immer häufigere Auftreten unnatürlicher Krankheitszustände, die mehr und mehr Menschen mit einer westlichen, modernen Lebensführung erfahren – körperlich wie geistig.

Höchstwahrscheinlich sind wir deshalb gesundheitlich so aus der natürlichen Balance, weil wir seit Jahren und Jahrzehnten zu unnatürlich leben. Tiere, die in freier Wildbahn in Einklang mit der Natur leben, leiden nicht an Depressionen oder Burnout. Wir hingegen schon – und diese Entwicklung schreitet voran, da wir uns immer weiter von der Natur wegentwickeln.

Doch wir Menschen sind letzten Endes auch nur Tiere. Wir sind zwar auf intellektueller Ebene anderen Arten möglicherweise überlegen und haben uns viel mehr Möglichkeiten geschaffen, als jede andere Spezies jemals zur Verfügung hatte. Doch aus lauter Freude über die 1a-Funktionsfähigkeit unserer neu gebauten Säge bemerken wir nicht, dass wir an dem Ast sägen, auf dem wir sitzen. Weise und vorausschauend handeln wir, trotz unseres großartigen Gehirns, nämlich leider häufig nicht.

Halten wir fest

Wir sind als Menschen Teil der Natur. Wer zu lange zu unnatürlich lebt und die Spielregeln der Natur nicht einhält, der darf sich nicht wundern, wenn er aus der Balance gerät und unnatürliche Zustände wie Krankheiten auftreten.

Woraus der Mensch besteht

Schauen wir uns nun einmal etwas genauer an, woraus wir Menschen aufgebaut sind und wie unser Körper tagtäglich arbeitet und funktioniert, um uns am Leben zu halten. Ein Mensch besteht letzten Endes nur aus drei großen Komponenten: aus einem Haufen Zellen und aus zwei Flüssigkeiten, dem Blut und der Lymphe. Die Zellen setzen sich als spezialisierte Zellen zu einzelnen Organen bzw. Geweben zusammen. So bildet die Gesamtheit aller Leberzellen die Leber, die Nervenzellen bilden die Nerven, Darmzellen den Darm, Muskelzellen die Muskeln und so weiter. Je nach Funktion des Organs sind die Zellen als kleinste Arbeitseinheit darauf ausgelegt, die organspezifischen Funktionen auszuführen. In ihnen und um sie herum laufen die organspezifischen kleinen Schritte ab, die in der Gesamtheit die große organspezifische Funktion des Organs ausüben. Die einzelnen Organe setzen sich dann zur Form des Körpers zusammen und bilden in ihrer Gesamtheit den Organismus. Das Ganze ist natürlich mehr als die Summe seiner Teile, und die Komponente des Geistes, der den Körper bewohnt, gehört natürlich auch noch hinzu. Wir schauen aber rein auf den physischen, also körperlichen Aspekt.

Unser Blut und das Herz-Kreislauf-System (Abb. S. 79)

Als weitere Komponente des Körpers kommt das Blut hinzu. Der rote Saft des Lebens wird vom Herzen durch die Arterien mit Schmackes überall in den Körper gepumpt und gelangt auf diese Weise zu nahezu allen Zellen. Fast alle Gewebe und Organe im Körper sind bestens durchblutet, und das müssen sie auch sein. Denn unser Gewebe lebt. Und um zu überleben, braucht es in nahezu jeder Sekunde gewisse Stoffe, die nur über das Blut an Ort und Stelle gelangen können – insbesondere Sauerstoff.

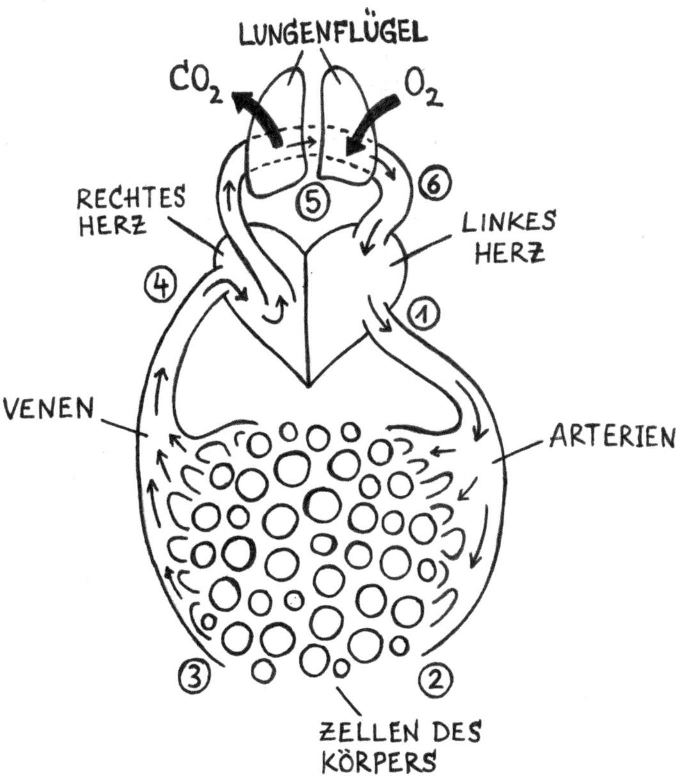

Die Arterien sind diejenigen Gefäße, die das Blut vom Herzen wegführen (Punkt 1). Wie Wurzeln verzweigen sie sich im Körper bzw. in jedem Organ von groß nach immer kleiner und kleiner, um dann im sogenannten Endstromgebiet das Blut quasi um die Zellen herum auszuschütten. Der nah am Herzen noch hohe arterielle Druck ist dort nicht mehr so hoch; das Blut umschwimmt bzw. umspült nun durch feinste Kapillaren bedächtig die Zellen (Punkt 2). Das ergibt auch Sinn, denn die Funktion des Blutes ist es, dort im Endstromgebiet die Zellen zu ernähren. Das arterielle Blut bringt frischen Sauerstoff und verschiedenste Nährstoffe mit, an denen sich die Zellen nun laben können und sich abgreifen, was immer sie brauchen. Ähnlich wie bei einem Running Sushi Buffet – was ankommt, kann man sich nehmen.

Der frische Sauerstoff gelangt über unsere Lunge ins Blut. Nährstoffe wie Kohlenhydrate, Fette, Aminosäuren, Vitamine, Mineralien und Spurenelemente kommen ursprünglich überwiegend aus dem Darm. Im Dünndarm wird das, was wir gegessen haben, verdaut bzw. klein und aufnahmefähig gemacht. Die meisten Nahrungsbestandteile werden dann über die Darmschleimhaut in den Blutkreislauf aufgenommen. Das Gleiche passiert mit dem, was wir trinken.

Doch wie beim Running Sushi die leeren Teller, muss nun auch das »leere«, verbrauchte Blut wieder abfließen – schließlich pumpt das Herz weiter, und die immer hungrigen Zellen brauchen »frisches Sushi«. Diesen Teil übernehmen nun die Venen, diejenigen Gefäße, die das Blut zum Herzen hin bzw. zurück zu ihm bringen. Sie saugen quasi das verbrauchte Blut über kleine Gefäße aus dem Endstromgebiet ab und schließen sich dann mit Venen aus anderen Organen zu immer größer werdenden Gefäßen zusammen (Punkt 3). Also wie die »Wurzeln« der Arterien, nur eben andersherum.

Das venöse Blut aus jedem Organ fließt nun langsam und ohne großen Druck durch die teils oberflächlichen und am Körper sichtbaren Venen zurück zum rechten Teil des Herzens (Punkt 4). Von dort aus wird es in die Lunge gepumpt, wo es mit neuem Sauerstoff angereichert wird (Punkt 5). Das jetzt wieder »frische«, sauerstoffreiche Blut strömt aus der Lunge zum linken Teil des Herzens (Punkt 6), von wo aus es wieder mit hohem Druck durch die Arterien gepresst wird, um die Zellen mit Sauerstoff versorgen zu können (Punkt 1). Damit ist der Kreislauf geschlossen.

Halten wir fest

Unser Blut ist ein Transportmittel, das jederzeit nahezu alle Zellen des Körpers umspült und erreicht. Alles, was in unser Blut gelangt, durch den Darm, Schleimhäute oder die Lunge, gelangt somit auch zu unseren Zellen.

Unser Lymphsystem (Abb. S. 82)

Das Lymphgefäßsystem mit der Lymphflüssigkeit hat als wichtige, jedoch oft nicht genug beachtete Komponente des menschlichen Systems die Funktion, die Zellen und das Gewebe zu reinigen. Während das Blut sozusagen wie der Lieferdienst funktioniert, wirkt das Lymphsystem wie der Reinigungsservice, der nachher aufräumt und wieder für Ordnung sorgt.

Die Lymphflüssigkeit beinhaltet deswegen unter anderem die Stoffe, die die Zellen nicht mehr gebrauchen können. Abgebautes Zellmaterial, Stoffwechselendprodukte der Zellen oder auch verschiedenste Erreger gelangen idealerweise aus den Zellen heraus in ihre Umgebung. Von dort aus saugt das Lmyphgefäßsystem die Flüssigkeit wie ein Staubsauger auf (Punkt 1) und schleust sie, ähnlich wie die Venen das Blut, in Richtung des Herzens zurück, um sie dort in den Blutkreis-

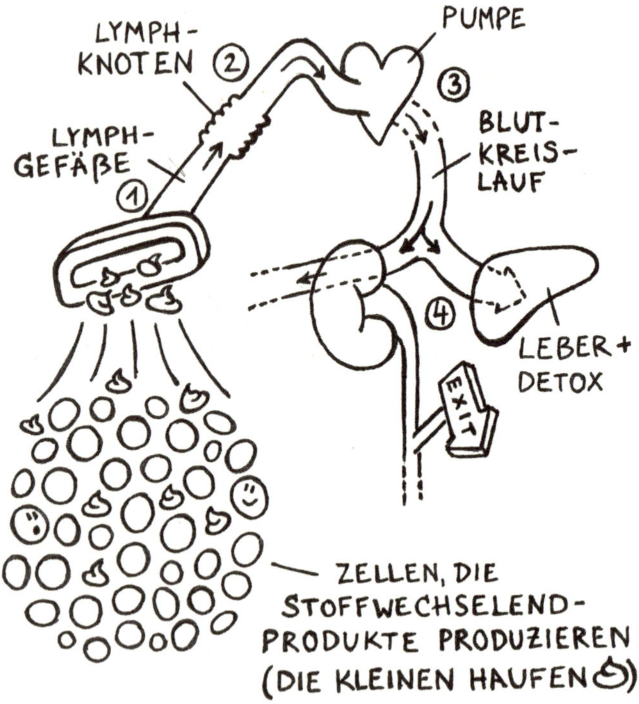

lauf münden zu lassen (Punkt 3). Damit nichts allzu Schädliches ins Blut gelangt, sind im Lymphgefäßsystem die Lymphknoten zwischengeschaltet (Punkt 2). Als Teil des Immunsystems filtern sie die Lymphe und machen dabei einige Bestandteile unschädlich. Im Blut angelangt, werden die Bestandteile dann unter anderem durch Nieren und Leber geschleust, spätestens hier unschädlich gemacht und idealerweise aus dem Körper ausgeschieden (Punkt 4).

Zum Lymphsystem gehören neben der Lymphflüssigkeit noch weitere Komponenten wie Organe und Körperbestandteile, zum Beispiel die Milz, das Knochenmark oder auch die guten alten Mandeln im Rachenraum. Alle sorgen sie auf verschiedenen Wegen dafür, dass das Immunsystem des Körpers stark und der Mensch gesund ist und bleibt.

Halten wir fest

Die Lymphgefäße reinigen den Raum um unsere Zellen herum.

Entgiftung über die Niere (Abb. S. 84)

Schauen wir uns an dieser Stelle nun noch die Funktionsweise der Nieren und eine Besonderheit der Leber an, die für das weitere Verständnis hilfreich sind. Diese beiden Entgiftungsorgane sind für unseren Körper sehr wichtig und spielen auch im Rahmen der Hautdiät eine große Rolle.

Wir haben in der Regel zwei Nieren im unteren Rücken angelegt, die unser Blut filtern und daraus den Urin produzieren. Wie sie das machen, schauen wir uns kurz ein wenig genauer an.

Durch ein Gefäß fließt das Blut in die Niere hinein (Punkt 1). In der Niere selbst wird das Blut durch kleinste Filter gepresst – ähnlich wie etwas, das durch ein Nudelsieb gedrückt wird. Wasser und weitere Bestandteile aus dem Blut, die klein genug sind, um durch die Löcher im Sieb zu passen, gelangen durch die Löcher und bilden dann den sogenannten Primärharn. In dieser Flüssigkeit sind jetzt aber nicht nur die Stoffe, die der Körper loswerden möchte, sondern auch noch einiges von dem, was der Körper behalten will. In einem ausgeklügelten und recht komplexen System werden daher dann aus dem Primärharn diejenigen Stoffe zurück ins Blut geholt, die noch gebraucht werden. Das gefilterte Blut fließt nun wieder ab, um weiter im Kreislauf arbeiten zu können (Punkt 3). Der Rest, der wegkann, der jetzt fertige Sekundärharn, geht logischerweise nicht wieder zurück ins Blut, sondern fließt über die Harnleiter in die Harnblase (Punkte 2 und 4).

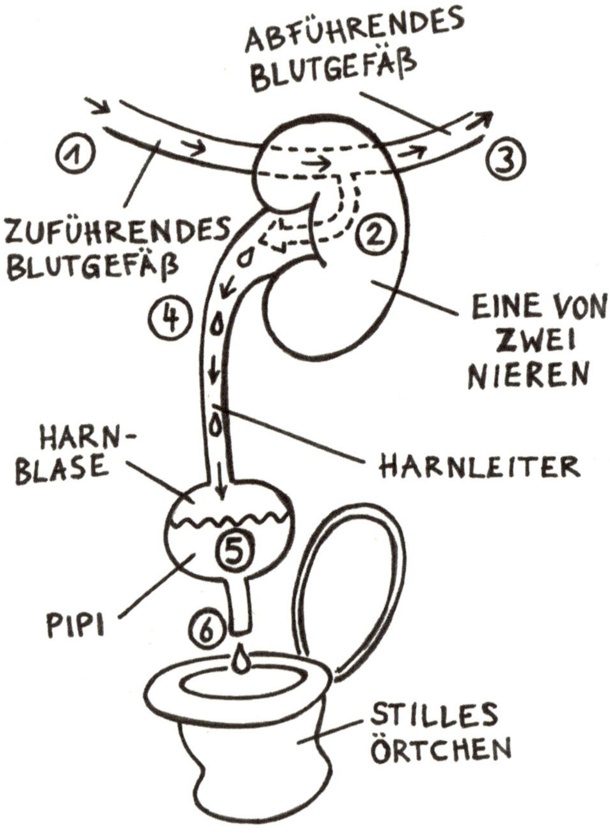

Dort angekommen, wird so viel gespeichert, bis die Blase (Punkt 5) zu voll wird und uns signalisiert: »Bitte leeren«. Dann können wir uns erleichtern gehen (Punkte 6).

Halten wir fest

Die Nieren filtern unser Blut und produzieren so den Urin. Auf diese Weise schleusen sie Stoffe oder Gifte aus unserem Körper heraus, die unser Körper nicht in sich haben möchte oder gebrauchen kann.

Die Rolle der Leber (Abb. S. 86)

Schauen wir uns nun an, warum die Leber und die Verdauung gute alte Freunde sind.

In der Abbildung sehen wir beispielhaft, was passieren kann, wenn wir Hunger haben. Unser Mund nimmt eine italienische Speise zu sich, die dann im Magen landet (Punkte 1 und 2). Dort wird sie durch aggressive Salzsäure zersetzt und anschließend als Brei in den Dünndarm geschleust. Dorthin schütten Bauchspeicheldrüse und Leber ihre Verdauungssäfte aus (nicht im Bild, aber die Leber entgiftet nicht nur, sie stellt auch die Gallenflüssigkeit her, die unter anderem für unsere Verdauung wichtig ist). Das Ganze dient dazu, die Nahrung weiter zu verdauen bzw. kleiner aufzuspalten, um dann über die gefältelte Schleimhaut des Dünndarms in den Blutstrom aufgenommen zu werden (Punkt 3).

Die Nahrung gelangt jetzt in einen speziellen Blutstrom: in den der Pfortader. Dieses Gefäß führt das gesamte »verbrauchte«, venöse Blut aus Magen, Großteilen des Darms und einigen anderen Bauchorganen direkt in die Leber (Punkt 4) und nicht direkt zum rechten Herzen und von dort aus über Lunge und linkes Herz in die Arterien.

Grund ist, dass eventuelle Schadstoffe aus unserer Nahrung in der Leber entgiftet werden können, bevor das Blut in den großen Kreislauf

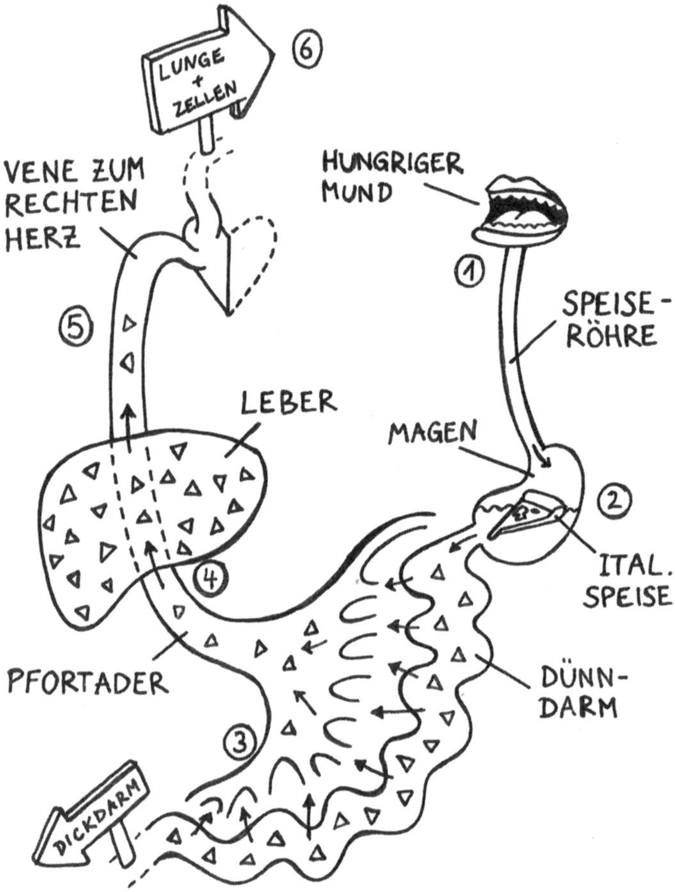

gelangt. Die Leber checkt also erstmal ab, was da eigentlich in den Körper rein will, und fungiert quasi als der Türsteher. Alles, was sauber ist, darf zum Herzen und von dort aus überallhin in den Körper (Punkt 5). Dass viele Bestandteile von dem, was wir essen und trinken, ins Blut übergehen und zuerst einmal in die Leber gelangen, ist wichtig zu bedenken, wenn es darum geht, die Leber zu entlasten und ihr nicht zu große Aufgaben zuzumuten.

Halten wir fest

Die Leber ist elementar wichtig für Verdauung wie für Entgiftung. Alles, was wir essen oder trinken, gelangt auf direktem Wege in die Leber und kann diese somit direkt belasten.

WAS DER MENSCH BRAUCHT

Nachdem wir nun gesehen haben, woraus ein Mensch besteht und wie einige seiner Systeme funktionieren, werfen wir einen Blick darauf, was ein Mensch braucht, damit er sich und seine vielfältigen Prozesse am Laufen halten kann. Dazu stellen wir uns die simple Frage: Was brauchen wir Menschen, ohne was können wir hier auf dieser Erde kurz- und langfristig nicht überleben?

Die Antwort ist ebenso simpel: Grundsätzlich brauchen wir zum Leben Wasser, Erde, Luft und Sonne – wir sind also in gewisser Hinsicht ähnlich einer Pflanze.

Sauerstoff: Der Raketenantrieb

Dass wir Luft bzw. Sauerstoff brauchen, ist jedem klar, der einmal eine 25 m-Bahn im Schulsport tauchen musste. Quasi nichts ist so wichtig wie Sauerstoff, denn ohne ihn heißt es ganz schnell: Klappe zu, Affe tot. Der Mensch überlebt teils Wochen ohne Nahrung oder Sonnenschein, ein paar Tage ohne Wasser gehen auch, doch nur sehr wenige Minuten hält man es ohne Sauerstoff aus. Der Grund dafür ist klar, wenn wir uns einmal vor Augen führen, wofür der Sauerstoff im Körper eigentlich gebraucht wird: Er wird innerhalb der Zelle durch die sogenannte Atmungskette geschleust. Dort wird ein Stoff namens ATP (Adenosintriphosphat) produziert, welches für die Zellen der wichtigste Energielieferant ist. Durch diesen Stoff können enorm viele Stoffwechselprozesse überhaupt erst befeuert werden. Und so wie eine alte Dampflok nicht mehr fahren kann, wenn keine Kohle mehr da ist, kann der Mensch nicht überleben, wenn keine Energie mehr da ist. Unseren Zellen gehen ganz schnell die Akkus aus, und sie müssen daher ständig nachgeladen werden.

Der Mensch läuft, chemisch gesehen, übrigens unter anderem auf dem gleichen Treibstoff wie Raketen – nicht schlecht, oder? Sauerstoff ist also kraftvoll, und daher schenken wir ihm im Rahmen der Hautdiät auch besondere Beachtung.

Wasser: Woraus wir bestehen

Dass wir Wasser brauchen, ist klar. Erst durch die Mobilität und Flexibilität, die das Wasser mitbringt, können Nährstoffe durch unseren Körper und unsere Zellen schwimmen und die kleine große Stadt, mit der wir einen Körper vergleichen könnten, funktionieren lassen. Das Blut braucht Wasser, jedes Organ und alle Zellen brauchen Wasser, die Lymphflüssigkeit braucht Wasser – der Mensch braucht einfach Wasser als Basis! Die richtigen Flüssigkeiten sind es daher auch, die einen kranken Körper durchspülen und ihm neues Leben einhauchen. Das richtige Wasser und andere, gesunde Getränke haben daher unsere besondere Aufmerksamkeit.

Erde: Die Grundlage unserer Nahrung

Dass wir Erde brauchen, klingt erst einmal ein bisschen seltsam, aber es stimmt. Wir Menschen müssen essen und ernährt werden, damit wir in Kindheit und Jugend unsere Zellmasse aufbauen und dann im Laufe des Lebens weiter erhalten können – erst durch Nahrung entsteht und erhält sich ein Körper.

Natürlich hacken wir jetzt nicht mit einem Spaten im Garten herum und schaufeln uns ein bisschen Dreck auf die Teller; doch alles, was wir essen, kann letztlich nur aus der Erde kommen. Essen wir Pflanzen oder Früchte, ist das ziemlich klar. Wer hingegen eine Kuh oder ein anderes Tier isst, isst natürlich letzten Endes auch nur Biomasse aus der Erde, die die Kuh dort herausgeholt bzw. abgeweidet und durch Verdauung zu Kuhmuskel transformiert hat. Nur Mutter Erde kann uns ernähren.

Hinzu kommt, dass auch Nähr- oder Vitalstoffe wie Aminosäuren, Fettsäuren, Vitamine, Mineralien und Spurenelemente in unserer Nahrung letztendlich aus der Erde stammen und für uns zur Verfügung stehen. Die menschliche Zelle hat eine umfangreiche Liste essenzieller Dinge, die sie als Arbeitsmaterial dringend zum Funktionieren braucht, die der Körper allerdings selbst nicht herstellen kann. Er ist daher auf eine adäquate Zufuhr über die Nahrung angewiesen. Bäume, Sträucher und andere Pflanzen nehmen nun Inhaltsstoffe aus der Erde auf und verpacken sie in für uns konsumierbare Form, zum Beispiel als Früchte. Erde und Natur sind uns augenscheinlich wohlgesinnt.

Licht und Sonne: Pure Energie

Dass die Sonne zum Leben notwendig ist, ist natürlich auch klar. Sie powert mit ihrer Energie einen Großteil der Natur, und damit uns. Nach langen, kalten und dunklen Wintern mit Schnupfennase merkt man besonders, wie gut sich die ersten wärmenden Sonnenstrahlen auf der Haut anfühlen. Alles sieht auch gleich besser, schöner und freundlicher aus, wenn das Wetter gut ist, und die Menschen scheinen besser gelaunt zu sein.

Auch nahezu alle Pflanzen brauchen Sonnenlicht zum Wachsen, die dann als Nahrungsquelle für Tiere dienen können. Ohne die Sonne gäbe es weder Pflanzen, Tiere, Menschen noch Sauerstoff (Stichwort

Photosynthese, für alle, die sich noch an den Biologieunterricht 11. Klasse erinnern).

So esoterisch es sich anhören mag, so wahr ist es übrigens – die Energie der mächtigen Sonne ist in kleinen Portionen in Pflanzen und deren Früchten gespeichert. Erst durch die Kraft der Sonne ist eine Pflanze in der Lage, eigene Biomasse aus Erde und Luft zu produzieren. Es ist wirklich ein magischer Vorgang. Das heißt, wir können wortwörtlich Sonnenenergie in uns aufnehmen, indem wir einfach Pflanzen und Früchte in uns aufnehmen. Eine besondere Bedeutung hat die Sonne für uns Menschen, da wir mithilfe des Sonnenlichts, das auf unsere Haut fällt, das für uns elementar wichtige Vitamin D produzieren können. Die Sonne und ihre Energie spielt also für uns und unser Leben eine weitaus wichtigere Rolle, als man sich im neblig-regnerischen Alltag vielleicht vor Augen führen mag.

Was sonst noch wichtig für uns ist

Natürlich brauchen wir noch mehr als Wasser, Erde, Luft und Sonne. Wir sind komplexe und anspruchsvolle Wesen, und so sind guter Schlaf, positive Gedanken, ein nicht zu hohes Stresslevel sowie ein gutes und sicheres soziales Umfeld, Liebe und andere Aspekte ebenfalls enorm wichtig. Auf diese Punkte komme ich später noch zurück.

Die Ursachen eines kranken Körpersystems

Wir kennen nun die grobe Funktionsweise des Körpers und wollen uns nun herleiten, wie und warum unser System krank werden kann. Was können die möglichen Ursachen der verschiedensten Krankheitszustände sein, die uns vielleicht tagtäglich plagen? Wo im System ist der Filter verstopft oder ein kritischer Knotenpunkt, der dafür sorgt, dass nicht alles rundläuft, so wie es sollte?

Ziel der Hautdiät ist es ja, dass wir nicht nur die Ursachen eines kranken Systems erkennen, sondern auch behandeln bzw. bekämpfen wollen. In diesem Kapitel schauen wir uns an, was es an möglichen Ursachen für Krankheit oder Fehlfunktion geben kann.

Natürlich gibt es unterschiedlichste (Haut-)Krankheiten mit verschiedensten Symptomen, Eigenschaften und Namen, doch womöglich haben sie mehr oder weniger die gleichen oder zumindest ähnliche Ursachen, wie wir in den nächsten beiden Kapiteln erkunden wollen. Meine Erfahrung hat mir gezeigt, dass eine ähnliche ursächliche Behandlung eben bei verschiedensten Krankheitsbildern die gleichen positiven Auswirkungen haben kann.

WAS UNS MIT PFLANZEN VERBINDET

Wenn wir uns jetzt also fragen, wo denn das Problem in unserem Körper liegen könnte, der aus Zellen, Blut und Lymphe besteht, denken wir noch einmal zurück an die Ähnlichkeit, die wir mit einer Pflanze haben. Auch eine Pflanze ist dringend auf Wasser, Erde, Luft und Sonne sowie einige andere Aspekte angewiesen. Warum also wird eine Pflanze krank?

1. Die Pflanze hat zu wenig Wasser.
2. Die Pflanze hat nicht genügend Sonne.
3. Die Erde, in der die Pflanze steht, ist nicht optimal. Es fehlt der richtige Dünger, und/oder Giftstoffe sind in der Erde. In jedem Falle stimmt das Milieu nicht.
4. Die Pflanze hat einen Parasitenbefall oder Ähnliches.

Diese simplen und gängigen Ursachen für eine kranke Pflanze können wir wunderbar auf uns Menschen übertragen. Auch bei uns wird es ja eine oder mehrere Ursachen für eine Krankheit geben. Denn ohne Ursache keine Wirkung, dieses Gesetz gilt einfach – aus dem Nichts heraus können wir kaum krank werden. Bei einer kranken Pflanze würde niemand Schicksal, Pech oder die schlechten Gene vermuten, also wollen wir das bei uns auch nicht tun. Die Rolle der Gene und wie uns die Epigenetik helfen kann, unsere Gene proaktiv positiv zu beeinflussen, besprechen wir im nächsten Kapitel »Gen-Lotterie« ab Seite 106. An dieser Stelle schauen wir aber erst einmal makroskopisch auf das Problem – wenn die Wissenschaft mit der Lupe keine Antwort findet, was verrät uns vielleicht ein Blick aufs Gesamtbild?

Die Ursachen, die eine Pflanze krank machen, können also auch auf uns zutreffen. Wenn uns zum Beispiel die Basis unseres Körpers, also das Wasser, fehlt oder knapp ist, ist es kein Wunder, wenn die ganze Maschinerie in Schwierigkeiten gerät.

Wer über Monate oder Jahre hinweg das Falsche und/oder zu wenig vom Richtigen trinkt, der tut seinem Körper keinen Gefallen. Auch wer vielleicht keinen großen Durst hat und über den Tag immer ein paar Tassen Kaffee oder Tee, hier und da etwas Wasser und einiges anderes an Flüssigkeiten konsumiert und wem es dabei nicht schlecht oder einfach »wie immer« geht. Denn nur weil wir nicht merken, dass wir zu wenig trinken, heißt das leider noch lange nicht, dass unsere tägliche Art der Flüssigkeitszufuhr adäquat oder gut ist oder dem Körper nicht schaden würde.

KAFFEE, SOFTDRINKS & CO.

Getränke wie Kaffee, Softdrinks, Energy-Drinks oder Alkoholisches bringen zwar eine gewisse Menge Wasser mit sich, doch die verschiedenen Inhaltsstoffe entziehen dem Körper oftmals gleichzeitig Wasser, wie zum Beispiel das beliebte Koffein aus Kaffee, Softdrinks oder Energy-Drinks. Koffein ist ein Alkaloid und in Pflanzen dazu gedacht, Fressfeinde fernzuhalten. Doch wir Menschen konsumieren diese potenziell giftige Substanz tassen- und gläserweise, tagein und tagaus. Weil wir Kaffee gern mögen, weil wir daran gewöhnt sind und weil wir uns gern für die Aufgaben des Tages ein wenig aufputschen. Koffein macht natürlich auch wach, und der geliebte Kaffee am Morgen oder die kalte Cola im Sommer mag mit gewohntem Geschmack ein Stück Lebensqualität vermitteln. Doch der Körper möchte das Koffein offensichtlich nicht haben, denn er sieht zu, dass er es in Wasser gelöst über die Nieren schnellstmöglich herausschleust. Der Vorgang der Elimination über die Nieren und den Urin kostet uns Wasser.

Zudem ist es leider so, dass insbesondere Soft- und Energy-Drinks, neben unnötigen Kalorien und Chemikalien einen extrem niedrigen pH-Wert und damit viel Säure mit sich bringen. Während Wasser als neutrales Getränk bei einem pH-Wert von etwa 7 liegt, hat beispielsweise klassische Cola einen pH-Wert von etwa 2,5. Wahnsinn, wenn man bedenkt, dass Batteriesäure einen Wert von unter 1 hat. Softdrinks liegen also so gesehen näher an dem pH-Wert von Batteriesäure als von Wasser. Und das trinken wir. Weil wir die Getränke durch den ganzen Zucker oder die Süßstoffe lecker finden und denken, es wäre ja nur eine Cola. Doch diese Säure gelangt durch den Darm in unser Blut, welches empfindlich genau in einem neutralen pH-Bereich liegen muss, damit der Körper nicht aus den Fugen gerät. Natürlich hält der Körper dagegen, puffert die Säuren durch Mehrarbeit von Nieren oder Lunge ab und hält so sein Gleichgewicht. Deswegen sterben wir nicht nach einem Glas Cola und Orangenlimonade. Aber dennoch können falsche Getränke langfristig nur eine Belastung für den Körper sein, weil sie höchst unnatürlich sind und keine guten Inhaltsstoffe mitbringen –

anders als das, was wir im Rahmen der Hautdiät Körper und Zellen geben.

Wer also regelmäßig Cola, Limonaden, Eistee, Energy-Drinks oder Kaffee trinkt und sich gleichzeitig krank oder nicht wirklich gesund fühlt, hat hier möglicherweise schon eine der Hauptursachen für den körperlichen Missstand.

WASSERMANGEL UND DEHYDRATATION

Viele Bestandteile unserer täglichen Nahrung haben einen recht geringen Wasseranteil, wobei Wasser zum Verdauen der Nahrung im Darm jedoch dringend notwendig ist. Wer neben zu trockenem Essen also gleichzeitig zu wenig von der richtigen Flüssigkeit trinkt, stürzt seinen Körper womöglich langsam, aber sicher in eine chronische Dehydratation. Diese findet intrazellulär und sehr langsam statt, da die Zellen gespeichertes Wasser abgeben, damit das Blut nicht zur Konsistenz von Ketchup mutiert, wodurch die Durchblutung der lebenswichtigen Organe gefährdet wäre – wir merken diesen Wasserentzug also nicht unbedingt, weil der Prozess schleichend vonstattengeht. Eine Körperwasserwaage kann hier Spannendes ans Tageslicht bringen. Übergewicht in Form von Körperfett kann natürlich die Zahlen verfälschen, dennoch scheint es so zu sein, dass unsere Zellen oft einfach zu »ausgetrocknet« sind. Kein Wunder, wenn die Haut dann ebenfalls trocken ist und wir Verdauungsprobleme oder andere Beschwerden haben.

Paradoxerweise lagern übrigens auch einige Menschen aufgrund mangelnden Wassers Wasser in die Gewebe ein, um Reserven zu bilden, und bekommen auf diese Weise Ödeme oder schwemmen auf. Natürlich gibt es für Ödeme auch diverse andere Ursachen, doch wer öfter aufgedunsen ist, hat vielleicht einfach das Problem, das Falsche bzw. zu wenig vom Richtigen zu trinken.

Eine vertrocknete Pflanze braucht Wasser! Und eine Pflanze wässert man auch nicht mit schwarzer oder neonfarbener Chemiebrühe, deshalb sollten wir das auch nicht mit unserem Körper tun. Halten wir an dieser Stelle fest, dass falsches Trinkverhalten und daraus resultierend ein chronisch dehydrierter Körper ursächlich sein können für eine Fehlfunktion bzw. eine Krankheit.

FEHLENDES SONNENLICHT UND PESTIZIDE

Schauen wir nun auf den zweiten Aspekt, der Ursache für eine kranke Pflanze sein kann: die fehlende Sonne. Die sogenannten Biophotonen sind ein spannender, wenn auch noch recht unerforschter Bereich. Kurz gesagt, haben lebende Strukturen wie Menschen, Tiere, Pflanzen und Früchte Biophotonen in ihren Zellen, die wohl durch die Energie des Sonnenlichts innerhalb der Zelle entstehen. Dies äußert sich in einem schwachen Licht, welches von den Zellen abgestrahlt wird. Dieses Licht lässt sich mit bloßem Auge nicht sehen, aber mit hochsensiblen Kameras messen. Bestimmte Biophotonenlevel einer Struktur können so bestimmt werden. Es wird vermutet, dass diese Biophotonen für die Kommunikation der Zellen untereinander von großer Bedeutung sein könnten. Damit würden sie natürlich eine enorme Rolle für die Gesundheit bzw. auch Krankheit spielen, bei der ja die Kommunikation des Körpers in vielfältigen Arten gestört sein kann.

Obst und Gemüse, die mit Pestiziden behandelt wurden, haben wohl niedrigere Biophotonenlevel als solche, die nicht mit Pestiziden behandelt wurden. Auch zerstört das Kochen unserer Nahrung nicht nur die wertvollen, jedoch hitzelabilen Vitamine, sondern wohl auch die Biophotonen. Und so ist es plausibel, dass unser Biophotonenlevel sinken kann und wir krank werden, wenn wir über Jahre hinweg zu wenig Nahrung in Rohkostqualität konsumieren, sprich: zu wenig frisches und naturbelassenes Obst und Gemüse aus Bio-Landwirtschaft essen. Wer also nur hier und da ein Stück Wassermelone oder einen Apfel isst oder wer Beilagensalate als ausreichend Gemüse ansieht, könnte sich fragen, ob das vielleicht für die eigenen Hautprobleme ursächlich sein könnte.

Wir werden später noch erkunden, warum frisches Obst und Gemüse die Nahrung ist, für die unser Körper von Natur aus gemacht und die von der Natur für unseren Körper gedacht ist und warum diese uns gesund macht.

NÄHRSTOFFMANGEL UND SEINE FOLGEN

Der dritte mögliche Aspekt, warum wir krank werden, kann an chronischem Mangel der für unsere Zellen essenziellen Nährstoffe liegen – uns fehlt schlichtweg der Dünger. Der Dünger, der uns kranke Pflanze wieder aufpäppeln würde.

Verstärkt wird dieser Punkt, wenn er mit den beiden Erstgenannten einhergeht. Ein Defizit an Wasser als auch der richtigen Nahrung ist genauso eine mögliche Krankheitsursache wie ein Mangel essenzieller Nährstoffe. Wir müssen Vitamine, Mineralien und Spurenelemente dringend mit der Nahrung aufnehmen, damit die Zellen Material zum Arbeiten haben. Wie ein Handwerker Hammer, Nägel, Schrauben, Schraubenzieher, Bohrmaschinen und anderes braucht, braucht die Zelle für ihre Aufgaben ihr spezielles Arbeitsmaterial. Wer sich jedoch zu lange falsch ernährt und dem Körper nicht all das gibt, was er benötigt, der führt Körper und Zellen langsam, aber sicher in eine Mangelsituation. Wird zu wenig über den Darm aufgenommen, gelangt via Running Sushi auch nur wenig zu den Zellen. Die Zellen müssen hungern, obwohl wir essen, und können ihre Arbeit nur mehr schlecht als recht oder gar nicht mehr ausführen. Eine Theorie, die ich für plausibel halte, lautet, dass der Körper sich dann aus weniger wichtigen Bereichen bzw. Zellen des Körpers diese Nährstoffe holt, um sie an wichtigerer Stelle anwenden zu können. So leiden oft zuerst Haut, Haare und Nägel, wenn die Versorgung mit Mikronährstoffen nicht gesichert ist.

Das ist natürlich ein wichtiger Punkt, wenn Sie auf der Suche nach der Antwort sind, warum Zellen im Körper kaputtgehen. Eine chronische Krankheit entsteht vermutlich durch chronischen Mangel, wie auch chronische Vergiftung bzw. Überlastung der Entgiftungsorgane. Daher versucht die Hautdiät, einen Mangel von Mikronährstoffen auszuschließen.

Halten wir fest

Eine chronische Krankheit entsteht vermutlich durch chronischen Mangel, wie auch chronische Vergiftung bzw. Überlastung der Entgiftungsorgane.

WAS DETOX KANN

»Giftstoffe« in der Erde sind der nächste wichtige Punkt, der mögliche Ursache eines kranken Systems sein kann. Wenn Rohre, Filter und Leitungen mit fiesem Zeug verstopft sind, ist es klar, dass ein System nicht mehr so funktioniert, wie es eigentlich vorgesehen ist.

Wer Detox oder Entschlacken müde belächelt und glaubt, dass das eher ein Marketingbegriff als Realität ist, der hat mit allergrößter Wahrscheinlichkeit noch nie ein ausgedehntes Detox-Programm am eigenen Leibe durchgemacht und erlebt. Insbesondere bei längeren Fastenkuren mit unterstützenden Methoden wie zum Beispiel Colon-Hydro-Therapien, Leberwickeln und Basenbädern sieht (und riecht) man, dass Detox real ist und kein neumodischer Begriff. Das, was wir heute und seit Jahrzehnten in unserer modernen Welt, teils in gigantischen Mengen, konsumieren, hinterlässt zwangsläufig seine Spuren.

Nicht nur Zigaretten und Alkohol, auch Plastik, Kleber, Schwermetalle, Feinstaub, Pestizide sowie andere Umweltgifte und natürlich, ganz weit oben, synthetische Industrienahrung, setzen unserem System über die Jahre heftig zu. Dass sich Bestandteile davon mit der Zeit irgendwo im meterlangen Darm, den Organen Leber und Nieren sowie der riesigen Haut, der Lunge oder anderswo ablagern können und damit langfristig Schäden anrichten, ist kein Wunder.

In den Kapiteln über Fasten ab Seite 272 werden wir noch ein wenig mehr über den wortwörtlichen Dreck in unserem Körper sprechen. An dieser Stelle sei zusammengefasst, dass eine sehr wahrscheinliche Ursache dafür, dass unser System nicht richtig arbeitet, die sein kann, dass wir Schadstoffe in unserem Körper haben (und weiter in ihn hineingeben), die dort einfach nicht hingehören. Entlasten und unterstützen wir nun unsere Entgiftungsorgane und hören auf damit, für uns nicht vorgesehene Dinge zu konsumieren, besteht die Chance auf eine Reinigung des Körpers über Leber und Darm, Nieren, Lunge und Haut. Das macht sich schnell positiv bemerkbar, und wir fühlen uns besser, frischer und wacher – einfach mehr am Leben und wohler in unserem Körper.

WARUM DER DARM SO WICHTIG IST

Vielleicht kennen Sie den inzwischen weit verbreiteten Begriff des »Leaky Gut«, des durchlässigen Darms. Auch er kann eine Mitursache für eine Krankheit sein, insbesondere bei Hautproblemen. Das Gleiche gilt für das Mikrobiom, gerade groß im Kommen – auch hier lassen sich in einem kranken Körper Veränderungen nachweisen, die man als Ursache für diverse Krankheiten sieht. Die Darmgesundheit ist selbstverständlich von ausschlaggebender Wichtigkeit für die Gesamtheit des ganzen Körpers.

Doch was wird wohl die Ursache für einen Leaky Gut oder ein gestörtes Mikrobiom sein? Letzten Endes ist es in der großen Mehrzahl der Fälle schlichtweg ein falsches und unnatürliches Ernährungsverhalten über Jahrzehnte hinweg, das dann irgendwann zu einem unnatürlichen, sprich kranken Milieu im Darm führt. Der »löchrige« Dünndarm entsteht durch schädliche Nahrungsbestandteile und vermutlich auch durch mechanische Überbelastung, sprich zu große Portionen zu trockener Nahrung, die sich den Weg durch den dünnen Darm pressen müssen. Eine gestörte Mikroflora kann sich natürlich auch ausbilden, wenn wir diverse Mikrofloren in den Darm geben; Sushi von der Tanke, Dönerfleisch, Schweinefleisch und generell billige tierische Produkte, Hefen, Pilze, Käse, Schimmelkäse und Sonstiges. Und wer dann noch regelmäßig Antibiotika einnehmen musste oder eingenommen hat, kann auf diese Weise selbst dafür gesorgt haben, dass im Körper eine wilde Mikrobiom-Party im Gange ist.

Verdauungsprobleme jeglicher Art sowie der Fakt, dass es nicht gerade gut oder teilweise sogar schrecklich riecht, wenn man auf Toilette war, sind ein klares Anzeichen, dass irgendetwas falsch läuft im Darm – insbesondere mit unserer Ernährung. Tiere, die fressen, was die Natur für sie vorgesehen hat, haben keine Verdauungsprobleme. Zu komisch, dass wir Menschen alle möglichen Verdauungsprobleme haben, die wir ja auch alles Mögliche essen.

Wer lange genug dabeibleibt, wird bemerken, dass sich die Verdauung im Rahmen der Hautdiät entspannt. Sodbrennen, Blähungen, Verstopfungen oder Durchfälle sowie Reizdarmsymptome dürften in den meisten Fällen im Verlaufe besser werden oder verschwinden. Das sind Zeichen, dass der Körper gesünder wird. Anfangs, wenn sich der Körper auf die neue Nahrung umstellt, kann die Verdauung auch mal seltsam sein. Dann rumpelt es, Sie denken vielleicht, Sie vertragen dieses oder jenes nicht so richtig, und möglicherweise haben Sie eine Woche lang Durchfall und Bauchschmerzen. Aber eine Umstellung braucht eben Zeit, und die muss man dem Körper geben. Im Verlauf gewöhnt der Körper sich aber häufig um und fängt sich nach einem kurzen Stolperer wieder. Und dann kommt er in den richtigen Tritt.

Leider ist es so, dass mit neuen Informationen und einem Hype um ein Thema auch viele Fehlinformationen in Umlauf geraten. Auf einmal gibt es etliche »Experten«, die Darmreinigungsprodukte an den Mann bringen wollen. Und ich sage nicht, dass diese Dinge alle schlecht sein müssen, viele von ihnen sind sicher super – aber wer ein Darmreinigungsprodukt nimmt, jedoch weiterhin feste Nahrung isst, der verfehlt das Ziel einer ausgedehnten Darmreinigung. Seien Sie also auch ein wenig skeptisch – vieles wird gut vermarktet. Im Kapitel über das Fasten ab Seite 272 werden wir genauer untersuchen, wie wir eine wirklich professionelle und richtige Darmreinigung hinbekommen können.

Dass wir einen Parasitenbefall haben, der wiederum die Ursache für unsere Krankheit ist, kann auch gut möglich sein. Nicht nur makroskopische, auch mikroskopisch kleine Parasiten können den menschlichen Körper befallen und ihm schwer zu schaffen machen. Das ist jedoch ein spezielles Thema, und ich erwähne es nur der Vollständigkeit halber. Grundsätzlich denke ich, dass wohl die meisten von uns, die krank sind, eher an den erstgenannten Ursachen leiden, wie Wassermangel, zu wenig Mikronährstoffe und zu viel falscher Nahrung über Jahre hinweg sowie einem System, das eine Reinigung von innen dringend nötig hätte. Ein ausgedehnter Parasitenbefall ist vermutlich in unseren Breitengraden eher selten.

Richtiges Fasten kann aber auch Parasiten bekämpfen und grundsätzlich dem gesamten Organismus helfen, stärker und widerstandsfähiger zu werden, um dann auch mit etwaigen Parasiten und Erregern umgehen zu können.

Von Louis Pasteur, dem Mitbegründer und Vorreiter der Mikrobiologie, soll das Zitat stammen: »The microbe is nothing, the terrain is everything«, was in etwa so viel bedeutet wie: Gefährliche Mikroorganismen, wie zum Beispiel auch Viren, haben in einem gesunden Körper, in dem unter anderem ein ideales immunologisch wirksames Klima herrscht, weil er einfach fit und gesund ist, keine Chance, die Oberhand zu erlangen und uns krank zu machen. Und das ergibt auch Sinn. Denn es stimmt, dass immunsupprimierte Menschen in Sachen Infektionen und Krankheit generell schlechtere Karten haben als immunkompetente. Sorgen wir nun durch Entgiftung plus Düngen des Terrains mit dem Besten, was uns die Natur anbietet, für ein stärkeres Immunsystem, genauer gesagt in und um unsere Zellen herum sowie im Blutstrom und im Lymphgefäßsystem, ist klar, dass unser Körper widerstandsfähiger und gesünder wird und wir seltener krank sind. Es geht wirklich nur um Ursache und Wirkung.

Daher legen wir den Fokus bei der Hautdiät darauf, den Körper sich selbst regulieren zu lassen, indem wir ihn lediglich unterstützen, so gut es geht, und ihn entlasten – den Rest erledigt er selbst. Wir wissen, dass der Körper weise ist und dass wir ihm wirklich trauen können. Er will nur das Beste für uns, doch es liegt an uns, ihn nicht in seiner Arbeit zu behindern, sondern stattdessen gezielt zu unterstützen.

Halten wir fest

Chronische Krankheiten und Ungereimtheiten im Körper entstehen durch eine chronisch inadäquate Flüssigkeitszufuhr, durch einen chronischen Mangel der für unseren Körper essenziellen Nahrungsbestandteile sowie eine chronische Verunreinigung unserer Gewebe, des Blutes und des Lymphsystems.

ERFAHRUNGSBERICHT: ENDE EINES LEIDENSWEGES

Anna S., 24, aus Wetzlar/Gießen

Ich bin Anna, 24 Jahre alt, Förderschullehramtsstudentin aus Mittelhessen, und seit etwa einem Jahr ist mein Leben dank der Hautdiät um einiges leichter.

Schon immer irgendwie das »Sensibelchen« der Familie, war ich als Kind und Jugendliche viel öfter krank als meine Geschwister und litt seit meinem achten Lebensjahr vor allem unter Verdauungsbeschwerden. Letzteres kommentierten mehrere Ärzte nach ein paar Untersuchungen immer nur mit den Worten: »Das kommt dann wohl von der Psyche.«

Der Empfehlung der Ärzte folgend, machten meine Eltern und ich so weiter wie bisher und versuchten, das Problem in den Alltag zu integrieren. Im Laufe der Jahre entwickelte ich zudem eine starke Tierhaarallergie und mehrere Lebensmittelunverträglichkeiten.

Mit der Pubertät traten dann die ersten Hautprobleme auf: Pickel und Mitesser auf Gesicht, Dekolleté und Rücken – dank der Anti-Baby-Pille hatte ich diese aber recht schnell vergessen.

Mit 22 Jahren versuchte ich dann zum ersten Mal, die Pille abzusetzen. Die Hautprobleme kamen schlagartig zurück und wurden von Monat zu Monat schlimmer. Kein Waschgel, kein Gesichtswasser und keine Creme zeigten auch nur irgendeine Wirkung, und erneut prognostizierten mir mehrere Ärzte, dass das nun so sei und auch so bleiben würde: »Ohne Pille kann Ihre Haut nicht mehr besser werden.« Mit Akne vom Scheitel bis zum Bauchnabel relativ hoffnungslos »gesegnet« und entsprechend verzweifelt, begann ich erneut, den Ärzten vertrauend, die Pille nach acht Monaten wieder zu nehmen. Meine Haut wurde relativ schnell besser, aber, so fiel mir nun auf, das »allgemeine körperliche Wohlbefinden« war mit Pille noch schlechter als ohne. Und so suchte ich, abermals verzweifelt, im Internet selbst nach Lösungen für mein Hautproblem.

Nach langem Suchen wurde ich irgendwann auf den Zusammenhang zwischen Haut- und Darmgesundheit und somit auch auf die Hautdiät aufmerksam. Mit viel neuem Wissen gewappnet und mit einem Schlachtplan traute ich mich, die Pille nochmals abzusetzen. Dabei sollte die Hautdiät erstmal nur eine Art Experiment und Mittel zum Zweck sein, keinesfalls hatte ich daran gedacht, meine Ernährung wirklich ernst- und dauerhaft umzustellen.

In den ersten drei Monaten hielt ich mich sehr streng an alle »Verbote« und »Gebote«, trank pro Tag ungefähr 1,5 Liter Zitronenwasser und genauso viel Tee. Da ich mir als Studentin für die anfangs noch als »Experiment« geltende Hautdiät keinen Entsafter leisten konnte, ersetzte ich die Supferfood-Shakes durch grüne Smoothies (einen Mixer besaß ich schon) und aß mittags eine normale, aber relativ hautdiätkonforme Mahlzeit. (Anmerkung des Autors: Wer sich keinen Entsafter leisten kann oder möchte, rührt das Pulver in hochwertige gekaufte Säfte, Smoothies oder einfach in Zitronenwasser ein.)

In diesen drei Monaten war meine Haut sogar noch besser als mit der Pille, aber zusätzlich verbesserten sich noch andere Dinge, mit denen ich gar nicht gerechnet hätte. So hatte ich schon nach kurzer Zeit keine Verdauungsbeschwerden mehr, und auch die Symptome meiner Tierhaarallergie verschwanden fast gänzlich. Ich hatte nebenbei auch ein paar Kilo abgenommen und fühlte mich insgesamt einfach fitter.

Und da das Leben viel entspannter ist, wenn man nicht ständig Ausschau nach der nächsten Toilette halten und viel schöner, wenn man geliebten Hunden nicht mehr aus dem Weg gehen muss, fiel es mir gar nicht schwer, die Hautdiät weiterzuführen.

Seit etwa einem Jahr trinke ich nun jeden Morgen einen Liter Zitronenwasser, ersetze ein bis zwei Mahlzeiten pro Tag durch grüne Smoothies und habe keine Weizen- oder Milchprodukte sowie Industriezucker mehr im Haus – unterwegs mit Freunden oder zu Besuch bei der Familie esse ich ganz normal, und so ist die Hautdiät dann auch wirklich alltagstauglich. In stressigen Phasen ist meine Haut nicht ganz perfekt, und manchmal tauchen auch andere Beschwerden in leichterer Form wieder auf. Aber insgesamt bin ich viel seltener krank, fühle mich wortwörtlich in meiner Haut sehr viel wohler als vorher und bin um einiges glücklicher, da ich unseren Familienhund endlich wieder so lieb haben kann, wie ich es gern möchte!

Deshalb empfehle ich mittlerweile allen Freunden mit leichten gesundheitlichen Beschwerden, egal ob sie es hören wollen oder nicht, die Hautdiät auszuprobieren – und bin somit zu einer Art Hautdiät-Jünger geworden.

ERFAHRUNGSBERICHT: REGELMÄSSIG »KUREN«

Dorothea Z., 38, aus München

Ich habe seit meiner Kindheit ein Ekzem am Fuß, das nicht richtig diagnostiziert werden konnte, weil es Symptome sowohl von Neurodermitis als auch von Schuppenflechte hat. Auf jeden Fall juckt es, und in schlimmen Phasen kratze ich bis aufs Blut. Es schmerzt sogar beim Duschen, wenn Wasser auf die offenen Stellen kommt. Ich habe weitere chronische Erkrankungen, wie Heuschnupfen mit allergischem Asthma und Migräne. Nachdem ich mich mehr mit meiner Ernährung beschäftigt habe, dachte ich, dass womöglich damit alles zusammenhängen könnte.

Über Instagram bin ich schließlich auf die Hautdiät aufmerksam geworden. Die Inhalte waren für mich sehr schlüssig und haben auch zu anderen ähnlichen Berichten gepasst, auf die ich im Netz gestoßen bin, wie den Account von Laura Junge, bekannt unter dem Namen »Lustesser«. Da ich schon gehört hatte, dass Migränepatienten fasten sollen und ich in der Hautdiät erfahren habe, dass Fasten auch zum Start der Hautdiät gut passt, bin ich zunächst mit einer Heilfastenwoche gestartet und habe mich dann ein paar Wochen lang streng nach der Hautdiät ernährt. Flankierende Maßnahmen waren regelmäßige Meersalz- und Basenbäder sowie eine intensivere Pflege der betroffenen Hautstellen als ich das sonst gemacht hatte.

Ich muss sagen, alle Maßnahmen zusammen haben eine sehr schnelle Besserung meiner Haut gebracht. Ich bin leider nicht der Typ, der es unbegrenzt im Alltag durchhält, streng auf die Ernährung zu achten. Da ich mich schon fast vegan ernähre, fiel es mir wahrscheinlich aber doch leichter als anderen. Doch die schlechten alten Gewohnheiten schleichen sich in einem Berufsleben mit Dienstreisen und Stress leider nur allzu schnell wieder ein.

Daher habe ich nun beschlossen, zwei Mal im Jahr mindestens einen Monat am Stück intensiv auf meine Gesundheit zu achten. Ich nehme mir Zeit für mich und meine Ernährung, auch wenn das manchmal heißt, mehr Zeit zu Hause zu verbringen, selbst zu kochen und mich zu pflegen. Aber ich merke einfach, wie gut es meinem Körper tut. Ich starte mit einer Heilfastenwoche und halte mich dann mindestens drei Wochen am Stück streng an die Regeln der Hautdiät, begleitet von Superfood-Pulvern und Meersalz- und Basenbädern. Mittlerweile habe ich das alles schon zweimal gemacht, und meiner Haut geht es deutlich besser als vor dem ersten Mal.

Meine Probleme sind nicht komplett weg, aber ich denke, dass es jetzt schrittweise immer besser wird; vor allem, dass ich es erst gar nicht mehr so weit kommen lasse wie vor meiner ersten Hautdiät, als das Ekzem komplett schorfig und offen war.

Ich habe durch Felix' Buch einen Werkzeugkasten an der Hand, den ich immer rausholen kann, wenn ich merke, dass mein Körper mal wie-

der überfordert ist. Mittlerweile nehme ich es als gutes Zeichen, dass ich Probleme gleich an meiner Haut sehen kann – während andere vielleicht jahrelang nicht merken, dass mit ihrem Körper was im Argen ist.

Ich wünsche allen, die dieses Buch lesen, viel Erfolg und gute Besserung.

Gen-Lotterie

Bevor wir uns nun die theoretischen und dann die praktischen Wege herleiten, mit denen wir in unserem Körper für ein wunderbares Milieu sorgen können, in dem unsere Zellen gesund und putzmunter sind, werfen wir einen kurzen Blick auf die Rolle der Gene.

Das kann uns einerseits helfen zu verstehen, dass wir in den meisten Fällen tatsächlich doch gesund werden können, auch wenn das Schicksal mit den schlechten Genen schon Jahre gegen uns zu arbeiten scheint. Auf der anderen Seite tauchen wir noch ein wenig tiefer in den Prozess der Krankheitsentstehung einer Zelle ein. Das wird uns weiter verstehen helfen, warum die Strategien der Hautdiät oder Fasten unheimlich guttun und Krankheiten quasi »über Nacht« verschwinden lassen können.

Wer denkt, er sei das Opfer seiner schlechten Gene, macht es sich meist ein wenig zu leicht. Natürlich gibt es einige Krankheiten, die klar genetische Ursachen haben. Darunter fallen zum Beispiel Chorea Huntington (eine Gehirnerkrankung), die Bluterkrankheit oder die Myotonen Dystrophien (Muskelerkrankungen). Diese Erkrankungen sind jedoch selten und klar abzugrenzen von den vielen häufigen Krankheiten, die »genetisch prädisponiert« sind, also mit einer genetischen Vorbelastung einhergehen. Herz-Kreislauf-Erkrankungen, Diabetes, das metabolische Syndrom oder auch Krankheiten wie die Psoriasis – sie alle und noch viel mehr sind in den letzten Jahren auf dem Vormarsch. Hier sollten wir die Flinte nicht ins Korn werfen, wenn ein Verwandter schon etwas Ähnliches hatte und man selbst nun vom Arzt gesagt bekommt, dass das nun einmal in der Familie läge. Wir haben mehr Einfluss auf unsere Gene, als wir vielleicht ahnen.

Das riesige und bis heute noch nahezu unerforschte Gebiet der Epigenetik birgt nämlich noch etliche Geheimnisse und wohl auch bahnbrechende Erkenntnisse. Die Epigenetik beschäftigt sich grob gesagt mit der Frage, wie und wodurch bestimmte Gene aus unserer DNA abgelesen werden und welche Rolle die äußeren Umwelteinflüsse auf eine Zelle und ihre Genexpression haben.

Unsere DNA kann nach Belieben abgelesen werden, damit die Zelle Stoffe produzieren kann, die sie gerade braucht, wie Proteine, die als Enzyme für einen Arbeitsschritt dienen. Die DNA mit den in ihr gespeicherten Genen ist also nicht starr, sondern hoch flexibel. Das muss sie auch sein, damit sich der Körper in verschiedenen Situationen unterschiedlich regulieren kann.

DAS GEHIRN UNSERER ZELLEN

In seinem Buch »Intelligente Zellen« beschreibt Dr. Bruce Lipton, dass und wie die äußere Umgebung und selbst Emotionen maßgeblich beeinflussen, wie gut oder schlecht bzw. fehleranfällig die Gene im Zellkern abgelesen werden. Zudem beschreibt er ein beeindruckendes Phänomen, das für mich persönlich völlig neu war und mich verstehen ließ, warum die Hautdiät letztendlich wirkt: Wie sich in Experimenten herausstellte, ist wohl gar nicht der berühmte Zellkern mit der noch berühmteren DNA das »Gehirn« der Zelle, sondern vielmehr ist die Hülle, also die Zellmembran, das Gehirn. Das Ding, das man noch aus dem Biounterricht kennt, mit der doppelten Lipidschicht, die das Zellinnere vom Zelläußeren, dem interstitiellen Raum, trennt – dem Raum, in dem das Blut um die Zellen herumfließt und der vom Lymphsystem »gestaubsaugt« wird.

Wird einer Zelle der Zellkern entfernt, lebt sie noch fröhlich und munter mehrere Tage weiter. Der Kern kann also nicht das Zellgehirn sein, ohne das nichts mehr in der Zelle geht. Zerstört man jedoch die Membran der Zellen, so geht sie quasi direkt zugrunde. Daraus lässt sich schlussfolgern, dass die Zellmembran das Gehirn der Zelle ist, welches in Kontakt mit der Umwelt steht und Informationen darüber nach innen weitergibt. Der Kern ist natürlich wichtig, doch die Membran scheint eben »wichtiger« zu sein.

Mit diesen Informationen können wir nun wichtige Schlüsse ziehen. Wir wissen, dass die Umgebung unserer Zellen maßgeblich bestimmt, in welcher Qualität unsere DNA abgelesen wird und in welcher Qualität folglich unsere Zellen arbeiten können. Sind wir über einen schleichenden Zeitraum krank geworden, obwohl wir doch in den meisten Fällen gesund auf die Welt gekommen sind und schon eine Weile gesund gelebt haben, ist zu vermuten, dass sich im Laufe der Zeit irgendetwas im Umfeld unserer Zellen zum Schlechten, Kranken hin verändert haben muss. Unsere Zellen scheinen fehlreguliert zu sein.

DAS SCHLECHTE MILIEU UND SEINE FOLGEN

Doch was um unsere Zellen herum kann sich verschlechtert haben? Dazu müssen wir uns in Erinnerung rufen, wie das Milieu um die Zellen herum aussieht und was dort vor sich geht. Wir finden dort einen Haufen Zellen und zwei Flüssigkeiten: Blut ernährt die Zellen, Lymphe reinigt die Zellen. Kommt jetzt über das Blut bzw. das Running Sushi-Buffet nicht genügend von den wichtigen essenziellen Nährstoffen aus Nahrung und Wasser an, weil wir dafür nicht das Richtige konsumieren, leben die Zellen einerseits in Armut. Die Rohstoffe sind knapp, und es herrscht keine wirklich ideale Atmosphäre um die Zellen herum. Jede Zelle muss gucken, wo sie bleibt, und teilt nur ungern – leider ist der Raum um die Zellen herum kein reichlich gedecktes, buntes Buffet mit allen essenziellen Köstlichkeiten, die die Zellen so sehr lieben und an denen sie sich satt essen könnten.

Hinzu kommt, dass, wenn unsere Entgiftungsorgane wie Nieren, Leber, Darm und Haut überlastet sind, sich immer mehr und mehr Unrat im Lymphsystem anstaut. Der Müll, den die Zellen produzieren und für die »Müllabfuhr« nach außen geben, kann nicht mehr richtig abtransportiert werden, weil einfach noch zu viele Altlasten abgearbeitet werden müssen. Das bedeutet, dass die Gehirne unserer Zellen mehr und mehr in ihrem eigenen Abfall schwimmen. Dann können die Zellen ihre giftigen Abfälle nicht mehr so gut nach draußen abladen und müssen sie teilweise drinnen behalten. Dass das ein Problem ist, ist klar.

Jetzt haben wir eine Umgebung für unsere Zellen, in der bedrohliche Armut, Hunger und Durst herrschen und dazu noch jede Menge Müll herumliegt – meinen Sie, das kann nach dem Gesetz von Ursache und Wirkung zu langfristig starken und gesunden Zellen führen? Natürlich nicht.

Dass jetzt Krankheiten ausbrechen, wird oft auf die Gene geschoben. Es ist ja bekannt, dass manche Volkskrankheiten quasi in der Familie liegen. Doch richtiger scheint zu sein, dass unsere Körpergewebe bzw. unsere DNA gewisse Sollbruchstellen vererbt bekommen. Der eine entwickelt Schuppenflechte, während der Nächste Neurodermitis, Akne, Rheuma, Krebs, Asthma oder eine andere Krankheit bekommt. Die Gene bestimmen also vermutlich, wo wir krank werden, aber nicht zwangsläufig, dass und vor allem wann wir krank werden.

Damit wird auch klar, warum wir selbst diejenigen sind, die höchstwahrscheinlich dafür gesorgt haben, dass unsere Zellen am Rad drehen – und dass wir eben nicht Opfer des unabänderlichen Schicksals sind. Denn wir selbst sind es, die für das schlechte Milieu um unsere Zellen herum gesorgt haben. Durch all das, was wir seit Jahren essen, trinken und rauchen – oder eben auch nicht. Wir sollten weniger die Gene, die Biologie und das Schicksal beschuldigen als vielmehr die Schweinshaxe und die fettigen Pommes, die wir so oft und gern gegessen haben.

Es liegt in unserer Hand, unsere Entgiftungsorgane durch neue Strategien anzuregen und zu entlasten. Dass Sie das bisher nicht gemacht haben, liegt vermutlich daran, dass es Ihnen nie jemand gesagt oder gezeigt hat. Das ist natürlich kein Vorwurf. Den sollten Sie sich übrigens auch nicht selbst machen, wenn Sie an dieser Stelle vielleicht bemerken, dass Sie eben doch etwas für Ihre Krankheit können. Dafür, wie Sie bisher gelebt haben, können Sie in dem Sinne nichts, da Ihnen ja nicht bewusst war, dass Sie Ihren Zellen durch die kleinen Sünden hier und da mehr Schlechtes angetan haben, als Sie ahnen konnten. Das Gute ist: Wenn wir selbst das Problem sind, sind wir auch die Lösung. Indem wir unsere Fehler beheben und wiedergutmachen, werden die fehlerhaften Prozesse, die unsere Symptome auslösen, revidiert. Es zählt immer nur, was Sie von jetzt an machen. Nicht, was Sie vorgestern oder vor zwei Stunden getan haben.

Im nächsten Kapitel schauen wir uns in der Theorie an, wie wir die Umgebung unserer Zellen wieder auf Vordermann bringen. Wir wollen die Nachbarschaft aufräumen, neue Pflänzchen setzen, reichlich düngen und wässern und die grauen Wolken vor der goldenen Sonne vertreiben. Wir wollen den Zellen einen angenehmen Ort mit besten Voraussetzungen bieten, ein Milieu, in dem sie sich wieder erholen und regulieren können.

Die Schritte hin zur Genesung

Wir wissen inzwischen recht gut, wie der Körper im Großen und Ganzen funktioniert. Wir wissen auch, dass ein chronischer Mangel eine Krankheitsursache darstellt, denn wir haben jede Menge Zellen, denen wir adäquat Nährstoffe als Arbeitsmaterialien und Wasser über die Nahrung zuführen müssen, damit sie alles zur Verfügung haben, was sie zum gesunden Funktionieren benötigen.

STEP 1: AUSREICHEND FLÜSSIGKEIT

Als Basis sorgen wir im Rahmen der Hautdiät für eine ausreichende Flüssigkeitszufuhr.

Wir wollen die Zellen und damit auch die Organe durchspülen. Das erreichen wir, indem wir gezielt unsere Flüssigkeitszufuhr planen und regelmäßig trinken. Wir wollen unser Blut schön dünnflüssig, damit die (Entgiftungs-)Organe ideal durchgespült werden können. Wasser ist dafür prädestiniert – mit ihm wird nahezu alles auf dieser Erde gereinigt. Wollen wir unsere Organe von innen reinigen, brauchen wir dafür enorm viel Flüssigkeit. Und zwar heilsame Flüssigkeiten – keine Batteriesäure. Mehr dazu im praktischen Teil, in Kapitel »Richtig trinken« ab Seite 120.

STEP 2: MIKRONÄHRSTOFFE

Wir wollen das Blut aber nicht nur dünnflüssiger machen, wir wollen es im gleichen Zuge auch mit wertvollen Nahrungsbestandteilen für die Zellen anreichern. Wir führen daher im Rahmen der Hautdiät regelmäßig Mikronährstoffe und die richtigen Nahrungsbestandteile aus idealerweise rein natürlichen Quellen zu. Dafür verwenden wir einige der kraftvollsten Lebensmittel, die Mutter Natur hergibt, und keine synthetischen Einzelpräparate oder Multivitamintabletten aus dem Drogeriemarkt. Wir sind die Natur und brauchen daher Natur – keine Brausetablette mit Bananengeschmack.

Auf diese Weise können wir unseren Zellen, die vermutlich unter einem chronischen Mangel leiden, eine reiche Mahlzeit bescheren. Für sie ist die Dürreperiode jetzt vorbei. Ab heute kriegen sie all das, was sie brauchen, in Hülle und Fülle aus der besten Quelle. Hat die Zelle hochqualitatives Arbeitsmaterial, wird sie auch besser arbeiten.

STEP 3: STOPP DEN FREIEN RADIKALEN

Auch wollen wir darauf achten, dass wir nahezu permanent natürliche Antioxidianstien im Blutstrom haben. »Freie Radikale« sind inzwischen ein Begriff, den viele kennen, den aber trotzdem kaum jemand so wirklich ernst zu nehmen scheint. Freie Radikale sind höchst gefährlich für die Membran, also das Gehirn unserer Zellen, sowie für andere Strukturen im Körper. Auch bei der Entstehung von Krebs, Rheuma und »verkalkten« Gefäßen, die zu unschönen Herzinfarkten und teils noch unschöneren Schlaganfällen führen können, sind sie beteiligt. Leider werden den Patienten in der Regel jedoch keine Antioxidantien zur Behandlung oder Prävention auf den Medikamentenplan gesetzt.

Dabei wäre es nur logisch, regelmäßig verschiedenste der wunderbaren sogenannten sekundären Pflanzenstoffe über die Nahrung aufzunehmen. Diese fungieren als Einsammler und Unschädlichmacher der freien Radikale, die mit unseren eh schon geschundenen Zellen Stress anfangen, sie vor der Disco schubsen oder ihnen das Taschengeld abnehmen.

Wenn Sie kranke Haut oder anderes krankes Gewebe haben, ist klar, dass die Zellen dort in Notstand sind. Um eine Heilung möglich zu machen, müssen wir dann natürlich auch gewisse Unruhestifter wie die freien Radikale abfangen und bekämpfen. Daher konsumieren wir Antioxidantien idealerweise rund um die Uhr. Denn freie Radikale entstehen auch rund um die Uhr, häufig durch normale Prozesse der Zellen oder auch zum Beispiel beim Rauchen – manche rauchen ja auch rund um die Uhr …

Gerade bei chronisch entzündlichen Erkrankungen sind teils große Teile Gewebe entzündet, und entzündetes Gewebe weist einen niedrigen pH-Wert auf. Das Gewebe ist also »sauer«; und es ist dann nur logisch, dass es den Zellen guttut, wenn über das Blut eine basisch wirkende Flüssigkeit ankommt, die das saure Feuer um die Zellen herum abpuffern und »löschen« kann.

Die Umgebung unserer Zellen ist also gestresst. Und diesen Stress wollen wir jetzt durch das Spülen mit viel basisch wirkenden Flüssigkeiten und vielen Antioxidantien bekämpfen. Flüssigkeiten wie Zitronenwasser und grüne Gemüsesäfte haben scheinbar eine basische Wirkung im Blutkreislauf, was für unsere Zwecke daher ideal ist.

Dieses Vorgehen berührt das Thema Säure-Basen-Haushalt und basische Ernährung; ich möchte darauf jetzt nicht näher eingehen, das haben andere in vergangener Zeit zur Genüge getan – letzten Endes fällt die Hautdiät aber in die Kategorie »basisch wirkende Ernährung«.

STEP 4: DIE RICHTIGE ERNÄHRUNG

Neben dem Umspülen und regelmäßigen wie großzügigen »Düngen« der Zellen durch Mikronährstoffe achten wir zudem darauf, dass wir dem Körper die richtigen Lebensmittel in der richtigen Art zuführen. Mehr dazu finden Sie im Kapitel »Die besten Lebensmittel während der Hautdiät« ab Seite 145.

Wir wollen den Körper so gesund wie nur möglich ernähren. Auf diese Weise gehen wir auf Nummer sicher, dass wir keine Möglichkeit auslassen, ihm das beste Milieu zu bieten.

STEP 5: MASSAGEN UND LYMPHDRAINAGE

Die Entgiftungsorgane des Körpers sollten wir gezielt anregen und entlasten. Die Umgebung der Zellen sollte nicht nur mit Gutem versorgt werden, wir müssen sie auch aktiv reinigen. Das Lymphsystem wird nur in Wallung gebracht durch Kompression, also durch Muskelbewegungen, sowie Massagen bzw. gezielte Lymphdrainage. Das Lymphsystem hat keinen wirklichen eigenständigen Pump- und Absaugmechanismus wie das Herz. Daher ist es sinnvoll, hier gezielt Hilfestellung zu leisten. Auch über Leber und Darm sowie Nieren, Haut und Lunge können wir Giftstoffe ausscheiden, um den Heilungsprozess auf so vielen Ebenen wie möglich in Gang zu bekommen.

STEP 6: DAS STRESSLEVEL SENKEN

Die Hautdiät bezieht auch unsere Psyche mit ein. Das Stresslevel und damit auch unser Stresshormonlevel sollten gesenkt werden, um eine optimale Gesundheit von Geist und Körper zu erlangen. Denn erst ein gesunder Geist in einem gesunden Körper ergibt einen gesunden Menschen. Auch wenn das vielleicht esoterisch klingen mag, so ist es wahr. Körper und Geist sind ja untrennbar miteinander verbunden und beeinflussen sich gegenseitig, oft mehr, als uns bewusst ist. Daher ist ein gewisses »Mental Detox« dringend vonnöten – übrigens meist auch, wenn Sie annehmen, dass dort nicht das Problem läge. Das mag vielleicht auch so sein, dennoch tut es einfach ungemein gut, uns gezielt zu entspannen. Das hilft dem Gesamtprozess enorm. Neben gezielter Entspannung nimmt auch Sport einen wichtigen Platz in der Hautdiät ein. Sportliche Aktivität ist ein absolutes Muss, wenn man einen gesunden Körper haben will.

ALLES BITTE AUSGEWOGEN

Sie sehen, dass wir hier wirklich versuchen, so ganzheitlich wie möglich zu arbeiten. Denn das ist der beste Weg, um einen gesundheitlichen Wandel, der manchmal vielleicht radikal sein muss, in die Wege zu leiten. An dieser Stelle bitte keine zu großen Sorgen: Eine Umstellung gewisser Gewohnheiten ist zwar notwendig, aber Sie müssen dennoch nicht asketisch leben – sogar ganz im Gegenteil. Anfangs reicht es vielen schon, erst einmal mehr Gutes hinzuzufügen, als alles Schlechte wegzulassen. Sie müssen nicht zwangsläufig direkt im Turbomodus auf alles verzichten und zu 100 Prozent das strengste Protokoll der Hautdiät durchziehen. Oft reichen schon kleine Veränderungen zum Positiven für eine positive Veränderung Ihrer Haut – es muss nicht perfekt sein.

Je strenger Sie die Hautdiät durchziehen können, desto besser ist es natürlich. Aber etwas wie die Hautdiät ist ein Marathon und kein Sprint. Es ist ein Prozess, der manchmal einfach Zeit braucht. Solange Sie nicht aufhören zu gehen und geduldig bleiben, kommen Sie früher, oder eben auch später, dann doch am Ziel an.

Dennoch muss klar sein, insbesondere für Betroffene mit schwerwiegenderem und schon langem Verlauf einer Krankheit, dass ihnen vielleicht nur die strengste Variante oder eine ausgedehnte Fastenkur helfen wird. Auch dass es vielleicht tatsächlich einige Monate dauern wird, bis sich Besserung einstellt. Doch auch das muss nicht zwingend so sein. Erst wenn man die Dinge ausprobiert hat, kann man sagen, ob es gewirkt hat oder ob man noch eine Schippe drauflegen muss. Es lohnt sich auf jeden Fall tausendfach, dranzubleiben und für sich zu kämpfen, denn am Ende bleiben der Stolz und ein Lebensgefühl auf einer anderen Ebene.

Halten wir fest

Ausreichend Flüssigkeit, Mikronährstoffe und Antioxidantien in »rauen Mengen«, die richtige Ernährung, Massagen und Lymphdrainage sowie gezielter Stressabbau können Ihnen helfen, gesund zu werden. Sie müssen nicht 100 Prozent perfekt handeln. Wenn Ihnen Verzicht schwerfällt, fügen Sie erst einmal viel Gutes hinzu, als alles Schlechte wegzulassen.

Widmen wir uns ab jetzt dem praktischen Teil der Hautdiät. Wie und was sollen wir wann trinken? Was sollen wir essen, was dürfen wir essen, was dürfen wir nicht essen? Wie müssen wir essen, und wie bringen wir unsere Entgiftungsorgane in Fahrt? Wie sieht der perfekte Tag im Rahmen der Hautdiät aus? All diese Fragen und mehr beantworten wir im dritten Teil.

Übrigens möchte ich Ihnen gratulieren, dass Sie bis hier gelesen haben – denn das heißt, dass Ihr Mindset schon auf Erfolg eingestellt ist. Bleiben Sie dran, und der Erfolg gehört Ihnen!

ERFAHRUNGSBERICHT: VOLLER DANKBARKEIT!

Charlene R., 22, aus Köln

Vor ungefähr einem Jahr habe ich meinen Lebensstil an die Hautdiät angepasst. Seitdem merke ich, wie es ist, mit einer gesunden Haut leben zu dürfen. Mit 15 brach bei mir Psoriasis an der Kopfhaut aus. Verschiedene

Ärzte verschrieben mir Cortisonsalben, -shampoos und -lösungen, dreimal die Woche eine UVB-Phototherapie sowie Nahrungsergänzungsmittel. Und mir wurde vorgeschlagen, die Mandeln doch entfernen zu lassen. Nach sechs Jahren Kampf gegen die Krankheit probierte ich dann schließlich die Methode der Hautdiät aus.

Bereits nach wenigen Tagen merkte ich eine erste Besserung: Meine Haut schmerzte weniger, und die Röte ging zurück. Nach zwei Wochen waren schon deutlich weniger Schuppen sichtbar. Der Juckreiz sowie die entzündlichen Schmerzen ließen nach. Nach vier Wochen voller Höhen und Tiefen, in denen es mir mal einfacher und mal schwerer gefallen ist, mich an die Hautdiät zu halten, stellte sich bereits ein konstant guter Zustand ein. Überglücklich durfte ich feststellen, wie die Entzündung und auch die Schuppen meiner Kopfhaut nahezu weg waren und bis heute sind. Meine Lebensqualität hat sich sehr gebessert! Nicht nur die Psoriasis, sondern auch Schlafprobleme, langwierige Entzündungen der Knochenhaut und an Hand- und Fußgelenken sind kaum noch präsent.

Mir hat die Hautdiät nicht nur bei meinen Hautproblemen, sondern rundum unglaublich geholfen. Nach vier Wochen strikter Diät lebe ich nun seit einem Jahr fast wieder wie zuvor. Ich achte darauf, dass ich, wie es das Buch rät, mehr Gutes als Schlechtes zu mir nehme. Zudem halte ich mich immer mal wieder zwei Wochen lang an die Hautdiät, um mein Ziel zu erreichen: ein Leben ohne Schuppenflechte.

Dank der Hautdiät weiß ich endlich, wie ich meine Gesundheit in den Griff bekommen kann. Dafür ein riesengroßes Dankeschön!

ERFAHRUNGSBERICHT: GUTE RESULTATE SCHON NACH VIER WOCHEN

Steffen G., 30, aus Frankfurt am Main

Bei mir wurde vor zwei Jahren Rosazea sowie Erwachsenenakne bzw. ein Mix davon im schweren Stadium diagnostiziert. Mit Hautproblemen im Gesicht ist es natürlich so, dass man nicht unbedingt gern rausgeht oder sich auf Events zeigt. Nach der Diagnose habe ich von Isotretinoin über antibiotische Behandlungen gefühlt alles ausprobiert, was der Hautarzt angeboten hat, aber das hat es nur noch schlimmer gemacht.

Dann habe ich über Instagram von der Hautdiät erfahren und begonnen, sie konsequent anzuwenden. Nach bereits vier Wochen konnte man die Resultate schon sehen. Mit den grünen Superfoods wurde es jeden Tag besser. Aber bei der Ernährung muss man schon aufpassen. Sünden haben nach wie vor ihren Preis. Konsequent Zitronen trinken, Leute!

Inzwischen bin ich wieder viel zufriedener mit meiner Haut. Es ist schon um mehr als die Hälfte besser geworden, und ich bleibe weiter dran. Allen, die ebenfalls die Hautdiät machen wollen, rate ich: Testen und wirklich konsequent umsetzen. Kauft euch die grünen Pulver, einen Entsafter und investiert in eine Wasserfilteranlage. Wer das macht, kann Verbesserungen nicht vermeiden. Liebe Grüße und vielen Dank.

Die Hautdiät in der Praxis

Entscheidend ist die richtige Ernährung, aber auch die Psyche spielt eine wichtige Rolle.

Die Ernährung während der Hautdiät

Nach einem ganzen Haufen Theorie haben wir jetzt in etwa eine Ahnung davon, was wir warum tun müssen, damit wir den Körper entlasten und ihm alles geben, was er benötigt, um sich selbst wieder in Richtung Gesundheit zu regulieren. Wie wir das jedoch praktisch im Alltag umsetzen sollen, ist die Frage, mit der wir uns ab hier beschäftigen wollen. Beginnen wir im großen und ersten Kapitel Ernährung mit einem Grundpfeiler der Hautdiät, wohl der wichtigste von allen: die adäquate Flüssigkeitszufuhr. Dies ist unsere Basis, und die muss daher auch stimmen. Aus eigener Erfahrung und aus vielen Erfahrungsberichten weiß ich, dass die Strategie, anfangs mehr Gutes hinzuzufügen als Schlechtes wegzulassen, schon wirklich gute Resultate erzielen kann. Anstatt dass wir unser gesamtes Essverhalten von heute auf morgen auf den Kopf stellen, was logistisch ja auch oftmals nicht ganz so einfach ist – mit Familie, Beruf etc. –, fügen wir erst einmal nur täglich viel Gutes hinzu. Und hier kommen ausreichend Flüssigkeit und das »Düngen« des Körpers an oberster Stelle.

RICHTIG TRINKEN

Wir haben bereits besprochen, dass Wasser für den menschlichen Organismus fundamental wichtig ist. Es ist ja auch faktisch das Fundament des gesamten Menschen. Wasser ist das Lösungsmittel, in dem und mit dem unsere Zellen leben und arbeiten müssen – ohne Wasser geht gar nichts.

Wir wollen es jedoch nicht nur nutzen, um unsere Gewebe besser zu durchbluten, damit die guten und gesunden Nährstoffe aus unserer Nahrung um die Zellen herum zu einem guten Milieu beitragen. Wir wollen das Wasser auch nutzen, um unsere Entgiftungsorgane durchzuspülen. Insbesondere die Nieren profitieren, wenn sie mehr Flüssigkeit zum Filtern und Ausscheiden haben. So müssen sie nicht mühevoll unseren Harn zu gelbem bis dunkelgelbem oder gar braunem Urin konzentrieren, weil sie das Wasser zurückfordern bzw. weiterhin brauchen, das beim Pressen durch das »Nudelsieb« in der Niere sonst als Urin ausgeschieden werden würde. Mehr Wasser sorgt für mehr Filtration, sorgt für leichtere und vor allem regelmäßigere Arbeit der Nieren, sprich: sorgt für eine regelmäßigere Entgiftung.

Zu viel des Guten?

Die weitverbreitete Befürchtung, dass zu viel Trinken ja auch nicht gut sei und dass Mineralienverluste oder Elektrolytverschiebungen auf diese Weise entstehen können, mag theoretisch stimmen, praktisch können wir sie in den allermeisten Fällen jedoch außer Acht lassen. Sollten Sie niereninsuffizient sein, haben Sie von Ihrem Arzt aus gutem Grund eine bestimmte Trinkmenge verordnet bekommen. Leiden Sie an anderen Beschwerden in dieser Richtung, sprechen Sie sich bitte vorab mit Ihrem Arzt ab.

Wenn Sie nierentechnisch ein gesunder Mensch sind, wird Ihnen aller Wahrscheinlichkeit nach nichts Schlimmes passieren, wenn Sie vier bis sechs Liter Wasser über den Tag verteilt trinken (bitte nur nicht auf einmal) – vermutlich und meiner Erfahrung nach wird Ihnen das sogar sehr guttun. Um eine Wasservergiftung mit gefährlichen Elektrolytverschiebungen herbeizuführen, bedarf es höchst absurden Trinkverhaltens: viele Liter in kürzester Zeit oder absurd viele Liter über einen längeren Zeitraum. Zumal wir im Rahmen der Hautdiät unser Wasser häufig durch Zufügen von Zitronensaft und Superfoods mineralisieren oder schon mineralisierte Flüssigkeiten wie kaltgepresste Säfte trinken. Also hier bitte nicht von aus der Luft gegriffenen Einwänden verrückt machen lassen, wenn jemand meint, dass zu viel Wassertrinken auch nicht gut sei.

Die Menge, die wir im Rahmen der Hautdiät trinken wollen, ist deutlich höher als das, was im Allgemeinen als die richtige Trinkmenge angesehen wird und auch höher als das, was viele Ärzte und sogar die Deutsche Gesellschaft für Ernährung empfehlen. Auch für Sie mag es vielleicht neu sein, auf einmal vielleicht das Doppelte von dem zu trinken, was Sie bis jetzt täglich konsumiert haben.

Doch wir müssen eben andere Strategien anwenden, um andere Resultate zu erzielen. Es sind zwar die Empfehlungen der »Experten«, die wir hier in den Wind schlagen möchten, doch die Frage bleibt, ob jemand ein Experte für etwas ist, für das er keine Lösung präsentieren kann? Ich denke und weiß aus Erfahrung: Das falsche Trinken ist einer der Hauptgründe für gesundheitliche Probleme und das richtige Trinken die Lösung.

Die richtige Trinkstrategie

Beantworten wir zuerst die Frage, wie viel und wie wir trinken müssen, bevor wir uns anschauen, welche Getränke bzw. Flüssigkeiten ideal für unsere Gesundheit sind. Aus all den Optionen, die für uns am Hautdiät-Buffet bereitstehen, können wir, mit einigen Einschränkungen, selbst zusammenstellen, was für uns gut passt. Die Trinkmenge und Regelmäßigkeit sollte jedoch grundsätzlich eingehalten werden. Wir brauchen also jeden Tag eine bestimmte Menge Flüssigkeit. Aus welchen Getränken wir diese Gesamtmenge uns zuführen, bleibt jedoch unserer eigenen Entscheidung überlassen – solange wir uns an die Getränkeauswahl der Hautdiät halten.

Die verschiedenen Getränke, die ich vorschlage, sind alle gut und haben verschiedene Vor- und auch gewisse Nachteile, wie wir noch sehen werden. Doch egal, was wir trinken, für das Ergebnis ist es wichtig, dass wir einen konstanten und hochvolumigen Fluss in uns bzw. unserem Blut aufbauen. Wir wollen den Körper ja wortwörtlich durchspülen. Und die besten Resultate für den Körper erzielt man, indem man das Durchspülen erstens mit ausreichend viel Flüssigkeit betreibt und vor allem, dass auch konstant bzw. regelmäßig durchgespült, also getrunken wird.

Es bringt wenig, in kürzester Zeit unsere Tagesration hinunterzukippen und dann die restlichen Stunden des Tages nichts zu trinken. Wir wollen morgens nach dem Aufstehen beginnen, bis mittags eine gewisse Ration getrunken haben, über den Mittag und Nachmittag trinken und abends mit Trinken enden. Ja, wir werden viel auf die Toilette müssen und ja, vielleicht muss man auch mal nachts aufstehen. Aber genau das ist es, was wir unter anderem wollen. Die Nieren sollen ihre Funktion als Entgiftungs- und Blutreinigungsmaschine optimal wahrnehmen. Sobald Sie den Drang zum Wasserlassen verspüren, gehen Sie und schicken Sie aus Ihrem Körper nach draußen, was der Körper herausgefiltert hat. Sie werden sich sicher an den neuen Rhythmus gewöhnen.

Wenn wir Erfolge erzielen wollen, brauchen wir eine »Trinkstrategie«. Damit wird es viel leichter, so viel zu trinken; vor allem, wenn bei Ihnen vielleicht Gedanken aufkommen, dass solche Mengen zu trinken für Sie kaum möglich ist. Trinken ist auch eine Übungssache – wenn es anfangs nicht klappt, ist das gar kein Problem. Steigern Sie sich einfach langsam und bewusst. Dann werden Sie schnell merken, dass es immer leichter und leichter fällt, je mehr man das Trinken »trainiert«.

Die richtige Menge

Die Frage, wie viele Liter man denn nun jeden Tag trinken soll, kann ich für Sie nicht pauschal beantworten. Ich persönlich empfehle, dass Sie als normalgewichtige Frau mindestens dreieinhalb bis fünfeinhalb Liter über den Tag verteilt trinken und mindestens vier bis sechs Liter über den Tag verteilt, wenn Sie ein normalgewichtiger Mann sind. Die Erfahrung zeigt, dass diese Mengen gut sind bzw. dass man lieber »zu viel« trinkt als zu wenig. Wer jetzt besonders groß oder klein, dick oder dünn ist oder ganz besonders viel Sport macht und schwitzt oder in die Sauna geht, der muss natürlich individuell anpassen, was die eigenen Bedürfnisse erfordern. Diese Mengen sollten aber schon jeden einzelnen Tag auf Ihrem Ernährungsplan stehen und vor allem eingehalten werden, wollen Sie auf Nummer sicher gehen, dass die Hautdiät wirkt. Wobei es die richtigen Flüssigkeiten sein müssen, die uns den schnellsten Weg zur Gesundheit bringen.

Schauen wir uns jetzt an, wie es mit einem Trinkplan recht leicht wird, die Tagesration einzuhalten: Nehmen wir an, dass Sie nach acht Stunden Schlaf 16 Stunden am Tag wach sind, in denen Sie trinken können. Wollen Sie in diesen 16 Stunden nun vier Liter trinken, können Sie sich für einen Liter ganze vier Stunden Zeit lassen! Das ist pro Stunde nur ein kleines 0,25 Liter-Gläschen, das nach vier Schlucken weg sein kann. Hinzu kommt, dass Sie idealerweise morgens und abends in Form von flüssigen Mahlzeiten etwas größere Mengen Ihrer täglichen Flüssigkeit zu sich nehmen. Die Menge, die Sie dann noch über den Tag verteilt trinken müssen, reduziert sich dadurch etwas.

Sie müssen natürlich nicht akribisch genau die Tagesration in bestimmten Zeitabständen einnehmen – schauen Sie einfach, dass Sie mehr oder weniger regelmäßig über den Tag verteilt trinken. Kommen Sie einen Tag erst am Nachmittag dazu, viel zu trinken, trinken Sie dann bitte Großteile der Tagesration in kürzerer Zeit, also bis zum Schlafengehen.

Schauen wir uns nun an, welche Getränke im Rahmen der Hautdiät ideal sind, welche Vorteile oder Nachteile sie haben und welche Tipps und Tricks man hier und da anwenden kann.

Heiltees für die Haut

Was sollten wir trinken? Beginnen wir mit dem Tee, den Maria Treben empfohlen hat, siehe das Rezept auf Seite 20. Dieses Getränk war ja auch das erste, welches mir auf meinem Heilungsweg geholfen hat. Der Tee ist und bleibt großartig, bis heute. Und das wohl bei verschiedenen Erkrankungen. Maria Treben empfahl den Tee gegen Schuppenflechte und bei Neurodermitis. Und wenn ähnliche Ursachen verschiedene Probleme bereiten, wieso soll der Tee nicht auch bei anderen Krankheitsbildern hilfreich sein? Im Internet finden Sie aller Wahrscheinlichkeit nach Apotheken, die die Mischung frisch zusammenstellen und Ihnen nach Hause liefern.

Ein kleines Manko gibt es bei dem Tee allerdings: Sie werden Warnhinweise finden, die an Schwangere und Stillende sowie Menschen mit Lebererkrankungen gerichtet sind. In einem Bestandteil des Tees, dem Schöllkraut, finden sich nämlich offenbar Bestandteile, die sich in einer zu hohen Dosis negativ auf die Leber auswirken können. Maria Treben wusste bereits, dass dem Schöllkraut eine giftige Wirkung nachgesagt wird. Sie vertrat in ihrem Buch »Gesundheit aus der Apotheke Gottes« eine andere, gegenteilige Meinung. Auch ist die Verzehrempfehlung des Herstellers, also wie viel von dem Tee man pro Tag trinken soll, meiner Meinung – und auch der von Maria Treben – nach recht konservativ angesetzt. Maria Treben empfahl eineinhalb bis zwei Liter über den Tag verteilt zu trinken. Ich möchte an dieser Stelle niemandem dazu raten, entgegen der Packungsbeilage zu handeln, das muss jeder selbst entscheiden. Doch bei mir war es so, dass ich bei meinem Selbstversuch von einem Limit nichts wusste und tatsächlich um die zwei bis drei Liter des Tees an den meisten Tagen der Woche getrunken habe. Mir hat es nicht zugesetzt oder geschadet, offenbar sogar eher im Gegenteil. Wenn Sie mehr trinken, als die Packungsbeilage empfiehlt, trinken Sie aber bitte nicht mehr als zwei Liter und nicht über mehr als einen Zeitraum von einem Monat; dann legen Sie ein paar Tage Pause ein. Hier lieber auf Nummer sicher gehen, insbesondere bei kleinen Kindern, denen Maria Treben wohl bis zu eineinhalb Litern gab.

Nehmen Sie diese Warnhinweise ernst, aber lassen Sie sich nicht zu sehr ängstigen und verunsichern. Der Tee, bei dem das Schöllkraut ja auch nur einen kleinen Bestandteil bildet, hat wohl viel mehr Leute gesund als krank gemacht. Es bedürfte wahrscheinlich auch eines enormen Teegelages, bis man tatsächlich die gefährliche Dosis des in dem Schöllkraut enthaltenen Giftes konsumiert hat. Und das müsste man vermutlich exzessiv und lange fortführen, bis Schäden entstehen. Bei lebertoxischem Bier, Sekt oder Wein scheren sich viele Menschen auch nicht drum, was sie ihrem Körper da antun. Entscheiden Sie selbst. Ich finde die Teemischung großartig und halte sie auch heute für unfassbar hilfreich. Und möchte sie daher grundsätzlich wärmstens empfehlen.

Noch mehr gute Tees für die Haut

Natürlich wird es noch eine Reihe weiterer heilsamer Pflanzen und Pflanzenkombinationen geben, die in Form eines frisch aufgebrühten Tees wirklich Positives für den Körper bewirken können. Ich persönlich habe bis jetzt wenig mit eigenen Mischungen gearbeitet und kann Ihnen daher nicht eines meiner selbst erprobten Rezepte anbieten. Dies können jedoch Apotheken, in denen man verschiedene Teemischungen bestellen kann. Hier gibt es Mischungen für diverse Zwecke. Sie sollen und dürfen gern selbst probieren und experimentieren, wenn es um Ihre Gesundheit geht. Probieren Sie alternativ einfach die Inhaltsstoffe von Maria Trebens Tee solo (natürlich mit Ausnahme des Schöllkrauts). Ich trinke zum Beispiel hin und wieder gern reinen Brennnesseltee oder Fencheltee. Oder lassen Sie sich individuell die Schuppenflechte-Teemischung nach Maria Treben zusammenstellen, bei der nur das Schöllkraut nicht dabei ist, wenn Ihnen das doch zu große Kopfschmerzen bereiten sollte. Ansonsten sind grüne Tees oder auch Matcha-Tees ebenfalls zu empfehlen. Schwarztees in größeren Mengen wollen wir eher nicht trinken, auch sollten die Tees, die wir zu uns nehmen, eine einwandfreie Qualität aufweisen.

Zitronenwasser

Als nächstes Getränk, welches im Rahmen der Hautdiät wahre Wunder bewirkt, möchte ich das Zitronenwasser ansprechen. Frisches Zitronenwasser ist quasi das Vorzeigegetränk der Hautdiät und wirklich kraftvoll – manchmal sogar eine Spur zu kraftvoll.

Bevor wir uns genauer ansehen, warum das Zitronenwasser so gut ist, schauen wir auf ein paar seiner Aspekte, die häufig kritisiert werden und daher einiger Erklärungen bedürfen.

Schadet Zitronenwasser bei Neurodermitis?

»Zitrusfrüchte können sich negativ auf Schuppenflechte und insbesondere Neurodermitis auswirken« – dies hört man nicht selten. Und es ist tatsächlich so, dass Menschen, die zum Beispiel einen akuten Schub Neurodermitis haben, nach dem Konsum von Zitrusfrüchten bzw. auch Zitronenwasser einen stärkeren Schub bekommen können oder dass das Zitronenwasser einen neuen Schub auslösen kann. Dabei sind jedoch zwei Dinge zu bedenken: Erstens muss das nicht der Fall sein. Es gibt auch Menschen mit Neurodermitis, denen das Zitronenwasser guttut und die nicht feststellen, dass ihre Haut negativ reagieren würde. Des Weiteren habe ich nicht nur einmal den paradoxen Fall erlebt, dass das Zitronenwasser im Verlauf der Hautdiät irgendwann doch gut vertragen wurde und dann auch wunderbar geholfen hat. Es scheint, dass der Körper während der Hautdiät gesünder wird und dann auch wieder besser diverse natürliche Nahrungsmittel verträgt. Viele Betroffene haben das ähnlich bei erworbenen Intoleranzen, Unverträglichkeiten und Allergien festgestellt, die sich mit der Zeit zurückgebildet haben. Was anfangs vielleicht nicht gut geht, geht im Verlauf dann eben doch, wenn der Körper wieder stärker geworden ist. Eine Zitrone ist Ihnen nicht böse oder übel gesinnt. Sie ist ein geniales und starkes Naturprodukt, doch vielleicht ist Ihr Körper aktuell einfach noch zu beschädigt und nicht bereit dafür.

Daher ist mein Rat an alle Neurodermitiker erst einmal der: in aller Ruhe selbst ausprobieren und dem Ganzen eine faire Chance geben. Von Zitronenwasser kann (und sollte) man mehrere Liter pro Tag trinken, wenn man die Hautdiät streng durchziehen will – ich rate zu zwei bis vier Litern. Doch starten Sie lieber langsam und tasten Sie sich heran, wenn Sie das Gefühl haben, dass das für Sie besser ist.

Die übliche Dosierung für das Zitronenwasser ist der Saft einer Zitrone auf einen Liter stilles Wasser. Bitte keine Schalen ins Wasser geben. Das sieht zwar schicker aus, aber auch bei Biozitronen kann man sich leider nicht immer sicher sein, dass die Schale nicht mit giftigen Stoffen behandelt wurde. Wer es langsamer angehen lassen will, der nimmt erst einmal nur den Saft einer halben Zitrone auf einen Liter Wasser oder den Saft einer Zitrone auf 1,5 Liter Wasser und senkt so die Konzentration des Zitronensafts. Dann beobachten und überprüfen, wie es vertragen wird.

Es kann durchaus sein, dass initial die Haut schlechter wird. Das ist aber anfänglich gern mal der Fall und sollte daher keine zu große Panik hervorrufen. Später im Buch, im Kapitel »Entgiftungsreaktionen des Körpers« ab Seite 222 besprechen wir noch, welche weiteren »Entgiftungssymptome« im Rahmen der Eingewöhnungsphase auftreten können. Sollte dies der Fall sein, erhöhen Sie die Dosis nicht, setzen das Wasser aber auch nicht unbedingt ab, wenn die Reaktion nicht allzu stark ist oder wird. Behalten Sie Menge und Dosierung bei oder drosseln Sie sie etwas. Bleiben Sie aber immer ein klein wenig dran, wenn es geht, und geben Sie nicht zu schnell auf. Wir hatten schon gesagt, dass man dem Körper ab und an auch etwas Gutes aufzwingen muss – wie Menschen, die man auch ab und zu zu ihrem Glück zwingen muss, selbst wenn sie sich anfangs wehren.

Greift Zitronensäure die Zähne an?

Ein weiterer kritisierter Punkt ist der, dass Zähne und Zahnschmelz durch all die Zitronensäure negativ beeinflusst oder geschädigt werden können. Alle Zahnärzte und Zahnmedizinstudenten würden vermutlich sofort auf die Barrikaden gehen, sobald sie meinen Vorschlag mit dem Zitronenwasser hören – nicht gänzlich zu Unrecht. Natürlich greift Säure unseren Zahnschmelz an. Trotzdem möchte ich dem Ganzen einige Punkte entgegensetzen. Es ist ja so, dass wir keinen puren Zitronensaft trinken, sondern ihn mit einem hohen Anteil Wasser verdünnen. Eine Cola hat einen pH-Wert von etwa 2,5 und wird meist pur getrunken; der Zitronensaft mit einem pH-Wert von etwa 2,4 wird ja mit viel Wasser stark verdünnt. Auch gurgeln wir nicht mit purem Zitronensaft oder dem Zitronenwasser und spülen damit auch nicht den ganzen Tag akribisch den Mund durch, sondern wir trinken es. Theorie und Praxis sind also zwei sehr verschiedene Dinge. Ich persönlich trinke seit Jahren Zitronenwasser, natürlich nicht jeden Tag und nicht so viel, wie es für die besten Resultate am besten wäre, aber ich habe keine und hatte auch noch nie deswegen Probleme mit meinen Zähnen. Dem Zahnarzt ist auch nie etwas aufgefallen. Meist werde ich sogar für meine Zähne gelobt und darf mir dann ein kleines Spielzeug und einen Lolli aus der Kinderschublade aussuchen.

Allerdings haben mir Menschen, die die Hautdiät ausprobiert haben, geschrieben, dass sie tatsächlich mit den Zähnen Probleme bekommen haben – wohl aufgrund des Zitronenwassers. Daher gibt es hier einige Tipps und Tricks. Vorab: Trinken Sie 30 Minuten vor und nach dem Zähneputzen kein Zitronenwasser. Zudem wäre es möglich, aus einem Glasstrohhalm zu trinken. Auf diesem Weg kann man das Wasser quasi an den Zähnen vorbeischleusen. Plastikstrohhalme wollen wir vermeiden. Oder Sie reduzieren erst einmal Dosierung der Zitrone und Trinkmenge. Sie können auch pro Liter Zitronenwasser einen halben Teelöffel Natron hinzugeben. Reines Natron bzw. Natriumhydrogencarbonat, wie Sie es in der Backabteilung im Supermarkt finden, ist ein großartiger Säure-Neutralisierer. Das Zitronenwasser sprudelt dann ein wenig, aber die Säure wird merklich weniger.

Zudem ist eine kleine Prise Natron im Wasser grundsätzlich nicht schlecht. Den positiven Aspekt einer basischen Ernährung habe ich bereits kurz angesprochen; unser entzündetes Gewebe kann ein wenig basische Pflege von innen wie außen gut vertragen. Bitte seien Sie jedoch mit Natron vorsichtig und konsumieren keine großen Mengen. Es ist wie gesagt eine Base und damit nicht ungefährlich – definitiv nichts für Augen, gierige Münder oder Kinderhände. Ich weiß nicht genau, ab welchen Mengen wirklich negative Effekte eintreten, also bin ich hier eher konservativ und empfehle, dass Sie nicht mehr als zwei gestrichene Teelöffel über den Tag verteilt einnehmen sollten. Schwangeren, Kindern und Menschen mit Nierenproblemen wird übrigens von Natron eher abgeraten. Nehmen Sie Medikamente ein, sprechen Sie sich bitte mit Ihrem Arzt bezüglich der Einnahme von Natronwasser ab.

Sollten Sie das Zitronenwasser – mit oder ohne Natron – aber tatsächlich auch längerfristig nicht gut vertragen – was ich für eher unwahrscheinlich halte –, bedienen Sie sich am besten bei den anderen Getränken, die erlaubt sind.

Übrigens: Bitte keine zu heiße Zitrone trinken. Die natürlichen Bestandteile des Zitronensafts sind hitzelabil. Wir wollen jedoch nicht die Struktur zerstören, sondern sie erhalten, am besten in Rohkostqualität, also so naturbelassen wie möglich. Deswegen geben Sie einfach sehr warmes Wasser über den Zitronensaft, so wie man es direkt trinken kann, anstatt kochendes.

Warum Zitronenwasser wirkt

Schauen wir uns jetzt einmal kurz an, warum Zitronenwasser so genial ist und warum es manchmal beinahe nur ihm zu verdanken ist, wenn man die Haut gut in den Griff bekommt. Mit dem Zitronenwasser erreichen wir einige der Dinge, die wichtig sind, um kranke Zellen gesund zu bekommen: Wir geben dem Körper bzw. dem Blut mehr Wasser und fangen auf diese Weise an, den Körper zu spülen. Nun spülen wir für eine effektivere Reinigung aber auch mit einem ganz besonderen »Spülmittel«, nämlich mit Zitronensaft. Auch im Haushalt kann man Zitrone vielseitig einsetzen, um Oberflächen gründlich zu reinigen. Dass sie auch im Körper einen reinigenden Effekt für unsere Leitungen und Oberflächen haben kann, liegt wirklich nicht weit, wenn man überlegt, dass wir mit den Pflanzen, die unsere Nahrung produzieren, in einer Symbiose stehen – sie helfen uns zu überleben, indem sie unsere Zellen ernähren und wir ihnen, indem wir ihre Kerne verschleppen und damit das Leben der Pflanze verbreiten.

Neben Mineralien bringt die Zitrone aber vor allem eins mit, nämlich Vitamin C. Es wurde bereits angesprochen, dass wir idealerweise rund um die Uhr unser Blut über den Darm mit Antioxidantien anreichern, damit diese zu dem Ort des Geschehens, also zu den kranken Zellen, gelangen. Dort sollen sie ja den Schutz vor freien Radikalen bieten. Vitamin C ist ein potentes Antioxidans und zudem von unglaublicher Bedeutung für die Bildung des Kollagens, welches Sie vielleicht aus Werbung für Anti-Aging-Produkte kennen. (Wir betreiben mit der Hautdiät übrigens effektiv Anti-Aging von innen, was auch länger anhalten dürfte als der Effekt von Tages- und Nachtpflege. Vielleicht eine interessante Information für alle, die sich schon lange recht teure Mischungen mit Antioxidantien, Q10, Hyaluronsäure und andere Anti-Aging-Wundermitteln auf die Haut schmieren.) Kollagen ist ein Strukturprotein der Zellen, also etwas, das unseren kleinen Freunden Halt und Form gewährleistet. Es kommt in etlichen Zellen bzw. Geweben vor – auch in der Haut. Und gerade, wenn es viel Haut neu und gesund zu bilden und zu produzieren gibt, ist klar, dass hier Vitamin C nicht fehlen darf. Im Gegenteil. Jetzt können wir kaum genug davon bekommen. Daher wollen wir es permanent auf einem hohen Niveau im Blutstrom halten.

Obwohl Zitronen in Mund, Speiseröhre und Magen sauer wirken, wirken sie im Blut bzw. an den Zellen wohl basisch. Und das ist für unsere entzündeten Zellen, in und an denen ein saures und entzündetes Milieu herrscht, Gold wert.

Durch Zitronenwasser spülen wir also quasi eine Löschflüssigkeit für entzündete Gewebe durch unser System. Und da nahezu alles durchblutet wird, profitiert auch alles. Das erklärt, warum auch andere gesundheitliche Probleme besser werden können. Und das ist es, was wir wollen: den ganzen Körper systemisch von innen behandeln. Extrem simpel, aber wieso auch nicht? Entzündete Zellen sind eh schon schlecht dran und dazu noch bedroht von freien Radikalen – was können wir ihnen geben? Eine Flüssigkeit, die die saure Umgebung abpuffert und einen Haufen Antioxidantien mit sich bringt. Das kann nur guttun. Und so zeigt es eben auch die Praxis und Erfahrung: Das Zitronenwasser ist Gold wert.

Ich selbst habe an einigen Tagen bis zu sieben Zitronen verbraucht, zählt man Zitronenwasser, grüne Shakes und Salatsoßen zusammen – und habe es geliebt. Von diversen Seiten kamen verstörte Blicke oder Warnungen, dass ich es übertreiben würde. Ich wurde aber einfach gesund und fand es genial. Vielleicht ist es auch in Ihren Augen zu viel, und es stimmt ja, dass nichts »ohne Gift« ist, je nach Menge. Aber ich halte es für absurd, dass unser Körper nicht sechs oder mehr gesunde »Shots« von Mutter Natur vertragen kann, wenn wir ihm doch sonst oft viel Schlechteres und Ungesünderes zumuten. Ich sage also, je mehr Zitrone, vorausgesetzt natürlich, Sie können sie gut vertragen, desto besser. Der Saft der Zitronen ist ein kraftvolles Medikament der Natur.

Einen Aspekt gilt es noch zu bedenken: Wir wollen das Zitronenwasser idealerweise rund um die Uhr trinken, nicht nur morgens auf nüchternen Magen. Das ist zwar extrem förderlich, vor allem warmes Zitronenwasser, aber das ist meist leider nicht genug. Betroffene haben mir häufig geschrieben, dass sie nur morgens Zitronenwasser trinken. Im Rahmen einer wirklich effektiven Hautdiät muss aber mehr her. Wir brauchen den angesprochenen konstanten Fluss in unserem Blut – daher bitte über den Tag verteilt trinken.

Zitronenwasser, noch leckerer

Wenn Sie mögen, »pimpen« Sie Ihr Zitronenwasser mit anderen guten Dingen: Da gibt es zum einen natürliche Antioxidantien-Superfood-Mixturen, die großartig sind. Diese sind meist dunkelrot bis lila und beinhalten zum Beispiel Acaí-, Maqui-, Blau- oder andere Beeren. Das gibt dem Wasser eine schicke lila Komponente, die zudem noch außerordentlich gesund ist. So erhöhen wir die Gesamtmenge und auch die Varietät verschiedenster antioxidativ wirkender Stoffe – es gibt natürlich noch mehr als nur Vitamin C. Diese Varietät tut unserem Körper gut, weil wir ihm ja groß- und breitflächig all das geben wollen, was er braucht und was ihm helfen kann. Auch können Sie Ihrem Zitronenwasser frischen Ingwer beifügen. Oder Sie nehmen einen halben bis ganzen Teelöffel von einem grünen Superfood-Pulver pro Liter Wasser und machen sich so schönes grünes Wasser – das Auge trinkt ja bekanntlich mit. Experimentieren Sie hier gern.

Kaltgepresste Säfte

Als Nächstes wollen wir uns Getränke ansehen, die unglaublich vorteilhaft für den Körper sind. Die Rede ist von kaltgepressten Säften aus Obst und Gemüse. Sie sind das Nonplusultra, wenn es darum geht, dem Körper eine geniale Mahlzeit zuzuführen, ohne ihn jedoch mit einer großen Verdauungsaufgabe zu belasten – insbesondere, wenn man die Säfte mit guten Superfoods noch wertvoller macht.

Obst und Gemüse bilden meiner Ansicht nach die Nahrung, die die Natur für uns vorgesehen hat. Die Nahrung, die uns daher in unseren natürlichen, gesunden Zustand bringt. Idealerweise konsumieren wir daher möglichst viel davon in naturbelassener Form.

Verdauungsarbeit ist Schwerstarbeit für den Körper. Aus der festen Nahrung muss von Magen und Darm das herausgezogen werden, was der Körper an Nährstoffen braucht und ins Blut aufnehmen kann. Das kostet einen Haufen Energie und führt andererseits zu einem vollen Bauch, weil man ja viele Feststoffe hineingegeben hat. Den Darm als ein wichtiges Entgiftungsorgan des Körpers wollen wir jedoch unbedingt entlasten – insbesondere mechanisch. Er hat ohnehin zu viel zu tun; daher wollen wir ihm nicht zusätzlich mehr Aufgaben in Form von zu vielen festen Mahlzeiten geben.

Flüssige Mahlzeiten sind daher perfekt, weil der Körper das Feste vom Flüssigen nicht mehr selbst trennen muss. Ein Entsafter kann das leisten, was sonst unsere Zähne, Magen und Darm machen müssten. Während die Zähne die Nahrung kleinhäckseln und anschließend Magen, Darm und die Verdauungssäfte dafür sorgen, dass die Inhaltsstoffe aus der Nahrung aufnahmefähig für den Darm gemacht werden (und gleichzeitig die Festbestandteile der Nahrung weiter im Darm Richtung Ausgang geschickt werden), erledigt den ersten Teil nun der Entsafter für uns. Ein guter Entsafter presst Obst und Gemüse gewissenhaft und schonend aus und trennt die Flüssigkeit von der dann trockenen Festmasse. So können Sie fast schon gigantische Mengen Obst und Gemüse in Rohkostqualität konsumieren, die Sie sonst kaum essen könnten. Drei Gurken, ein Kilogramm Möhren, fünf Äpfel und zwei Staudensellerie sind auf diese Weise sehr schnell und ohne großen Aufwand in unserem System.

Der Darm wird also weniger belastet, und die Zellen bekommen ein Überangebot an wichtigen Nähr- und Inhaltsstoffen.

Frische und kaltgepresste Säfte sind einfach großartig, denn sie erlauben es uns, viel gesunde Nahrung aufzunehmen, ohne sie aufwendig verarbeiten zu müssen. Pasteurisierte, also ultrahocherhitzte Säfte aus dem Supermarkt, sind dagegen weniger ideal.

Es klingt ein wenig esoterisch, aber es stimmt meiner Meinung nach, dass kaltgepresste Säfte als eine Quelle lebenden und strukturierten Wassers angesehen werden können. Die Frucht einer Pflanze ist ja ein lebendes Geschöpf. Und das in ihr gespeicherte Wasser ist in einer für die Pflanze spezifischen natürlichen Struktur verpackt – und für uns hilfreich, wenn wir es konsumieren, da es die Nahrung ist, die Mutter Natur für uns angedacht hat. Wird dieses Wasser, oder eher gesagt dieser Saft, aus den Zellen der Frucht schonend durch einen sich langsam drehenden und deswegen kalt pressenden Entsafter ausgelöst, bleibt die Qualität und Beschaffenheit quasi unverändert. Und diesen Saft, der uns letzten Endes das Leben ermöglicht, indem er uns mit Kalorien und Mikronährstoffen versorgt, können wir nun in Hülle und Fülle trinken. Und das sollten wir auch tun. Weniges ist so hilfreich, wie regelmäßig kaltgepresste Säfte zu konsumieren.

Der beste Zeitpunkt für Ihren Saft

Idealerweise trinken Sie morgens und abends als Frühstück bzw. Abendessen einen großen, frisch gepressten Saft, den Sie zusätzlich noch mit einer Ladung besten »Düngers« für Ihre Zellen anreichern. Morgens wollen wir unserem System für den Start in den Tag gute Inhaltsstoffe bereitstellen. Abends wollen wir unser Blut für die Nacht mit wertvollen Inhaltsstoffen anreichern. Denn im Schlaf regeneriert sich der Körper. Auch die Leber ist als zentrales Stoffwechsel- und Entgiftungsorgan nachts am aktivsten. Deshalb wollen wir zusehen, dass der Körper zu dieser Zeit möglichst viel von den Arbeitsmaterialien hat, die er braucht. Es wurde ja bereits angesprochen, dass wir Dünger in Form von Superfoods zuführen können und sollten. Welche das sein können, schauen wir uns gleich an. Zuvor möchte ich einige negative Aspekte des Entsaftens und mögliche Lösungen ansprechen.

Entsaften kann unter Umständen recht zeit- und kostenaufwändig werden. Je nachdem, wie hoch der Wasseranteil von Obst oder Gemüse ist, bleibt teilweise viel sogenannter Trester über, also die Festbestandteile der Frucht. Sprich, Sie müssen je nach Sorte viel entsaften (und eben auch viel einkaufen), für relativ wenig Saft. Das kann ins Geld gehen. Der übrig bleibende Trester kann aber auch wunderbar weiterverwendet werden. Ein Rezept finden Sie im Rezeptteil auf Seite 299.

Wer morgens wirklich keine Zeit hat, sich frische Säfte zuzubereiten, kann gekaufte Säfte und Smoothies hoher Qualität verwenden.

Auch wenn frische, selbstgemachte kaltgepresste Säfte aus Bio-Gemüse und -Obst ideal sind, müssen wir auch pragmatisch sein. Nehmen Sie im Notfall daher lieber einen Direktsaft aus dem Kühlregal im Supermarkt, der zwar pasteurisiert und daher nicht mehr ideal ist, als gar nichts, nur weil Sie keine Zeit für frische Säfte haben.

Beim Frühstück und Abendessen in flüssiger Form geht es hauptsächlich darum, dem Körper regelmäßig eine Portion Mikronährstoffe aus natürlicher Quelle zu geben und darum, dass man mit leichtem Bauch in den Tag sowie in den Schlaf startet. Da die grünen Superfood-Pulver jedoch nicht unbedingt lecker schmecken, ist es sinnvoll, sie in Saft einzurühren, weil das den Geschmack neutralisieren kann. Im Rezeptteil ab Seite 282 finden Sie Anregungen. Notfalls trinken Sie die grünen Pulver einfach mit Zitronenwasser. Dies erfüllt natürlich auch seinen Zweck, schmeckt eben nur dann ein bisschen nach Kaninchenstall oder Wiese.

Der richtige Entsafter

Ein Entsafter ist ein Gerät, das Sie Ihrer Gesundheit zuliebe unbedingt anschaffen sollten. Ein guter Slow Juicer kostet zwar einen gewissen Preis, aber er hält auch über Jahre, ist als Küchenmaschine oft vielseitig anwendbar und kann Ihrer Gesundheit wie kaum eine andere Maschine helfen. Kaufen Sie, wenn möglich, langsam drehende Slow Juicer und keine ultraschnell drehenden Zentrifugenentsafter.

Haben Sie erst einmal einen Entsafter und erfahren, wie genial Säfte schmecken und wie gut sie tun, werden Sie es keine Sekunde bereuen. Rezepte für wirklich genial schmeckende und aussehende Säfte, die noch dazu enorm förderlich für Ihre Gesundheit sind, finden Sie im Rezeptteil ab Seite 282 und auf meiner Website unter www.hautdiaet.net.

Probieren Sie auch einfach selbst aus und experimentieren Sie, was das Zeug hält. Gemüsesäfte sind übrigens Obstsäften vorzuziehen, weil sie weniger Zucker enthalten, doch Sie können auch mischen. Fruchtzucker ist zwar eine wunderbare Energiequelle, jedoch sollten wir es damit auch nicht übertreiben. Alles in allem gibt es aber wenige Regeln fürs Entsaften.

Grüne Dünger-Shakes

Die grünen Shakes sind neben Tees, Zitronenwasser und kaltgepressten Säften eine der wichtigsten Komponenten der Hautdiät. Sie liefern jede Menge Nähr- und Vitalstoffe, mit denen wir unseren Körper und unsere Zellen »düngen« können.

Der Begriff »Superfood« ist inzwischen recht geläufig, doch für alle, die sich nicht genau vorstellen können, was damit gemeint ist: Ein Superfood ist meist eine Pflanze oder die Frucht einer Pflanze, die eine exorbitant hohe Dichte verschiedenster Nährstoffe aufweist: Vitamine, Mineralien, Spurenelemente sowie essenzielle Amino- und Fettsäuren – all das findet sich zuhauf in diesen Lebensmitteln. Für unsere Zwecke ist das natürlich genial. Ich vermute ja, dass Sie wahrscheinlich keinen isolierten Mangel eines einzelnen Nahrungsbestandteils, Vitamins oder Spurenelements haben, der für Ihre Probleme sorgt, sondern dass es mehrere Komponenten sind, die Ihnen fehlen. Was immer die Ursache auch sein mag, mit der Methode des breitflächigen Düngens schaffen wir aller Wahrscheinlichkeit nach Abhilfe. Es kann einfach grundsätzlich nicht schaden, den Zellen die Dinge zur Verfügung zu stellen, die sie brauchen.

Auch hier gilt, wie beim Trinken: lieber zu viel als zu wenig. Haben Sie an dieser Stelle bitte keine Sorge, dass Sie durch Superfoods zu viele Vitamine konsumieren könnten. Für eine anständige Hypervitaminose muss man wohl monatelang in zu hoher Dosierung mit synthetischen Vitaminen arbeiten. Durch eine natürliche Ernährung ist das eher schwer möglich. Die Angaben der täglichen Verzehrempfehlung auf einigen Superfood-Verpackungen kann man, meiner Erfahrung nach, daher ohne große Bedenken ein wenig steigern, weil es dem Körper eher guttut als schadet. Hier gilt wohl das Motto: Viel hilft viel. Aber entscheiden Sie bitte selbst.

Welche Superfoods wir für die Hautdiät verwenden

Es gibt inzwischen etliche Superfood-Produkte mit tollen Namen, angeblich toller Wirkung und teilweise noch tollerem Marketing. Natürlich ist der Bereich der Nahrungsergänzungsmittel ein umkämpfter Markt. Viele der Produkte sind sicher hilfreich und gut. Aber seien Sie dennoch ein wenig misstrauisch. Denn erstens brauchen Sie nicht alles, was sich gut anhört und angepriesen wird. Sonst müssten Sie das halbe Internet und den ganzen Reformmarkt leer kaufen. Auch haben einige der Produkte leider nicht die Qualitätsstandards, die für unsere Zwecke wichtig sind. Unsere Produkte sollten idealerweise in Rohkostform konsumiert werden. Manche Hersteller verarbeiten die Rohstoffe jedoch mit Verfahren, bei denen Hitze entsteht. Ab einer gewissen Temperatur verliert das Nahrungsmittel dann die Rohkostqualität.

Achten Sie darauf, dass die Produkte, die Sie kaufen, nicht nur Bioqualität haben, sondern auch, dass sie schonend verarbeitet wurden. Steht auf einem Produkt nicht explizit, dass es Rohkostqualität aufweist bzw. »raw« ist, dann ist es das wahrscheinlich auch nicht. Achten Sie hier also penibel auf die Qualität und seien Sie auch bereit, dafür eventuell einen höheren Preis zu bezahlen.

Qualität zahlt sich aus

Grundsätzlich bin ich der Meinung, dass wir die Qualität unserer Lebensmittel und damit unsere Gesundheit nicht einschränken sollten, nur weil es günstiger ist. Wer Geld für Kinobesuche, Cocktails, neue Schuhe, Online-Shopping und Essengehen findet, sollte auch welches für seine Gesundheit finden. Sie verlieren Ihr Geld ja auch nicht, wenn Sie es in Bio-Lebensmittel investieren, sondern stecken es in die eigene Gesundheit.

Und eines ist sicher: Haben Sie gutes Equipment – sei es ein guter Entsafter oder Mixer, oder seien es Superfoods und hochwertige Öle, Salze, Kräuter und natürlich die Grundnahrungsmittel –, macht es einfach viel mehr Spaß, dem gesunden Lebensstil nachzugehen. Auch die Superfood-Pulver scheinen auf den ersten Blick relativ teuer, aber wenn man bedenkt, dass eine Packung recht lange hält, ist der Preis pro Shake dann tatsächlich eher niedrig. Das Gleiche gilt für ein gutes Öl, Himalajasalz oder etwas anderes aus dem Lebensmittelbereich. Gutes Equipment und hochwertige Lebensmittel können Ihre Motivation steigern. Und wenn Sie erst einmal gesund sind, werden Sie bestimmt nicht denken, dass Sie das Geld lieber in andere gesteckt hätten und dafür wieder krank wären. Seien Sie also großzügig, wenn es um Ihre Gesundheit geht.

Die Superfoods im Detail

Die Superfoods, an die wir uns täglich halten wollen, sind Weizengras, Gerstengras sowie Spirulina und Chlorella in Pulverform. Die letzteren sind Algen. Oft finden Sie diese einzelnen Produkte auch praktisch in fertigen Mischungen zu kaufen. Sie alle haben eine sattgrüne Farbe, da sie voller Chlorophyll stecken. Daneben enthalten sie eine breite Palette der für unsere Zellen so wichtigen essenziellen Nahrungsbestandteile wie Vitamine, Mineralien, Spurenelemente sowie Amino- und Fettsäuren. Zudem stecken sie voller wertvoller Antioxidantien.

Dem Chlorophyll wird eine blutreinigende Wirkung zugesprochen; Vitamine, Mineralien, Spurenelemente sowie Amino- und Fettsäuren sind Futter für unsere Zellen; und dass Antioxidantien gut für uns sind, haben wir bereits besprochen. Damit ist der Wirkbereich der Superfoods enorm breit und ideal für unsere Zwecke.

Wir wollen ja auch breit und großzügig unseren Zellen all das zur Verfügung stellen, was sie gebrauchen können bzw. könnten. Und dafür haben sich die Superfoods meiner Erfahrung nach als enorm hilfreich herausgestellt. Als 100 Prozent natürliche Supplements sind sie definitiv den Dingen vorzuziehen, die Gesundheit eher versprechen als bringen, wie synthetische Pulver oder Multivitamintabletten. Die sollten Sie meiden, so gut es geht, bzw. nicht gleichsetzen mit Vitaminen aus einer natürlichen Quelle.

Wir brauchen die Vielfalt der Natur – nicht in Bruchstücken, nicht chemisch hergestellt. Mit Ausnahme von Vitamin B_{12} und Vitamin D (das »Sonnenvitamin«), die eine Sonderstellung einnehmen. Bei diesen beiden wichtigen Stoffen herrschen hierzulande häufiger Mangelzustände. Machen Sie gegebenenfalls einen Test beim Arzt, ob Sie Vitamin D und/oder B_{12} supplementieren sollten, und vertrauen Sie dann auf bewährte Präparate.

Die Superfood-Mischungen, die ich verwende, finden Sie auf meiner Website unter www.hautdiaet.net oder auf meinem Instagram-Account @diehautdiaet. Ansonsten finden Sie die Pulver in Biosupermärkten, Reformhäusern und im Internet. Auch gibt es viele andere Superfoods, die sicher exzellente Eigenschaften haben, und Sie können natürlich alles ausprobieren, wie Moringa, Baobab, Löwenzahn und Co. Achten Sie jedoch auf die angesprochenen Qualitätsmerkmale. Meiner Erfahrung nach reichen aber ein guter grüner Mix sowie ein Mix aus Antioxidantien, die für uns den Hauptteil der Arbeit übernehmen.

So bereiten Sie Ihren Superfood-Shake ganz einfach zu

Wie wird so ein grüner Superfood-Shake nun am besten zubereitet? Da er als eigenständige flüssige Mahlzeit dienen soll, brauchen wir ein gewisses Volumen. 800 bis 1.500 Milliliter Flüssigkeit sorgen dafür, dass Sie auch initiale Hungergefühle besiegen, da der Magen sich durch die Flüssigkeit dehnt.

Nehmen Sie den Saft Ihrer Wahl als Basis. Bei frischem, selbstgemachtem Saft gibt es quasi kein Limit, wie viel Sie trinken dürfen. Saft müssen Sie nicht mit Wasser verdünnen – können es aber natürlich, wenn Sie denn wollen.

Bei pasteurisierten Säften aus dem Supermarkt sieht das etwas anders aus. Hiervon wollen wir pro Mahlzeit nicht mehr als etwa 600 bis 800 Milliliter trinken und die fehlende Flüssigkeitsmenge für den gesamten Shake mit Wasser sowie dem Saft einer Zitrone auffüllen.

Nehmen Sie dann zwei bis drei gehäufte Teelöffel (oder etwas mehr oder weniger) von den Superfoods und verquirlen Sie diese gut im Saft-Wasser-Gemisch. Wenn Sie mögen, fügen Sie einen kleinen Schuss Lein- oder Hanföl hinzu. Fettlösliche Vitamine werden mit Fett erfolgreich im Darm in den Körper aufgenommen, daher kann ein wenig Öl nicht schaden. Die Superfoods bringen zwar selbst auch ein wenig Fett mit, aber so gehen Sie auf Nummer sicher.

Sie erhalten aller Voraussicht nach einen höllisch grünen Shake, der, je nach Saft, gut, gewöhnungsbedürftig oder grausam schmeckt. Die grünen Superfoods sind geschmacklich meist leider nicht auf Fünf-Sterne-Niveau, eher schmecken sie nach Kuhweide und Algen. Aber sie müssen auch nicht gut schmecken, sie haben einen anderen Zweck zu erfüllen. Verzweifeln Sie also nicht zu schnell, wenn die ersten grünen Shakes seltsam schmecken oder wenn Sie vergessen haben, zwischendurch zu schütteln und am Ende grünen Superfood-Schlamm zu trinken haben, weil sich das Pulver am Boden abgesetzt hat. Sie werden dazulernen und irgendwann eine Mischung entdecken, die für Sie wunderbar passt. Stürzen Sie die Shakes nicht unbedingt in einem herunter, sondern versuchen Sie, sie schluckweise zu trinken und dabei ein wenig so zu tun, als würden Sie kauen. Durch die Kaubewegungen wird das Gehirn – einfach gesagt – an Nahrung erinnert, was dann wiederum dafür sorgt, dass Bauchorgane wie Magen und Bauchspeicheldrüse mehr Verdauungssäfte produzieren.

Wer mag, der kann in die Superfood-Shakes abends noch eine Ration Flohsamenschalen einrühren. Diese reinen Ballaststoffe »fahren« während der Nacht durch unseren Darm und regulieren dabei die Verdauung noch besser, als nur die Shakes an sich. Vielleicht hilft Ihnen das, falls Sie an Verdauungsbeschwerden leiden.

Diese Getränke bitte meiden

Ein Wort noch zu den schädlichen Getränken, die Ihre Genesung verhindern oder verlangsamen können – wir hatten sie schon genannt: Softdrinks, Energy-Drinks, Limonaden, Kaffee, Alkoholisches sowie auch Kuhmilch – das gehört einfach nicht in unseren Körper. Sie bringen Zucker, Koffein und weitere Inhaltsstoffe mit, die dem Körper eher eine Last sind und schaden, als dass sie ihn unterstützen und in eine gesunde Richtung pushen. Bitte den Konsum dieser Getränke sehr stark einschränken oder ganz einstellen.

Hafer-, Mandel- und andere pflanzliche Milchprodukte nehmen eine Sonderstellung ein. Ich möchte sie nicht mit den ungesunden Getränken vergleichen. Sie als geniales Getränk für die Hautdiät zu bezeichnen, wäre aber ebenso falsch, denn oftmals sind diese Produkte stark verarbeitet und damit unnatürlich.

Halten wir fest

Reichlich trinken ist die Basis, um gesund zu werden. Viel und regelmäßig über den Tag verteilt, dabei nur gesundheitsfördernde Getränke. Dazu zählen Tees aus Heilkräutern, frisches Zitronenwasser und seine ergänzten Varianten mit Antioxidantien sowie kaltgepresste Säfte aus frischem Gemüse und Obst. Ideal im Rahmen der Hautdiät wäre es zudem, zwei flüssige Mahlzeiten am Tag in Form von grünen Superfood-Shakes zu sich zu nehmen, einen zum Frühstück, einen als Abendessen. Sie lassen uns leicht und unbeschwert in den Tag starten und schenken uns abends genug Energie und Arbeitsstoffe zur Regeneration des Körpers. Außerdem müssen Magen und Darm keine feste Nahrung verdauen. Am nächsten Morgen wacht man dann mit einem flacheren Bauch auf und fühlt sich dementsprechend gut.

ERFAHRUNGSBERICHT: RUNDUM WOHLGEFÜHL!

Luana M., 24, aus Augsburg

Bevor ich die Hautdiät begonnen habe, hatte ich Probleme mit Schuppenflechte und Neurodermitis. Die Beschwerden haben bei mir bereits im Kindesalter angefangen, dann wie aus heiterem Himmel aufgehört, bis ich ungefähr 20 war. Und zack, kaum aus der Pubertät draußen, ging es wieder los. Ich war bei drei verschiedenen Ärzten, und alle haben mir eine unendliche Anzahl an Cortison-Cremes verschrieben. Klar haben die geholfen, aber kaum hört man mit Cremen auf, sieht die Haut wieder aus wie zuvor. Außerdem habe ich wirklich nicht vorgehabt, mein Leben lang meine Haut mit Cortison zu belasten.

Durch Zufall habe ich auf einem Account auf Instagram die Hautdiät entdeckt. Ich hab natürlich nicht alles so gemacht, wie es in der Hautdiät beschrieben ist (den grünen Saft bekomme ich einfach nicht runter, sorry!), aber ich trinke täglich meinen Zitronensaft, ohne den ich wahrscheinlich gar nicht mehr klarkommen würde, ernähre mich gesund und achte mittlerweile auch beim Einkauf von Bodylotions und Sonstigem auf die Inhaltsstoffe.

Ein positiver Nebeneffekt der ganzen Sache ist auch, dass ich durch die gesunde Ernährung und das Zitronenwasser einige Kilo verloren habe und mich viel viel fitter und wohler in meinem Körper fühle als vor der Diät. Dadurch bin ich viel besser gelaunt, weil ich mich einfach wohlfühle. Ich würde jedem, wirklich jedem, der sich überlegt, die Hautdiät zu machen, dazu raten, es auch zu machen. Es ist der einfachste Weg, etwas für sich selbst zu tun und sich in seiner Haut wieder wohlzufühlen, ohne einen Haufen Geld an teure Cremes oder Therapien zu verschwenden. Und meinen Schokoriegel am Tag, den gönne ich mir trotzdem weiterhin!

ERFAHRUNGSBERICHT: DA KANN MAN WOHL NICHTS MACHEN? UND OB!

Tabea H., 23, aus Mönchengladbach

Ich war gerade 20 Jahre alt geworden, als es bei mir losging: rote schuppende Hautstellen an meinen Beinen und am Rücken. Ich dachte mir noch nichts dabei, da ich sowieso immer unter sehr trockener Haut gelitten habe. Ich hatte damals wahnsinnigen privaten Stress und eine schwierige Phase, in der ich oftmals extrem unruhig und unglücklich war. Mittlerweile bin ich mir fast sicher, dass dies der Auslöser für meine Hautkrankheit war. Nach einigen Monaten wurde es sogar noch viel schlimmer. Meine Füße und

Hände fingen an zu jucken, wurden rot, platzten teilweise auf, und normales Laufen und Schreiben wurden zur Qual.

»Das sieht mir nach Psoriasis aus, Schuppenflechte, da helfen nur Cortisoncremes ...« Mit einer Handvoll Rezepten verließ ich die dermatologische Praxis und saß kurz darauf mit etlichen Cremes, unheimlich überfordert, zu Hause.

So ging der Kreislauf los: Ich fing an zu cremen, es wurde etwas besser. Doch immer wenn ich die Cremes absetzen wollte, ging es wieder los, meistens war es nun viel schlimmer als zuvor. Egal zu welchem Hautarzt ich ging, immer wurden mir neue cortisonhaltige Cremes verschrieben, und mir wurde gesagt: »Tja, da kann man wohl nicht viel machen. Aber ich verschreibe Ihnen noch diese neue Creme. Da habe ich gute Erfahrungen mit gemacht.«

Irgendwann reichte es mir. Ich war inzwischen wirklich verzweifelt und erfuhr zum Glück über eine Freundin von Felix und seiner Hautdiät. Ich startete direkt am nächsten Tag und kaufte kiloweise Zitronen und Obst und Gemüse für die Shakes. Es dauerte etwa zwei Wochen, bis ich die ersten Resultate sah. Meine Haut war weniger rot und schuppte sich nicht mehr so stark. Nach vier Wochen sprachen mich auch Freunde darauf an, dass meine Haut so viel besser geworden sei.

Ich traute mich endlich wieder, meine Haut zu zeigen, musste mich an heißen Tagen nicht mehr schämen, wenn ich mit kurzen Hosen oder offenen Schuhen durch die Stadt lief. Nach einer kurzen Eingewöhnung war es ganz leicht, die Ernährungsumstellung durchzuziehen, denn die Ergebnisse motivierten mich unheimlich. So gute Haut hatte ich seit Ausbruch der Krankheit nicht mehr. Und das Beste war, dass ich mich auch gut fühlte. Die Vitaminbomben sorgen nicht nur für tolle Haut, sondern auch für gute Stimmung.

Die Ernährungsumstellung ist nun ein Jahr her. Mittlerweile ist meine Haut fast perfekt. An den Beinen ist eine kleine hartnäckige Stelle geblieben, und meine rechte Hand ist noch etwas rot und schuppig, da sie natürlich der meisten Belastung ausgesetzt ist. Seit einem Jahr benutze ich keine cortisonhaltigen Cremes mehr und bin unheimlich glücklich, dass meine kleine Hautgeschichte tatsächlich noch so eine Wendung genommen hat. Ich sehe es direkt an meiner Haut, wenn mein Körper nicht im Gleichgewicht ist, und kann mittlerweile durch die richtige Ernährung sofort gegensteuern. Dass ich endlich wieder das Gefühl habe, selbst die Kontrolle über meinen Körper übernehmen zu können, ist Gold wert und sorgt bei mir für Glücksgefühle. Es ist wahnsinnig schön zu merken, dass der Körper sich selbst helfen kann, wenn man ihm nur den richtigen Treibstoff und Ruhe gibt.

Lieber Felix, danke für deine Tipps und dein tolles Buch!

DIE BESTEN LEBENSMITTEL WÄHREND DER HAUTDIÄT

Nachdem wir nun wissen, was gute und hilfreiche Getränke sind, schauen wir jetzt auf die feste Nahrung, die Sie während der Hautdiät essen können, sollen und müssen. Und natürlich auf die Lebensmittel, welche Sie tunlichst vermeiden sollten, weil sie vermutlich Mitverursacher für Ihre Erkrankung sind.

Was soll der Mensch essen?

Um herauszufinden, was die richtige Nahrung für uns ist, schauen wir uns an, wer wir als Spezies sind und wo wir stehen. Wir Menschen sind letzten Endes auch nur ein Tier dieser Erde. Und da alle Tiere eine von der Natur für sie vorgesehene spezifische Ernährung haben, muss das demnach auch für uns Menschen gelten.

Wir haben im Laufe der Zeit jedoch Wege gefunden, mit denen wir unser Nahrungsspektrum erweitern konnten – was wir auch fleißig getan haben. Keine andere Spezies besucht Supermärkte, in denen tausende Lebensmittel stehen, die es von Natur aus nicht gibt. Durch Kochen und Hitzezufuhr, Haltbarmachen sowie Verpackung und Chemie konnten wir im Laufe unserer Entwicklung nach und nach Dinge auf unseren Speiseplan bringen, die von Natur aus eigentlich niemals dort landen sollten.

Für welche Ernährungsform sind wir gemacht?

Für welche Ernährungsform wir von Natur aus vorgesehen sind, ist eine Streitfrage, die die Gemüter schon länger erhitzt. Die einen sagen dies, die anderen jenes. Es gibt Hinweise und Beweise für verschiedene Methoden und Richtungen, und einige davon schauen wir uns kurz an.

Schauen wir auf die Länge und die Oberflächenbeschaffung unseres Darms, fällt auf, dass wir einen ziemlich langen, sehr verwinkelten Verdauungstrakt haben. Das ist ein klassisches Merkmal aller Pflanzenfresser und ein Hauptargument dafür, dass auch der Mensch ein natürlicher Pflanzenfresser sein müsste. Unser Verdauungsapparat braucht faserige Nahrungsbestandteile, wie sie in Pflanzen zu finden sind, damit die Nahrung besser durch den Darm transportiert werden kann, nicht hängen bleibt und zu gären beginnt. Diese Fasern hat Fleisch aber nicht. Fleischfresser besitzen kürzere Därme mit einer glatten Oberfläche.

Wir sind zudem die einzige Spezies, die ihre Nahrung kocht. Von Natur aus gibt es keine Kochtöpfe, was die Frage aufwirft, ob unser geliebtes Kochen tatsächlich so gut für unser Essen ist. Es stimmt schon, dass unter anderem das Kochen uns erst den Fortschritt ermöglicht hat. Doch ich frage mich, ob es uns inzwischen nicht mehr schadet, als dass es nutzt. Wir verändern die Nahrung durch hohe Temperaturen, zerstören zum Teil wichtige Inhaltsstoffe. Das zweischneidige Schwert des Kochens: Wir können heute zwar mehr Dinge essen, die durchs Kochen auch noch sehr gut schmecken und uns Freude im Alltag bereiten – wir alle lieben eine gute, warme Mahlzeit. Doch das Problem ist, dass wir damit jeden Tag Nahrung in uns aufnehmen, die so nicht von Mutter Natur produziert wurde.

Ich selbst liebe Kochen. Es ist viel mehr als nur das Essen, Kochen ist Leben pur. Es ist unsere Kultur, Hobby und ein Stück Identität.

Doch die vielleicht unangenehme Wahrheit lautet womöglich, dass hauptsächlich pflanzliche Rohkost, also das, was ja auch unsere nächsten Verwandten, die Bonobos und Schimpansen, überwiegend verzehren, auch unsere speziesspezifische Ernährung ist. Für alle Fleischesser und alle, die das Kochen lieben, ist das ein herber Schlag. Aber wir müssen uns um unserer Gesundheit willen vielleicht doch eingestehen, dass das geliebte Curry mit Gewürzen, der warme käsige Nudelauflauf an einem Winterabend, die Grillwurst im Sommer oder Pasta zu jeder Gelegenheit nicht das sein kann, was einen gesunden und optimal funktionierenden Körper begünstigt.

Rund um Fleisch und Vitamin B_{12}, die der Mensch scheinbar nur durch tierische Produkte adäquat aufnehmen kann, herrscht eine große Diskussion. Festzuhalten ist: Vitamin B_{12} ist ein wichtiges Thema, und wir müssen es derzeit über die Nahrung zuführen, weil wir es selbst nicht suffizient produzieren können. Bakterien in der Erde sowie im Darm von Tieren und auch dem Mensch können Vitamin B_{12} grundsätzlich produzieren. Die Produktion in uns Menschen ist jedoch heutzutage nicht ausreichend, da wir die dafür nötige Mikroflora nicht ausreichend in uns tragen. Doch die Annahme, dass der Mensch einst selbst sein Vitamin B_{12} in ausreichender Menge produzieren konnte, ist nicht unberechtigt, wenn man bedenkt, dass unser Körper auch das so wichtige Vitamin D selbst produzieren kann. Dass Vitamin B_{12} heute jedoch so ein großes Problem geworden ist, liegt vermutlich daran, dass wir Menschen die Erde (und uns bzw. unser Mikrobiom) zerstört bzw. in einen unnatürlichen Zustand gebracht haben. Die Welt ist ins Ungleichgewicht geraten. Die Böden sind verändert, die Nahrung ist verändert und damit höchstwahrscheinlich auch unsere Darmflora, welche nun eben nicht mehr perfekt funktioniert.

Nur weil wir heute Vitamin B_{12} überwiegend aus tierischen Quellen konsumieren (müssen), heißt das nicht, dass es immer schon der Fall war bzw. dass wir ursprünglich Fleischesser gewesen sind. Wir Menschen sind weder besonders schnell noch stark genug, um in freier Wildbahn ohne Waffen oder List Tiere zu erlegen. Weder noch haben wir Krallen oder Klauen oder ein massives Gebiss mit scharfen Reißzähnen, um eine Tierhaut und das Fleisch zu zertrennen – noch eine Schnauze, um uns erfolgreich aus Kadavern in der freien Wildbahn zu ernähren. Auch reichen unsere Schwimmfähigkeiten nicht aus, um weit draußen auf See erfolgreich Thunfische oder andere Meeresbewohner im Wasser zu jagen. Das heißt, dass wir erst dank Waffen, Fallen und der Anwendung des Feuers damit beginnen konnten, Tiere systematisch zu jagen und zu verzehren.

Vitamin B_{12} ist häufig ein Totschlagargument, wenn es zwischen Fleischessern und Veganern zur Diskussion kommt. Aber dieser Punkt kann und darf nicht rechtfertigen, dass wir kiloweise Salami, Schinkenwurst, Leberwurst, Grillwurst, Milch, Omeletts mit Analog-Käse und andere extrem verarbeitete tierische Produkte essen. Was unserer wahren und ursprünglichen Natur da vermutlich eher nahekommt, ist, dass wir vielleicht mal ein rohes Ei aus einem Vogelnest oder einen tot aufgefundenen Hasen oder Vogel gegessen haben. Aber in der freien Natur liegen eben nicht die oben genannten extrem stark verarbeiteten Fleischprodukte oder frittierte Hühnerschenkel, Frikadellen, knusprige Baconstreifen, Hackfleischburger oder Mozzarellakugeln herum.

Zudem müssen wir uns eingestehen, dass Fleisch in den meisten Fällen keinen optischen oder auch geschmacklichen Reiz auf uns hätte, wenn es nicht gebraten, gewürzt und vor allem gesalzen wäre, und natürlich auch nicht, wenn es noch als das tote, hilflose Tier vor uns liegen würde, das noch ausgeweidet und zerlegt werden muss – nicht als Wurst ohne Gesicht. Auch haben wir kein instinktives Verlangen danach, Aas am Straßenrand aufzulesen oder einer Kuh oder Ziege am Euter zu saugen, weil wir die warme, dickflüssige Milch so schätzen. Wohl erst durch das Kochen haben wir das für uns falsche Essen lieben gelernt.

Vorsicht: Essen dient auch der Kompensation

Offensichtlich sind wir also eher für lebende frische Früchte, Gemüse, Nüsse und Samen ausgelegt und nicht wirklich für totes Fleisch, Dosenfisch, Spiegeleier und Nudelaufläufe. Was für einige von uns sicher etwas traurig ist in Anbetracht der unzähligen leckeren Varianten von Gerichten, die wir unser Leben lang kennen. Wir lieben unsere vertraute Nahrung so sehr, dass sie einen immensen Stellenwert in unserem Leben einnimmt. Die Frage, was man denn heute Mittag oder Abend essen könnte oder soll, wird tatsächlich öfter gestellt als die nach dem

Sinn des Lebens. Und sie ist natürlich auch viel alltagsrelevanter als die Frage nach dem Sinn. Oft sind wir so in unserem hektischen Alltag aus Beruf, Haushalt, Familie, Partner, Freizeit und anderem gefangen, dass wir gar nicht bemerken, wie etwas fundamental schiefläuft. Insbesondere wenn wir gesundheitlich angeknackst sind, wenn der Alltag eher grau und schwer als bunt und unbeschwert ist, wenn wir uns einfach nicht so gut fühlen oder einsam, müde oder gestresst sind, geben wir unseren lieben Gewohnheiten nach. Wir holen am Tag zwischendurch immer mal wieder Luft, indem wir etwas essen, eine rauchen, das Handy checken oder uns vor den Fernseher setzen. Und das Essen ist eine der größten Krücken, die wir haben. Gutes Comfort Food in der Comfort Zone vor dem Fernseher – wem tut das nicht gut nach einem stressigen Tag? Das Problem ist, dass die falsche Nahrung uns körperlich schlecht fühlen lässt und uns tatsächlich abhängig machen kann. Dadurch entstehen diverse kleine wie große Probleme, lang- und kurzfristig: sich gestresst oder schuldig fühlen, Müdigkeit, Antriebslosigkeit, Sodbrennen, Übergewicht, die Liste ist lang. Mit der richtigen Nahrung passiert dies jedoch nicht.

Unsere wahre Nahrung

Meiner Meinung nach besteht zwischen uns Menschen und Früchten von Pflanzen eine Symbiose. Das Prinzip »Ich kraule dir den Rücken, du kraulst mir den Rücken« kommt ja überall in der Natur vor: Biene und Blüten, Putzerfisch und Hai und eben Menschen und Früchte – sie alle helfen einander gegenseitig im Spiel des Lebens.

Früchte sind Nahrung, die lecker schmeckt und gut für uns ist: Sie bringen Kalorien, Wasser und Mikronährstoffe für unsere Zellen mit. Und im Gegenzug dafür, dass wir ernährt werden, schleppen wir die Kerne der Pflanze, die sie schlauerweise in den Früchten platziert hat, mit durch die Gegend und bringen Mango-, Melonen-, Trauben- oder Apfelkerne an nahe und entfernte Orte, wo wieder eine neue Pflanze entstehen kann. Die Pflanze produziert also Nahrung für uns und sichert auf diese Weise ihr und unser Überleben. Wir wiederum pflanzen indirekt neue Nachkommen. Dieses System ist so einfach und so genial – für mich überzeugend, dass wir Pflanzenfresser sind. Früchte bringen dazu viel Wasser mit und sind schnell und leicht verdaut. Sie liefern uns einfache Kohlenhydrate, unsere wichtigste Energiequelle. Und sie liefern natürlichen Zellschutz in Form von Antioxidantien. Perfekt von Mutter Natur für uns gemacht!

Unser aller Sorgenkind: Proteine

Wir alle brauchen Proteine, also Eiweiß. Doch die Sorge um das richtige Protein grassiert und treibt uns um. Wo kriege ich nur mein Protein her, und welches ist das richtige?

Dabei ist es so simpel: Wir brauchen erstens keine Proteine per se, sondern Aminosäuren. Also die kleinen Bestandteile, aus denen Proteine aufgebaut sind. Und diese finden sich ausreichend in Früchten und Pflanzen. Einige der stärksten und muskulösesten Tiere der Erde nehmen allein pflanzliches Protein zu sich, wie Elefanten. Und so verbessert sich auch die Fitness und Athletik vieler Sportler, die umswitchen auf eine pflanzenbasierte Ernährung.

Wie viel Protein brauchen wir? Die Hautdiät steht zur Aufteilung unserer Nahrung zwischen Kohlenhydraten, Fetten und Proteinen folgendermaßen: Wir wollen eine High Carb-Diät mit vielen Kohlenhydraten aus Früchten, eine Medium Fat-Diät mit Fett aus Avocados und hochqualitativ kaltgepressten Ölen und eine eher Low Protein-Diät. Wir können ruhig viele Proteine aus pflanzlicher Quelle zu uns nehmen, aber wir wollen uns nicht wegen der Proteine verrückt machen.

Wir brauchen nämlich gar nicht so viel Protein, wie wir denken, wenn wir genügend Zucker, also Kohlenhydrate, zu uns nehmen. Zucker ist so wichtig, dass häufig aus den vielen Proteinen, die wir im Rahmen einer »Low Carb-Diät« konsumieren, gar kein Muskel – wie wir vielleicht denken oder hoffen – sondern einfach nur Zucker im Organismus hergestellt wird. Wir führen dem Körper oft zu viel Protein zu, weil wir denken, dass er es braucht, wenn er in Wahrheit Kohlenhydrate braucht. Zu viel Protein kann sogar negativ auf die Nieren wirken. Denn Aminosäuren werden in der Leber unter anderem zu Ammoniak umgewandelt, der giftig ist und dann über die Nieren ausgeschieden werden muss. Wenn wir zu viel Ammoniak produzieren, weil wir zu viel – vor allem tierisches – Eiweiß essen, kann es sein, dass die Nieren belastet werden und Schaden nehmen. Das wollen wir aber auf jeden Fall verhindern. Wer sich pflanzlich gut ernährt, braucht sich über dieses Thema keine allzu großen Gedanken zu machen.

Wir brauchen also erstens gar nicht so viel Protein, wie wir oft denken, und unsere Ernährung hat meist mehr davon, als wir annehmen. Auch in den Superfoods finden sich jede Menge guter Proteine. Wer jedoch viel Sport treibt oder Muskeln aufbauen will und nach einer gesonderten Proteinzufuhr sucht, dem sei zum Beispiel rohes Hanfprotein oder ein anderes rohes Pflanzenprotein von hoher Qualität empfohlen. Sojaprodukte sollten wir nicht zu häufig als reine Proteinquelle verzehren, da diese Produkte stark verarbeitet sind. Verbannen Sie übrigens bitte alle synthetischen Proteinshakes, egal ob auf Molke- oder pflanzlicher Basis. Nahezu alles, was in einer nach Fitnessstudio aussehenden Verpackung daher kommt, alles, was Süßstoffe und Zusätze enthält und alles, was eine lange Liste an verschiedenen Inhaltsstoffen mit schwer auszusprechenden Namen mitbringt, sollten Sie besser meiden. Vielleicht kennen Sie Anhänger dieser Shakes oder sind selbst jemand, der wirklich ausdefinierte Muskeln aber leider auch Pickel hat. Vielen fällt auf, dass ihre Haut negativ durch solche Supplements beeinflusst wird. Kein Wunder, wenn man sich ansieht, was da Unnatürliches drinsteckt. Auf grüner, rein pflanzlicher Shake-Power laufen Sie hauttechnisch wahrscheinlich viel besser; und muskulär wie fitnesstechnisch vermutlich auch.

Kohlenhydrate sind der Freund

Dass wir Kohlenhydrate aus Früchten an erster Stelle unserer Nahrungszusammensetzung während der Hautdiät sehen wollen, hat die einfachen Gründe, dass Kohlenhydrate meiner Ansicht nach die wichtigste Energiequelle des Menschen darstellen und dass wir mit Früchten bzw. ihren Pflanzen in Symbiose leben (sollten). Dass viele von uns nicht (mehr) in tropischen bzw. sonnigeren Gefilden leben, hat eine Umstellung der Ernährung gefordert, die inzwischen aber vielleicht ihren Tribut fordert, dem wir nun entgegensteuern müssen.

Heutzutage haben wir glücklicherweise die Möglichkeit, frisches Obst und Gemüse zu jeder Jahreszeit kaufen zu können; wir könnten daher fast so leben wie im Paradies – was wir auch tun sollten. Früchte sind wirklich geniale Lebensmittel, und wir müssten viel mehr davon essen, als wir es in der Regel tun. Je mehr frische Früchte Sie zu sich nehmen, desto mehr frische Früchte wollen Sie auch. Der Körper verlangt nach einiger Zeit richtig danach.

Fruchtzucker und Fruktoseintoleranz

Ein Wort zur Fruktoseintoleranz. Denken Sie bitte nicht, dass die Hautdiät für Sie nicht machbar sei, weil Sie fruktoseintolerant sind. Sollten Sie nämlich nicht an der erblichen und sehr seltenen sogenannten hereditären Fruktoseintoleranz leiden, sondern stattdessen eine erworbene und damit eher milde, also nicht besonders aggressive Form der Fruktoseintoleranz haben, so werden Sie diese höchstwahrscheinlich auch wieder loswerden können. So ein Zustand ist, genau wie jedes andere Symptom, nicht zwangsläufig ein unumkehrbarer Dauerzustand, gegen den sich nichts unternehmen ließe. Hier ist es häufig wie mit den Zitronen – was anfangs vielleicht nicht so gut geht, geht dann im Verlauf eben doch.

Oft ist es auch so, dass Menschen denken, sie seien fruktoseintolerant – was ja auch tatsächlich sein kann –, und dann trauen sie sich nicht mehr wirklich an Früchte heran. Sie meiden sie häufiger, als dass sie sie bewusst konsumieren, und bauen dabei eine Art innerer Barriere auf. Geht es dann darum, mal wieder ein Stück Obst zu essen, agieren sie vielleicht äußerst skeptisch und vorsichtig und beobachten voreingenommener, wie »schlimm« das Obst für den Bauch ist. So ist es klar, dass aus diesen Betroffenen keine wirklichen Obstesser werden, auch wenn genau das das Problem mit Früchten bzw. der richtigen Nahrung lösen könnte – paradoxerweise.

Das Gleiche ist nicht selten bei Patienten mit Reizdarm der Fall. Rohkost verträgt man nicht, wie aber gefühlt alles andere auch nicht, und isst sie dann nicht. Trinken diese Menschen einige Tage und Wochen jedoch nur Säfte aus rohem Gemüse und Obst oder verändern ihre Ernährung in diese Richtung, sind die Reizdarm-Symptome gern wie weggeblasen. Der Darm ist chronisch gereizt, weil er jahrelang chronisch falsch gefüttert wurde. Manchmal haben wir genau vor dem Angst, was uns gesund machen könnte.

Der Gedanke, dass zu viel Fruktose schlecht für uns sei, ist meiner Ansicht nach absurd und zeigt, wie viel Fehlinformation in Umlauf ist. Natürlich ist zu viel Fruktose aus verarbeiteter Quelle in irgendeinem Sirup oder Junkfood schlecht. Aber die Fruktose, die in einer lebenden Struktur eingebettet ist, mitsamt etlicher guter Stoffe für uns, schadet uns nicht! Kennen Sie jemanden, der ernsthafte gesundheitliche Probleme bekommen hat, weil er zu viel frisches Obst gegessen hat? Aber bitte Fruktose- und Saccharose-gesüßte Lebensmittel meiden.

Haben Sie jedoch aktuell eine Fruktoseunverträglichkeit, möchte ich diesen Zustand hier nicht diskreditieren. Halten Sie sich anfangs mehr an frisches, vor allem grünes Gemüse und die Säfte daraus. Trinken Sie mehr Tee und generell mehr Gemüsesäfte als Obstsäfte und Zitronenwasser. Integrieren Sie jedoch gezielt Obst schon von Beginn an und trauen Sie sich. Steigern Sie nach und nach die Mengen und schauen Sie, ob Ihnen die Früchte tatsächlich überhaupt nicht bekommen, oder was wirklich passiert. Obst und frisches Gemüse sind die Nahrung, die die Natur für Sie vorgesehen hat. Es kann Ihnen quasi nicht schaden. Sollten Sie an der angesprochenen seltenen hereditären Fruktoseintoleranz leiden oder isolierte Allergien haben, so gilt das natürlich nicht für Sie.

Säfte über den Tag verteilt

Am besten fangen wir morgens mit Kohlenhydraten in Form von Säften an. Die morgendlichen Säfte können auch ruhig etwas obsthaltiger sein. Nehmen Sie hier zum Beispiel vier bis fünf rote Äpfel, zwei bis drei Gurken, den Saft einer Zitrone und einen Teelöffel Superfood-Pulver. Das ergibt einen wunderbaren Saft, der hydriert, Energie mitbringt und in dem die Superfood-Pulver auch nicht ganz so schrecklich zur Geltung kommen.

Die Säfte gegen Abend sollten hingegen eher grüner und gemüsehaltiger werden und weniger Fruchtzucker enthalten. Hier bieten sich zwei Gurken, ein paar Stangen Sellerie, zwei grüne Äpfel, eine Zitrone und eine Hand voll Spinat an. Weitere leckere Rezepte für Säfte finden Sie auch auf meiner Website unter www.hautdiaet.net.

Intervallverdauen und Schlemmen

Wir möchten bei der Hautdiät viele Kohlenhydrate, also Fruchtzucker, aufnehmen, aber nur eine feste Hauptmahlzeit am Tag. Diese eine Mahlzeit am Tag wirkt vielleicht so, als würden wir Intervallfasten betreiben wollen, was in Richtung einer ketogenen Ernährung geht. Ketogene Ernährung bedeutet, dass durch eine kohlehydratarme Ernährung sowie längere Phasen des Nichtessens die Fettreserven angegangen werden und daraus entstehende Ketonkörper uns nun als Energiequelle dienen. Uns geht es jedoch eher ums Intervallverdauen, nicht -fasten. Denn obwohl sich mit Intervallfasten gute Erfolge in Sachen Abnehmen und Gesundheit erzielen lassen, ist diese Variante nicht ganz ideal, da sie unser Backup- oder Notfallsystem aktiviert. Unser Körper soll bei der Hautdiät im Überfluss guter Dinge schwimmen und nicht regelmäßig in Alarmbereitschaft geschickt werden, weil die Nahrung knapp wird bzw. der so wichtige Zucker ausgeht. Wir möchten es ihm so gut gehen lassen, dass er fast schon gar nicht mehr krank sein kann. Unser Notfall-Backup-System, zumeist noch mit proteinreichen Mahlzeiten oft aus tierischer Quelle, ist da nicht der richtige Ansatz.

Wir wollen im Grunde genau das Gegenteil und viele gute Kohlenhydrate regelmäßig aus frischem Obst konsumieren. Auf diesem Wege füllen wir permanent unsere Kohlenhydratspeicher. Abnehmen werden Sie voraussichtlich sowieso, wenn Sie übergewichtig sind und die Hautdiät machen. Auch ohne Kalorien zu zählen. Zunehmen können Sie mit der Hautdiät übrigens auch. Dafür müssen Sie meist lediglich mehr Kalorien aus einer hautdiätkonformen Quelle essen oder trinken, als Sie verbrennen. Hier bieten sich gute Fette als Kalorienquelle an – essen Sie zum Beispiel mehr Avocados und Nüsse. Sie können auch einfach mehr Obstsaft trinken. Frisch gepresster Orangensaft ist großartig. Ich kann auch Datteln und Bananen als Snack empfehlen.

Die Idee von einer festen Hauptmahlzeit am Tag kollidiert ein wenig mit dem ständigen Befüllen unseres Kohlenhydratspeichers. In den Muskeln und in der Leber können einige Hundert Gramm Zucker in Form des sogenannten Glykogens gespeichert werden. Wenn wir jetzt aber tagsüber durch die Gegend laufen und Dinge erledigen, verbrennen wir zumeist Kohlenhydrate als Energiequelle für die Muskelarbeit. Auch intensive Denkarbeit kann viele Kohlenhydrate verbrauchen.

Das bedeutet, dass irgendwann die Speichervorräte in Muskel und Leber sinken und wir beginnen zu unterzuckern. Dann verlangt es uns nach Essen, wir bekommen Heißhunger und geben ihm nach. Sind unsere Speicher hingegen voll, passiert das nicht. Das bedeutet, dass Sie nach dem Frühstück und bis zum Mittagessen, je nachdem wie Sie persönlich reagieren, die Speicher wieder auffüllen müssen. Ideal wäre es, wenn Sie frisch gepresste Säfte rund um die Uhr zur Verfügung stehen hätten, die Sie regelmäßig trinken können, um Ihre Kohlenhydrate zu bekommen, ohne dass Ihr Körper große Verdauungsarbeit leisten muss. Da das aber oft logistisch schwer machbar ist, müssen wir einen praktischen Umweg finden. Einen Umweg, auf dem wir so wenig Verdauungsarbeit wie möglich leisten müssen, aber dennoch an die Kohlenhydrate kommen. Und dieser Umweg nennt sich Essen leicht verdaulicher Nahrung – welche Überraschung. Idealerweise essen Sie wasserhaltiges Obst. Das ist extrem schnell verarbeitet. Ananas, Mangos, Kiwis, Kakis, Melonen, Trauben, alles in diese Richtung ist großartig und ruckzuck verdaut. Schmeckt leicht und belastet nicht – auch die Klitschko-Brüder machen es so.

Obst können Sie sich übrigens auch super vorbereiten und in einer Essensbox mitnehmen, wo auch immer Sie den Tag verbringen. Obst ist immer erlaubt. Sie sollten es sogar unbedingt essen, wenn Sie sich danach fühlen oder wenn Sie merken, dass Sie hungrig, müde, unkonzentriert oder gereizt werden.

Wer von morgens bis mittags und nach dem Mittagessen bis abends gut ohne extra Früchte oder Säfte auskommt, prima. Bei mir selbst ist es so, dass ich meist keinerlei Probleme habe, bis mittags nichts zu essen, nachdem ich morgens einen Shake getrunken habe. Meist habe ich so viel mehr Energie über den Vormittag, wenn ich meine To-do-Liste mache; Hunger kommt dann gar nicht erst ins Spiel. Trotzdem habe ich auch Tage, an denen ich merke, dass ich etwas essen sollte und es dann auch tue. Daher schauen Sie einfach, was bei Ihnen funktioniert. Probieren Sie aus, wie es für Sie passt, und probieren Sie Snack-Varianten, bei denen Sie über den Tag verteilt frisches Obst oder natürlich auch Rohkoststicks aus Gurken, Möhren, Sellerie etc. knabbern.

Die Hauptmahlzeit: Salat

Kommen wir nun zur Hauptmahlzeit – dem Salat. Dieser soll uns satt machen, auf kulinarischer Ebene befriedigen und uns zugleich nicht müde oder pappsatt machen. Sie können die Hauptmahlzeit natürlich auch in den Abend legen und mittags stattdessen einen zweiten Superfood-Shake nehmen, wenn Sie das bevorzugen. Mittags eine feste Mahlzeit zu haben bietet sich aber, denke ich, an.

Hier haben wir nun die Chance, unserem Körper eine größere Menge Kalorien sowie gute Rohkost zur Verfügung zu stellen. Das faserige

Obst und Gemüse, wenn es nicht weich zerkocht wird, funktioniert in unserem Darm in etwa wie ein Besen, der alte Reste un- oder halbverdauter Nahrung mit sich nimmt und auf diese Weise dort sauber macht. Grüner Blattsalat, geraspelte Möhren und Süßkartoffeln oder Gurken mit Schale sind wahre Streber, wenn es um leichte Verdaulichkeit geht, die den Hängengebliebenen aber quasi trotzdem helfen und sie mitnehmen.

Ihre Verdauung wird sich nach einiger Zeit unter der neuen Ernährungsweise höchstwahrscheinlich richtig gut regulieren. Das liegt an der Rohkost. Die richtige Nahrung sorgt für eine optimale Darmpassagezeit. Das Essen bringt eigenes Wasser und Wasserbindestoffe mit, ist schneller verdaut als jegliche Industrienahrung und stagniert nicht im Darm. So reinigen wir mit der Zeit den Darm. Es ist keine wirkliche Darmreinigungskur, da wir feste Nahrung essen, doch trotzdem entledigt sich der Darm durch die gesündere Nahrung unliebsamer Dinge, wie alten, noch nicht ausgeschiedenen Mahlzeiten bzw. Stuhlgängen. Die bessere Verdaulichkeit sorgt dafür, dass das System effizienter läuft und dementsprechend auch weniger Probleme verursacht.

Bei der Zusammenstellung Ihres Salats sind Sie relativ frei. Im Rezeptteil ab Seite 282 finden Sie einige Anregungen für Salate, Salatsoßen und andere Hauptmahlzeiten, ebenso auf meiner Website www.hautdiaet.net. Grundsätzlich können Sie sich aber die buntesten Salate aus den empfohlenen Lebensmitteln (siehe Kapitel »Gute, nicht ganz so gute und schlechte Nahrungsmittel« ab Seite 161) zusammenmixen, wie es Ihnen gefällt. Raspeln, schälen und stifteln Sie, was das Zeug hält, um neue Gerichte zu kreieren.

Mein Original-Salatrezept

An dieser Stelle gebe ich Ihnen mein Original-Hautdiät-Salatrezept. Diesen Salat habe ich einige Wochen nahezu täglich als Hauptmahlzeit im Rahmen der Hautdiät gegessen, wodurch ich wunderbare, symptomfreie Haut bekommen, überflüssige Pfunde verloren und mich eigentlich durchgehend großartig gefühlt habe. Danach schauen wir die Liste der verschiedenen Lebensmittel an, die wir essen sollen, können und meiden müssen.

Der Salat bestand immer aus grünem Blattsalat und einer ganzen ungeschälten, aber gewaschenen Salatgurke, die mit einem Sparschäler zu dünnen Streifen geschält wurde – das wässrige Innere der Gurke habe ich als Scheiben in den Salat geschnitten. Hinzu kamen ein bis zwei Möhren, die ich entweder geraspelt oder ebenfalls zu dünnen Streifen geschält habe. Ergänzt habe ich das Ganze durch eine Avocado und noch eine fruchtige Komponente, wie zum Beispiel Pfirsiche, Orangen, Trauben oder Mangos. Sie können auch noch Sonnenblumenkerne, Kürbiskerne oder Chiasamen über den Salat streuen. Das sieht sehr lecker aus, verfeinert den Geschmack und bringt noch mehr gute Inhaltsstoffe.

Wenn Sie wollen oder das Gefühl haben, Sie brauchen es, tun Sie auch die Zutaten an den Salat, die zwar keine guten Hautdiät-Foods sind, die Sie aber dazu bringen, eine große Portion Rohkost zu verspeisen. Nehmen Sie hin und wieder ein wenig Schafskäse, etwas Parmesan, ein bisschen gebratene Hähnchenbrust oder auch ein Stück Baguette, wenn es sein muss. Behalten Sie nur im Auge, dass es sich um einen Salat als Mahlzeit handeln sollte, nicht um eine andere Mahlzeit mit etwas Beilagensalat.

Das Dressing, welches ich gern für den Salat verwende (und das Sie im Rezeptteil auf Seite 293 noch einmal finden), besteht aus folgenden Komponenten: Saft einer Zitrone, etwa die halbe bis gleiche Menge naturtrüben Apfelessig (optional), ein Schuss Leinöl, ein Schuss Olivenöl. Insgesamt weniger Öl nehmen als Zitronensaft und Apfelessig. Dann etwas Senf, Himalajasalz, schwarzer Pfeffer, ein Teelöffel Honig, ein bisschen Aceto Balsamico bei Bedarf. Wer mag, kann frische oder notfalls tiefgefrorene Kräuter hinzufügen, zum Beispiel ganz klassisch Schnittlauch und Petersilie. Dann alles durchmischen, abschmecken und – fertig ist das Dressing, gern relativ sauer. Finden Sie hier selbst heraus, was für Sie passt und wie viel Honig Sie brauchen – experimentieren Sie gern.

Ein Wort zum Himalajasalz: Wir wollen ja so naturbelassene Lebensmittel wie möglich konsumieren. Das gilt auch fürs Salz. Haushaltssalz wird meist Rieselhilfen zugesetzt. Dieses Salz ist durch die Verarbeitung also nicht mehr in seiner natürlichen Struktur verfügbar und damit nicht ideal für uns. Himalajasalz hingegen wird schonend von Hand geklopft und nahezu unverarbeitet verkauft. Dieses Salz steckt voller Mineralien, Jod und Eisen; letzteres gibt dem Salz seine schöne rosa Farbe. Himalajasalz finden Sie in Biosupermärkten; meiner Ansicht nach sollte es definitiv Einzug in Ihre Küche finden. Verbannen Sie billiges Salz bitte ohne schlechtes Gewissen.

Und ein Wort zu den Ölen: Öle sind großartig, denn sie versorgen unseren Körper mit essenziellen Fettsäuren, die wir unter anderem für den Bau unserer Zellmembran, also dem Hirn unserer Zellen, brauchen. Ideal sind Fette aus Nahrungsmitteln, wie Avocados und Nüssen. Öle, wenn sie denn gewissen Qualitätsstandards entsprechen, sind aber ebenfalls zu empfehlen. Ein gutes Öl sollte kaltgepresst sein, Bioqualität aufweisen und in einer dunklen Flasche oder lichtundurchlässigen Verpackung stecken. Gutes Leinöl, Hanföl oder Olivenöl kann ich nur empfehlen. Alle Öle sollten gekühlt aufbewahrt werden.

IHRE INDIVIDUELLE HAUTDIÄT

Im Rezeptteil ab Seite 279 finden Sie verschiedene Hauptgerichte, die neben dem Salat im Rahmen der Hautdiät erlaubt sind. Einige davon klingen vielleicht attraktiver als der Salat und wir sollen ja auch Freude am gesunden Essen haben – immer nur Salat, ist da nicht ideal. Damit an dieser Stelle keine allzu große Verwirrung entsteht, was Sie wie essen sollen, das Wichtigste in Kürze:

Grundsätzlich besteht die Hautdiät aus Richtlinien, nicht aus starren und exakten Vorgaben, da ich Sie und Ihre individuellen Bedürfnisse nicht kenne. Zudem sind Sie selbst für sich verantwortlich und müssen schauen, was für Sie gut geht. Das bedeutet, dass Sie grundsätzlich alles machen und ausprobieren können, wie Sie möchten.

Das Allerwichtigste ist zum einen das regelmäßige und richtige Trinken und zum anderen, dass Sie dem Darm Verdauungsarbeit abnehmen. Eine feste Hauptmahlzeit pro Tag und zwei flüssige Mahlzeiten in Form der Superfood-Shakes morgens und abends sind der Rhythmus, der grundsätzlich Sinn ergibt und den ich jedem empfehlen kann. Zwischendurch soll natürlich fleißig getrunken werden. (Frisches Obst ist bei Bedarf jederzeit erlaubt, wie oben beschrieben.)

Was Sie als Hauptmahlzeit essen, ist erst einmal nebensächlich. Zwar halte ich einen großen grünen Blattsalat als Mittagessen für die beste und gesündeste Form, aber Sie können natürlich auch an ein paar Tagen in der Woche die anderen Rezepte aus diesem Buch verwenden. Sie sind sehr gesund, aber wenn Sie nur die von mir vorgeschlagenen Mahlzeiten essen, ohne die anderen Aspekte der Hautdiät zu berücksichtigen, kann es gut sein, dass das allein nicht ausreicht, um gesund zu werden. Daher legen Sie den Hauptfokus bitte darauf, dass Sie trinken, »düngen« und Ihren Darm entlasten.

Das muss natürlich nicht jeden Tag perfekt sein und gleich ablaufen – das wäre zu viel verlangt. Wenn Sie zwischendurch ein festes Frühstück oder eine »normale« Mahlzeit nehmen, ist das alles halb so wild, vorausgesetzt, Sie geraten dadurch nicht aus dem Rhythmus und machen mit dem vielen Trinken, den regelmäßigen Shakes und der flüssigen Nahrung weiter, ohne in alte Muster zurückzufallen. Falls Sie beispielsweise morgens gern Porridge essen, dürfte das kein großes Problem sein, vorausgesetzt, Sie nehmen das zusätzlich zu bzw. nach einem frischen grünen Shake ein und nicht wochenlang als Ersatz dafür. Das Motto bleibt: Mehr und viel Gutes hinzufügen! Kompletter Verzicht oder alles »perfekt« zu machen ist dann nicht unbedingt notwendig. Vor allem: Verkrampfen Sie nicht, weil Sie Angst haben, etwas falsch zu machen. Ich bin überzeugt, dass Sie mit der Zeit Ihren passenden Rhythmus finden werden.

Gute, nicht ganz so gute und schlechte Nahrungsmittel

An dieser Stelle folgt nun eine Auflistung der Nahrungsmittel, die ich für super, mittelgut und schlecht im Rahmen einer hautdiätkonformen Ernährung halte.

Die Guten: Davon gern viel

Beginnen wir mit den Lebensmitteln, die exzellent für unsere Gesundheit sind und die wir daher regelmäßig und viel konsumieren sollten – als Saft wie auch als feste Mahlzeit:

Dazu zählt quasi jedes Obst. Insbesondere sind die sehr wässrigen Früchte mit hohem Wasseranteil zu nennen, wie Melonen, Trauben, Kiwis, Orangen, Zitronen, Mangos, Ananas, Kakis, Papayas und Grapefruits (Vorsicht mit Grapefruit, wenn Sie Medikamente einnehmen. Sprechen Sie sich dazu mit Ihrem Arzt ab). Auch Bananen sind prima. Hinzu kommen Beeren jeglicher Art, also Heidelbeeren, Erdbeeren, Stachelbeeren, Johannisbeeren, Brombeeren und Co. Sie platzen fast vor Antioxidantien und Vitaminen und sind daher großartige Snacks, auch für Kinder. Gewöhnen Sie sie früh an beste Lebensmittel – damit tun Sie Ihrem Kind vermutlich das Beste für die weitere Entwicklung.

Als Nächstes stehen Gemüse auf dem Speiseplan. Gemüse sind großartig. Vorsicht nur bei Nachtschattengewächsen wie Tomaten, Auberginen, Chilis, Paprikas – diese enthalten verschiedene Alkaloide, die entzündungsfördernd in unserem Körper wirken können. Diese packe ich daher, gemeinsam mit Bohnen, Sojaprodukten und Kartoffeln, in die Kategorie der mittelguten Nahrungsmittel. Sie müssen zum Teil erst gekocht werden, damit sie ihren potenziell giftigen Charakter verlieren. Daher können sie nicht als Nahrungsmittel erster Wahl von der Natur für uns gedacht sein. Auch den Spinat packen wir wegen seines hohen Gehalts an Oxalsäure auf die Liste mittelguter Nahrungsmittel, auch wenn ich persönlich ihn großartig finde, vor allem in Säften.

Andere Gemüse hingegen sind nahezu unbedenklich und hilfreich. Wunderbar sind blättrige Salate, ob grün oder rot. Bitterer Radicchio zum Beispiel ist genial, ebenso grüner Eichblatt-, Roma-, Friseé- oder Kopfsalat. Gurken sind mein Geheimtipp. Sie bringen Wasser, Chlorophyll und kaum Kalorien mit – daher auch ein idealer Snack auf die Hand. Gurken können und sollten Sie wirklich kiloweise essen und literweise in Form von Saft trinken – sie sind enorm hilfreich. Ansonsten können und sollen Sie Möhren, Avocados, Sellerie und Süßkartoffeln essen. Süßkartoffeln sind großartig, sehr gesund und schmecken auch roh wunderbar. In einer Käsereibe lassen sie sich prima raspeln und für Salate verwenden. Staudensellerie ist ebenfalls ein wunderbares Gemüse – perfekt auch zum Entsaften. Kohlrabi, Brokkoli, Zucchini, Fenchel, Grünkohl, Kürbis, Mangold, Radieschen, Rote Bete, Ringelbete oder andere Bete-Variationen, Spargel, Spitzkohl, Wirsing, Zwiebeln, Schalotten, Knoblauch, Erbsen und, und, und. Die Auswahl an Gemüse, die wir haben, ist wirklich riesig. Und das meiste davon ist auch wunderbar zum rohen Verzehr geeignet.

Es muss aber auch nicht alles Rohkost sein, wenn Sie sich nicht für die strengste Variante der Hautdiät entscheiden. Das heißt, dass Sie ruhig auch einmal Gemüse dünsten oder Ofengemüse machen können. Es geht nicht darum, perfekt zu sein. Ofengemüse mit Kräutern und ein wenig Öl ist immer noch viel besser als Fischstäbchen mit Kartoffelpüree oder das meiste andere Industrie-Essen. Auch eine selbstgemachte Gemüsesuppe ist immer eine prima Alternative zu einem Schnitzel.

Ergänzen Sie die Gemüse mit Sonnenblumenkernen, Kürbiskernen, Chiasamen, Hanfsamen, Leinsamen, Sprossen, Mandeln, Walnüssen, Paranüssen, Pekannüssen oder Haselnüssen. Erdnüsse und Cashews hingegen eher meiden, wenn sie schon geröstet und gesalzen kommen, da diese schlechtes Industriesalz und womöglich andere Zusatzstoffe mitbringen. Und verwenden Sie gern verschiedene grüne Kräuter, wie die Klassiker Schnittlauch, Petersilie, Basilikum, Thymian oder Rosmarin.

Die Mittelmäßigen: Ab und zu in Ordnung

Die folgenden Nahrungsmittel können Sie hier und da mal zum Essen dazugeben, sie sollen jedoch nicht die Basis Ihrer Ernährung bilden.

Dazu gehören die oben erwähnten Nachtschattengewächse wie Kartoffeln, und auch Pilze, weil diese häufig erhitzt werden müssen, bevor sie verzehrbar sind, und roh bei einigen Menschen gern zu Magen-Darm-Beschwerden führen. Hinzu kommen Hülsenfrüchte wie Bohnen, Linsen, Kichererbsen und Sojabohnen bzw. Sojaprodukte. Die Sojabohne ist zwar zurzeit die Stütze und Krücke vieler Vegetarier und Veganer, und Tofu und Sojamilch sind beliebt, jedoch hat die Sojabohne, wie viele andere Hülsenfrüchte auch, natürliche Giftstoffe in sich, die erst durch Verarbeitung und Kochen unschädlich gemacht werden können. Was uns wiederum zeigt, dass diese Pflanze nicht ursprünglich von der Natur für unseren Verzehr angedacht sein kann. Veggie-Würstchen sind also nicht zwangsläufig gut, nur weil sie »besser« sind als Schweinewürstchen. Ein Produkt muss nicht zwangsläufig super für unsere Gesundheit sein, nur weil »vegan« oder »viel Protein« draufsteht.

In diese Kategorie fallen auch einige Getreide wie Reis, Hirse und Hafer, ebenso Quinoa. Diese Zutaten sind sicherlich nicht per se ungesund, sind aber keine top Hautdiät-Foods, weil sie vor dem Verzehr gekocht werden müssen, was einfach nicht natürlich ist. Eier können Sie hier und da essen. Bitte von einem natürlich lebenden Huhn und nicht von einem Legebatterie-Huhn. Am besten roh, wie Rocky, oder kochen, nicht aber in Fett als Spiegelei oder mit Milch als Rührei kredenzen.

Die Schlechten: Besser vom Speiseplan streichen

Getreideprodukte aus Weizen, Roggen oder Dinkel sowie Brot und andere Teigwaren fallen in die Kategorie schlechter Lebensmittel, welchen wir nun einen genaueren Blick widmen wollen.

Vielleicht wird es Sie traurig stimmen, was die Liste der »verbotenen« Lebensmittel alles beinhaltet. Doch es ist leider so, dass die ungesündesten Dinge oftmals die sind, die uns am besten schmecken. Nudeln, Backwaren wie Toastbrot, Brötchen, Baguette, Croissants und anderes Gebäck aus Mehl wie Kuchen und Plätzchen sind während der Hautdiät tabu. Auch Pizzateige und anderes in Richtung Teig sollten Sie besser meiden. Das Gleiche gilt auch für Vollkornprodukte, die ebenfalls stark bearbeitet und erhitzt wurden, damit wir sie essen können. Bitte streichen Sie auch Fleisch von Ihrem täglichen Speiseplan. Nicht nur ist unsere Fleischesserei schlimm für Masttiere und die Umwelt, auch für unsere Gesundheit ist es nicht gut. Insbesondere Schwein in Form von Wurstwaren, Schinken oder Bacon ist ziemlich ungesund. Vor rotem Fleisch warnte schon Maria Treben; auch weißes Fleisch wie Hühnchen oder Fisch sollten wir besser nicht zu viel essen. Schnitzel, Steak und Geschnetzeltes sind also raus. Viele Fischarten aus dem Meer sind inzwischen leider scheinbar voll mit Mikroplastik und Quecksilber. Es wurde auch schon erwähnt, dass unsere ursprüngliche, natürliche Nahrung nicht kilometertief aus dem Meer kommen und damit ebenfalls nicht zu unserer speziesspezifischen Ernährung dazugehören kann.

Weitere tierische Produkte wie Milch, Butter, Joghurt, Quark, Käse und Frischkäse können wir ebenfalls streichen – sehr zum Leidwesen aller Käseliebhaber, wie auch ich einer bin. Doch diese Lebensmittel basieren alle auf dem Grundnahrungsmittel Milch, eigentlich vorgesehen für die Nachkommen einer anderen Spezies. Wie seltsam wäre es, wenn Kühe auf einmal ankämen und den stillenden Frauen die Milch abzapfen würden, nur um daraus einen Gorgonzola-Käse zu machen? Dass unsere Körper für auf Kuhmilch basierten Käse ursprünglich nicht biologisch angepasst sein können, ist klar und offensichtlich. Nahrung für Kälber ist Nahrung für Kälber, nicht für Menschen.

Meiden Sie unbedingt auch Fertigprodukte aus dem Supermarkt: Tiefkühlpizzen, Frutti die Mare-Nudelpfannen, Pferdefleisch-Lasagnen und anderes. Dass Chips zwar sehr lecker, aber auch sehr ungesund sind, wussten wir schon als Kind – und es ist auch wahr. Ebenso ungesund sind quasi alle Süßigkeiten: Schokoladenriegel, normale Schokolade, Pudding, Eis, Schokocreme – zu viel Zucker lauert überall und macht uns langfristig krank, nachdem er uns nur kurzfristig guttut. Pommes, Döner, Fast-Food – alles, was man sich unterwegs schnell mal auf die Hand holen kann, ist natürlich lecker, aber letzten Endes auch nur Junkfood, das uns schadet und das wir daher meiden wollen.

Dass Zigaretten reines Gift sind, die unser System verpesten, muss eigentlich nicht explizit erwähnt werden; ich tue es an dieser Stelle aber dennoch. Bitte das Rauchen einstellen oder zumindest drastisch reduzieren! Wie können wir erwarten, gesund zu werden, wenn wir uns weiterhin regelmäßig etwas so Ungesundes wie Nikotin, Teer und Feinstaub zuführen?

Der Vollständigkeit halber möchte ich daran erinnern, dass auch Getränke zu unserem Ess- bzw. Ernährungsverhalten gehören und uns unangenehm zu schaffen machen können – hier bitte, wie bereits besprochen, eine gesunde Wahl treffen.

Noch ein paar Hinweise zum Essen

Nachdem wir nun eine ganz gute Übersicht darüber haben, was wir essen können, sollen, dürfen und nicht dürfen, schauen wir nun noch auf einige weitere Aspekte, die im Rahmen des Essens zu bedenken sind:

1. Kaufen Sie, wenn möglich, immer Bioware. Alles, was Sie mit Schale verzehren, sollte in Bio-Qualität oder zumindest sehr gut gewaschen sein. Pestizide so weit wie möglich vermeiden! Waschwasser mit Natron oder mit Essig hat hier einen noch besseren Effekt als Wasser allein. Zitronen und Orangen sowie Ananas, Melonen und anderes mit dickerer Schale können Sie auch einmal in Nicht-Bio-Qualität kaufen, um den Geldbeutel zu schonen.
2. Essen Sie langsam, kauen Sie extrem gut! Gut gekaut ist halb verdaut – und das stimmt. Je breiiger wir unser Essen durch akribisches Kauen im Mund vorarbeiten, desto besser. Umso leichter und schneller können Verdauungssäfte in Magen und Darm die Nahrung

angehen. Trinken Sie bitte eine Viertelstunde vor und eine halbe Stunde bis Stunde nach dem Essen nichts. Dahinter steht der Gedanke, dass unsere Verdauungssäfte durch das, was immer wir trinken mögen, verdünnt werden und somit die Arbeit verzögert wird. Wenn Sie wollen, trinken Sie natürlich während des Essens – verbieten werde ich Ihnen das sicher nicht. Dieser Aspekt sollte nur einmal erwähnt sein. Durch bewusstes Kauen, zum Beispiel jeden Bissen 25 Mal, essen wir langsamer, bewusster, weniger – und sind schneller satt. Schlingen wir also besser nicht wie gierige Hyänen unser Essen in schnellster Zeit herunter und machen damit Partner, Freunde oder Familie verrückt, sondern essen bewusst langsam.

3. Machen Sie sich nicht verrückt wegen der gesunden Ernährung. Sie ist natürlich unheimlich wichtig und sollte meiner Ansicht nach im Mittelpunkt des Lebens stehen. Aber wenn sich das eigene Leben nur noch darum dreht und Sie vielleicht verkrampfen und denken, Sie dürften nur zu 100 Prozent gesund essen, weil Sie sonst direkt krank werden oder die Welt untergeht, dann kann auch das krank machen. Die Tendenz, sich krampfhaft und militant in gesundheitliche Aspekte, vor allem der Ernährung, zu vertiefen, kann als sogenannte Orthorexie ein eigenes, unschönes Krankheitsbild werden. Das möchte ich mit diesem Buch und dieser Methode natürlich nicht vermitteln oder fördern. Haben Sie Freude und Interesse an gesundem Essen und genießen Sie es. Lassen Sie es aber nicht Ihr Leben bestimmen.
4. Sie dürfen auch etwas nicht Hautdiät-Konformes essen, ohne sich danach selbst zu geißeln. Die Nahrungsmittel unter der Kategorie »schlecht« (siehe Seite 163f.) sind im Sinne der Hautdiät zwar »verboten«, aber sie sind eben auch ab und an erlaubt, weil nicht alles 100 Prozent perfekt sein muss. Die Hautdiät ist ein Marathon und kein Sprint. Ein »Stolperer« bedeutet da noch lange nicht, dass das Rennen vorbei ist. Versehen Sie bestimmte Produkte daher nicht allzu groß mit einem Stoppschild. Das macht sie meist nur attraktiver und verführerischer. Bleiben Sie ehrlich zu sich selbst und versuchen Sie sich zu sagen: »Ich könnte zwar all die Dinge essen, will sie aber

einfach nicht, weil ich ganz genau weiß, dass sie mir danach viel länger schaden als die fünf Minuten, die sie mir Freude bereiten.«

5. Bleiben Sie locker und entspannt – das hilft dem ganzen Prozess.

Halten wir fest

Kaufen Sie im besten Fall Bio-Qualität, essen Sie die Produkte nach Möglichkeit roh oder sanft gegart. Von den meisten Obst- und Gemüsesorten können Sie so viel essen, wie Sie wollen. Fleisch, Getreide-, Milch- und Fertigprodukte sowie Alkohol und Tabak sind weitgehend tabu. Machen Sie sich aber auch nicht verrückt: Hier und da ein Ausrutscher ist kein Weltuntergang, wenn Sie danach hautdiätkonform weitermachen.

Das Thema Ernährung haben wir nun recht ausführlich besprochen. An dieser Stelle enden die Strategien der Hautdiät jedoch nicht. Es gibt weitere Grundpfeiler, die zu unserer Gesundheit enorm beitragen. Wir schauen auch auf die Rolle der Psyche und wie wir unseren Körper gezielt anspannen und entspannen können. Wir widmen uns wichtigen Aspekten rund um gesunden Schlaf, warum Abhärten eine gute Sache ist und wie wir unsere Entgiftungsorgane noch besser zum Laufen bringen. Und wir schauen natürlich noch darauf, wie wir unsere Haut von außen pflegen können.

ERFAHRUNGSBERICHT: VON INNEN NACH AUSSEN

Marcella T., 26, aus Krefeld

Ich wurde auf die Hautdiät via Instagram aufmerksam. Ich muss gestehen, anfangs hatte ich wenig Hoffnung, dass ich ansatzweise eine Verbesserung an meiner Haut erkennen würde. Ich habe die Hautdiät nicht ganz in meinen Alltag integriert bekommen, aber den Grundgedanken umgesetzt. Anfangs hat meine Haut so extrem darauf reagiert, dass ich kurz davorstand, die Kur zu beenden. Ich habe unreine Haut bekommen, und meine Neurodermitis wurde schlimmer, über mehrere Monate hinweg. Nachdem ich die Hautdiät ausprobiert habe, habe ich tatsächlich nach einem halben Jahr eine Verbesserung meiner Haut gesehen. Nach einigen Monaten hat sich meine Haut gereinigt, ich hatte eine wunderbare Verdauung und weniger Juckreiz. Dem Gedanken, dass man bei Neurodermitis von innen nach außen agieren muss, stimme ich inzwischen vollkommen zu! Man kann die Diät ja an seinen Alltag anpassen. Ich habe zusätzlich noch Probiotika genommen und eine Lichttherapie gemacht, um meinen Körper noch etwas mehr zu unterstützen. Ich bin wirklich froh, dass ich meine Ernährung, Körperpflege, mein Sportverhalten und auch meine »Ich-Zeit« verändert habe. Danke, Felix!

Die Rolle der Psyche bei der Hautdiät

Schauen wir nun auf die Rolle des Geistes bzw. der Psyche. Wenn unsere Psyche leidet, wir ständig gestresst sind, schlechte Laune bis hin zu Depressionen haben, Wut und Zorn fühlen oder Schuld oder andere negative Gefühle haben, kann darin durchaus die Ursache für unser körperliches Gesundheitsproblem liegen. Auch wenn es scheinbar ein psychisches Problem ist und man vielleicht denkt, dass sich dies nicht so stark auf den Körper auswirkt – Körper und Geist sind untrennbar miteinander verbunden und beeinflussen sich daher gegenseitig. Ob wir nun wollen oder nicht. Der Placebo-Effekt beweist das ja eindrucksvoll. Daher ist es wichtig, dass wir uns diesen Aspekt ein wenig genauer anschauen und Strategien parat haben, mit denen wir gegebenenfalls bestehende innere Disbalancen in den Griff bekommen können.

STRESS

Stress kann eine klassische Krankheitsursache sein. Stress entsteht, wenn wir mit Situationen überfordert sind oder uns überfordert fühlen. Denn oft überfordert uns nicht die Situation selbst, sondern eher unsere innere Reaktion darauf. Sorgen, Ängste, Zweifel, exzessives Überdenken und andere Verhaltensmuster führen dazu, dass wir eher gelähmt und gedrosselt handeln, als proaktiv Herr der Situation zu werden. Ob es nun um ein Problem in der Arbeit, in der Familie oder mit uns selbst geht, spielt dabei keine so entscheidende Rolle. Das Problem findet in der Regel vor allem im Kopf statt. Wir leiden zwar auch körperlich in stressigen Situationen – die Ausschüttung schwächt auf die Dauer einzelne Organe, entzündliche Prozesse im Körper nehmen zu, extrem langer Stress schwächt den gesamten Körper und unser Immunsystem –, der Auslöser dafür, was wir als Stress wahrnehmen, sitzt aber im Kopf. Auch kurzfristig schadet uns Stress körperlich: Stresshormone werden ausgeschüttet, Muskeln verkrampfen sich, das Herz schlägt schneller, und der Blutdruck steigt. Das wiederum führt oft zu reaktiven, unüberlegten Handlungen, welche unsere Lage wiederum oft nicht besser, sondern eher schlechter machen. Gerade die langfristigen Folgen wollen wir in unserem eh schon angeschlagenen Körper auf keinen Fall haben.

Stress ist also stressig für uns, egal wo er herkommt; daher ist es sinnvoll, ihn zu behandeln und ihm vorzubeugen. Es gibt wirklich gute und effektive Möglichkeiten, den Stress, Lärm und die Unordnung im Kopf zu bannen. Diese Möglichkeiten schauen wir uns auf den folgenden Seiten an.

ATEMÜBUNGEN

Atemübungen können komisch aussehen, wirken manchmal komisch auf Außenstehende und einen selbst und sind Ihnen vielleicht bisher nicht so geläufig. Dabei wissen wir oft gar nicht, dass uns diese seltsamen und unscheinbar wirkenden Übungen enorm weiterhelfen und weiterbringen können. Wie genau so eine Atemübung aussehen kann, erkläre ich im Kapitel »Unbedingt ausprobieren!« ab Seite 172.

Was Atemübungen bewirken

Atemübungen sind unter anderem aus dem Grunde genial, weil sie unseren Fokus vom Kopf in den Körper richten. Wenn wir uns auf eine Sache voll konzentrieren, wie auf das Gefühl, wenn die Luft in uns hinein- und wieder aus uns herausströmt, können wir unseren Fokus nicht bei einer anderen Sache haben – zum Beispiel bei all jenen Gedanken, die uns stressen. Das ist sehr kraftvoll, wenn man auf diese Weise mehr ins Hier und Jetzt kommt. Es gibt ja immer nur diesen einen Moment in unserem Leben, nie etwas anderes. Und wenn Sie tatsächlich ins Jetzt kommen und sich bewusst werden, was um Sie herum und in Ihnen in diesem Moment alles geschieht, und nur beobachten, nicht urteilen – dann haben Sie eine komplett andere Wahrnehmung der Realität, und womöglich hat der Stress sich aufgelöst. Man kann sich nämlich nicht ruhig und konzentriert und gestresst zugleich fühlen.

Das heißt natürlich nicht, dass wir nach einmal Atemübungen nie wieder Stress empfinden. Stress wird immer und immer wieder aufkommen und versuchen, uns mitzureißen. Es gibt da leider keine Wunderpille. Oder vielleicht doch – sie muss nur regelmäßig eingenommen werden, damit sie auch wirkt. So ist das ja auch mit allen Strategien in diesem Buch. Ein Liter Zitronenwasser bringt nicht viel. Ein Superfood-Shake allein bringt nicht viel. Aber regelmäßig und konstant angewandt, macht es eben den Unterschied. So wie jeden Tag Zähneputzen, jeden Tag eine Tüte Chips essen oder jeden Tag 20 Minuten Joggen mit der Zeit den Unterschied macht. Das Stichwort bei Atemübungen ist also auch wieder: regelmäßig.

Neben dem stresslösenden und Bewusstsein schaffenden Aspekt haben Atemübungen noch einen weiteren Vorteil. Die Lunge ist ja auch ein Entgiftungsorgan. Das für unser Blut sauer und schädlich wirkende CO_2 wird permanent über die Lunge aus unserem Körper hinausbefördert. Die Lunge ist zugleich das Entgiftungsorgan, das wir als einziges direkt und bewusst ansteuern können. Wir können ja selbst entscheiden, wie wir atmen.

Da wir im Alltag meist komplett unbewusst und flach atmen, belüften wir unsere Lunge jedoch tatsächlich nur zu einem Bruchteil von dem, was eigentlich möglich wäre. Es reicht zwar für unsere täglichen Aufgaben, und wir geraten auch nicht in Atemnot – doch es ist wie mit der Gesundheit und dem Körpergefühl: Selbst wenn es Ihnen aktuell vielleicht nicht schlecht gehen mag, wissen Sie womöglich gar nicht, wie gut es Ihnen darüber hinaus noch gehen könnte. Manchmal wissen wir einfach nicht, was uns fehlt und dass uns was fehlt. Aber haben wir es dann, merken wir, wie viel Luft nach oben war.

Das werden Sie schnell merken, wenn Sie anfangen, Atemübungen in den Alltag einzubauen. Wer seit einer halben Stunde am Schreibtisch sitzt und sich dann daran erinnert, dass er bewusst in aufrechter Körperhaltung atmen wollte und es dann auch tut, merkt erst einmal, wie viel besser, frischer und wacher er sich unterdessen und danach fühlt. Und es wird deutlich, wie viel träger, müder und gekrümmter man davor die halbe Stunde, wie der Glöckner von Notre-Dame, am Schreibtisch gehockt hat. Sie können das selbst ausprobieren.

Dass wir jetzt also die Möglichkeit haben, durch bewusstes und tieferes Atmen unser Blut effektiv von saurem CO_2 zu befreien, ist ein großartiges Mittel. Wir wollen natürlich nicht permanent stark hyperventilieren, aber eine forcierte, stärkere Atmung sorgt unmittelbar für frischeres Blut, welches dann über die Arterien überallhin und auch zu unseren Zellen gelangt und dort wertvollen Sauerstoff abgibt. Der Sauerstoff ist ja dazu da, dass die Zelle das energiereiche ATP, quasi ihre Währung zum Überleben, produzieren kann. Durch Atemübungen sorgen wir nun für einen Lottogewinn für unsere Zellen: Sie haben mehr Energie und können dementsprechend energetischer arbeiten. Schauen wir uns nun an, wie Atemübungen aussehen können und wie und wie oft wir sie machen sollten.

Unbedingt ausprobieren!

Grundsätzlich gilt: Machen Sie Atemübungen nicht, wenn Sie beim Auto- oder Fahrradfahren sind, Maschinen bedienen oder andere Tätigkeiten ausüben, die Ihrer vollen Aufmerksamkeit bedürfen. Atemübungen werden logischerweise am besten an der frischen Luft gemacht, möglichst in freier Natur und nicht an einer Kreuzung in der Kölner Innenstadt. Am offenen Fenster ist es besser als in einem Raum mit verbrauchter Luft.

Es empfiehlt sich, die Übungen im Stehen auszuführen, gegebenenfalls mit einem Stuhl vor sich oder vor einem Fensterbrett, an dem Sie sich notfalls festhalten oder abstützen können. Ab und zu könnte es Ihnen nämlich ein wenig schummrig im Kopf werden, und dann ist es gut, sich festhalten zu können. Sie können die Übungen natürlich auch im Sitzen oder Liegen ausprobieren und praktizieren – ganz so perfekt muss es nicht sein.

Kommen wir zu der Frage, wie wir denn atmen sollen. Durch die Nase oder den Mund? Durch beides oder durch die Füße? Es wird zwar häufig darauf hingewiesen, dass man bei Atemübungen oder bei der Meditation durch die Nase ein- und aus- oder durch die Nase ein- und durch den Mund ausatmen soll. Aber das kann anstrengend sein oder einfach nicht gut gehen, wenn die Nase zum Beispiel nicht ganz frei ist. Atmen Sie also so ein und aus, wie Sie am besten Luft bekommen. Es geht darum, dass die Luft in die Lunge gelangt, weniger darum, ob sie jetzt über den Mund- oder Nasenrachenraum kommt.

Welche Atemtechnik Sie wie lange machen, ist natürlich Ihnen selbst überlassen. Fünf Minuten gezieltes Atmen, ohne Unterbrechung, sind aber eine feine kleine Einheit, die man dreimal über den Tag verteilt zeitlich auch ganz sicher eingebaut bekommen kann. Das einzig Schwere bei Atemübungen ist, dass man sich sagt: »Okay, ich nehme mir genau jetzt fünf Minuten, und nicht später.« Und die Übung dann auch wirklich macht. Ihr Verstand kommt nämlich garantiert mit etlichen Ausreden und Ablenkungen um die Ecke, die gerade wichtiger und dringender scheinen, als sich fünf Minuten fürs Atmen zu nehmen. Seien Sie hier, wie auch während der gesamten Hautdiät, vorsichtig, dass Sie die kleinen und wichtigen Dinge nicht aufschieben.

Stellen Sie sich also einen Wecker auf drei, fünf, sieben oder zehn Minuten oder nehmen Sie sich eine bestimmte Zahl an Atemzügen vor, zum Beispiel erst mal 15 bis 20. Stehen Sie auf und stellen Sie sich ans geöffnete Fenster, schließen Sie die Augen und beginnen Sie, tief und langsam einzuatmen, sodass sich der Bauch nach vorn wölbt. Atmen Sie also erst mit dem Zwerchfell in den Bauch und erst dann in den Brustkorb, nachdem der Bauch so weit gefüllt ist wie möglich. Atmen Sie tief und füllen Sie die Lunge bewusst, saugen Sie aber auch nicht japsend so viel Luft ein, wie nur irgend möglich – es soll sich noch entspannt anfühlen, wenn Sie voll eingeatmet haben. Halten Sie dann für einige Sekunden die Luft an, so lange, wie es Ihnen noch angenehm ist. Eine Sekundenzahl zu nennen ist in meinen Augen nicht sehr sinnvoll, denn für jeden fühlt es sich anders an. Konzentrieren Sie sich mehr auf das Atemgefühl als darauf, im Kopf die ganze Zeit 1, 2, 3, 4 … zu zählen.

Sobald Sie sich danach fühlen, lassen Sie die Luft langsam, aber gänzlich entweichen. Wenn möglich, atmen Sie durch leicht gespitzte Lippen aus. Schauen Sie, dass Sie etwas länger ausatmen, als Sie die Luft angehalten haben. Lassen Sie die Luft in Ruhe aus Ihrer Lunge entweichen. Auch hier wieder nicht übertreiben, aber leeren Sie Bauch und Brust bewusst. Nehmen Sie dann einen nächsten Atemzug in der gleichen Art und Weise.

Das Ganze wiederholen Sie nun einfach und versuchen dabei, die ganze Zeit den Fokus auf Ihren Atem und Körper zu halten. Einfach beobachten, wie es sich wo genau anfühlt. Wenn Gedanken kommen und Sie den Fokus auf die Atmung verlieren, einfach bemerken und den Fokus dann auf die Atmung zurückbringen. Wenn Sie zwischendurch ein paar normale Atemzüge als Verschnaufer einlegen müssen, machen Sie das selbstverständlich. Dann, wenn der Wecker klingelt, sammeln Sie sich kurz, nehmen vielleicht noch einen letzten bewussten Atemzug und machen dann mit Ihrem Alltag weiter. Beobachten Sie jedoch, wie Sie sich vor, während und nach der Übung fühlen und ob Sie Unterschiede wahrnehmen können.

Neben der hier beschriebenen Atemtechnik gibt es noch diverse andere. Probieren Sie zum Beispiel den Rhythmus, dass Sie vier Sekunden lang einatmen, dann den Atem vier Sekunden lang halten, dann vier Sekunden lang ausatmen und dann vier Sekunden lang ausgeatmet warten, bis Sie wieder vier Sekunden lang einatmen, wieder vier Sekunden lang halten und so weiter. Sie können sich auch selbst einige Atemmuster überlegen. Probieren Sie Verschiedenes aus und geben Sie dem Ganzen eine Chance – auch wenn Sie meinen, dass solche Übungen zu Ihnen als Teenager, Studentin oder gestandenem Geschäftsmann vielleicht nicht wirklich passen. Sie tun einfach unheimlich gut, und diese Möglichkeit, sich selbst tagsüber immer wieder und wieder in eine ruhige und bewusste Haltung zu bringen, sollten wir unbedingt wahrnehmen.

Nachdem wir nun wissen, wie und warum wir Atemtechniken gegen Stress einsetzen können, schauen wir, wie wir uns weiter gezielt entspannen können.

GEZIELTE ENTSPANNUNG UND MEDITATION

Der nächste Punkt, den wir uns näher ansehen wollen, ist die gezielte Entspannung. Es ist klar, dass wir weniger angespannt und stressfreier leben, wenn in unserem Kopf eine entspannte Atmosphäre herrscht. Die entspannte Atmosphäre können wir nun durch gezielte Entspannung bewusst herbeiführen bzw. begünstigen.

Obwohl wir in unserer Freizeit per Definition ja wirklich frei haben und vielleicht absolut gar nichts tun müssten, tun wir dann meist dennoch irgendetwas. Meist nur, damit wir überhaupt etwas machen und nicht einfach nur in der Ecke sitzen. Ohne Beschäftigung nur dazusitzen macht ja auch keiner. Irgendetwas zu tun, halten wir für sinnvoller, als einfach nur zu sitzen und da zu sein.

Wir üben klassisches Faulenzen wie Fernsehen oder Serien gucken, Zeitungen und Magazine lesen, im Internet surfen, Essen, obwohl man keinen Hunger hat, Party machen oder Freunde treffen. Das alles macht Spaß, vertreibt wunderbar die Zeit und dürfte demnach etwas sein, das wir grundsätzlich wohl als Entspannung bezeichnen würden.

Doch diese Dinge tarnen sich viel zu oft nur als Entspannung. Tarnen, da sie Entspannung vorgaukeln, in Wahrheit aber unser Gehirn gar nicht richtig entspannen können. Der Grund: Bei vielem, was wir tun, fluten ununterbrochen Reize über Augen und Ohren ins Hirn. Zwar erscheinen uns diese Reize wahrscheinlich als angenehm, weil wir nicht selbst denken oder etwas Anstrengendes tun müssen. Dennoch ist es letzten Endes Arbeit für das Gehirn. Wie der Darm Nahrung als Arbeit bekommt, bekommt unser Gehirn Informationen, Unterhaltung und Inhalt.

Wenn wir Gehirn und Psyche langfristig entlasten möchten, sollten wir stilles Nichtstun in unseren Alltag integrieren.

Tägliches Nichtstun

Vielleicht können Sie mit Nichtstun nichts anfangen, haben es noch nie wirklich praktiziert, und es macht womöglich auch niemand, den Sie kennen. Doch in dieser hektischen Zeit des 21. Jahrhunderts mit Ablenkungen im Überfluss ist es leicht möglich, dass wir viel zu viel geistige Nahrung konsumieren, sodass wir quasi Übergewicht im Kopf bekommen. Also muss unsere Aufgabe sein, dafür zu sorgen, dass über einen festgelegten Zeitraum keine Informationen zum Verarbeiten ins Gehirn strömen. Es muss Stille herrschen, um Ruhe hervorzubringen. Und diese Ruhe ist es, die Klarheit im Denken und Handeln schafft. Der Geist beherrscht den Körper. Und je klarer der Geist, desto weniger Selbst-Sabotage findet statt. Ein Eliminieren von Selbst-Sabotage ist auch genau das, was wir brauchen, um so fokussiert wie möglich die Hautdiät und andere Aufgaben des Lebens zu meistern.

Denn das Richtige tun ist zwar simpel, aber nicht einfach. Und vieles will Sie von dem Weg zu Ihrem Ziel abbringen; Freunde, Verwandte, Veranstaltungen, Ihre Angst, Faulheit, Pessimismus, der innere Schweinehund und der eigene Kopf werden sich gegen Sie und Ihr Ziel verschwören. Das Leben wird Sie prüfen, ob Sie es ernst meinen. Und dann müssen Sie dranbleiben und es durchziehen.

Entwickeln Sie daher eine Routine der täglichen Stille. Das ist die einfachste Form der Meditation. Und wenn Sie vielleicht jemand sind, der von Meditation nichts hält, oder der es schon probiert hat, bei dem es aber nicht geholfen hat oder der keine Zeit fürs Meditieren findet, tun Sie es trotzdem! Meditation wurde inzwischen in zahlreichen Untersuchungen als wahres Wundermittel für unseren Geist und das Gehirn bestätigt. So verbessert Meditation nicht nur unsere Hirnleistung, sprich unseren Fokus, Konzentration, Leistungsfähigkeit etc., sondern auch die physische Hirnstruktur verändert sich unter Meditation tatsächlich zum Positiven. Das Gehirn bleibt mit steigendem Alter frischer und flexibler als bei nicht-meditierenden Menschen; Meditation ist also auch etwas, das präventiv gegen neurodegenerative Erkrankungen wie zum Beispiel Demenz und Alzheimer helfen kann. Falls Sie Meditation bis jetzt nicht ernst genommen haben, möchte ich Sie ermutigen, Ihre Gedanken davon zu lösen, dass dies nur etwas für Mönche in weit entfernten Klöstern sei. Und wer keine Zeit für Meditation findet, dem sei an dieser Stelle ein altes tibetisches Sprichwort gesagt, das in etwa so geht: »Wer keine Stunde Zeit am Tag zum Meditieren findet, sollte zwei Stunden am Tag meditieren.«

Glauben Sie nicht jedem Ihrer Gedanken

Meditation ist meiner Erfahrung nach eine etwas seltsame, aber ganz wunderbare Sache. Nichts anderes ermöglicht es uns Menschen, in uns selbst hineinzuhorchen und zu erforschen, was in uns eigentlich vorgeht. Und es geht etliches in uns vor, von dem wir oft überhaupt nichts mitbekommen. Ein Mensch denkt scheinbar um die 60.000 Gedanken pro Tag. Einen Großteil der Gedanken bekommen wir gar nicht mit, weil wir viel zu beschäftigt sind mit der Außenwelt. Und viele Gedanken sind auch einfach falsch und nicht förderlich. Es ist unwahrscheinlich, dass wir 60.000 hilfreiche und richtige Gedanken denken, auch wenn wir nicht glauben und uns ungern eingestehen, dass auch bei uns im Kopf eine Menge Unfug geredet wird – und nicht nur im Kopf unserer Mitmenschen.

Problematisch wird es, wenn wir all diesen falschen Gedanken glauben und nach ihnen handeln, weil wir denken, dass sie ja richtig sein müssen, weil es unsere eigenen sind. Der Gedanke, dass es zum Beispiel eine gute Idee sei, sich mit etwas Leckerem zu überessen und dann vor dem Fernseher noch ein Eis obendrauf zu essen, klingt, wenn man durchgefroren nach einem Arbeitstag nach Hause kommt, im ersten Moment natürlich verführerisch. Im Nachhinein kommen dann Gedanken des Bereuens, und wir sehen ein, dass die Idee doch nicht so gut war oder vielleicht nur kurzfristig. Längerfristig hat uns dieser Gedanke in einen Konflikt gebracht und ein negatives Gefühl hervorgerufen.

Und nicht nur in Sachen Essen betreiben wir Selbst-Sabotage. In nahezu allen Bereichen des Lebens tun wir Dinge, die sich kurzfristig gut anfühlen und Spaß machen, aber langfristig zu etwas Negativem führen. Aber das muss aufhören, wenn wir wirklich vorankommen wollen. Daher brauchen wir Meditation, insbesondere, wenn wir Menschen sind, denen Umstellungen schwerfallen und die nicht sehr diszipliniert sind. Und geben Sie ruhig ehrlich zu, wenn Sie nicht diszipliniert sind, was Ernährung, Sport, Arbeit, Schule, Studium, Beziehungen und anderes angeht.

Mit der Zeit, vorausgesetzt, dass Sie jeden einzelnen Tag meditieren, werden Sie viel ruhiger, bedachter und entspannter in allem, was Sie tun. Es wird Ihnen immer leichter fallen, das Richtige zu tun – unabhängig von externen Einflüssen. Sie finden sich plötzlich durch Zauberhand am Küchentresen wieder und bereiten sich Zitronenwasser oder eine gute Mahlzeit vor. Oder Sie beginnen auf einmal, an einem Projekt (weiter-)zuarbeiten, das Sie lange Zeit aufgeschoben hatten. Meditation wirkt äußerst subtil und positiv. Dafür muss sie aber kontinuierlich jeden Tag geübt werden. Nach einer oder den ersten zehn Sitzungen werden Sie vermutlich noch keinen Unterschied bemerken. Doch sie ist sehr kraftvoll, um das eigene Leben in positive Bahnen zu lenken – einfach nur durch regelmäßiges gezieltes Nichts-Tun. Und ganz ehrlich, sich jeden Tag 20 Minuten Zeit zu nehmen bekommen Sie locker hin, wenn es Ihnen wichtig ist.

So funktioniert Meditation

Wie stellen wir das Ganze nun an? Sie sollten jeden einzelnen Tag zehn, 20 oder 30 Minuten oder auch länger einfach nur regungslos dasitzen (auch nicht bewegen, wenn es irgendwo juckt oder eine Fliege herumfliegt und nervt). Stellen Sie sich dazu einen Timer auf dem Handy. Setzen Sie sich gemütlich in eine ruhige Ecke, idealerweise aufrecht in einen Sessel oder Stuhl. Der Rücken sollte gerade sein, die Beine brauchen Sie aber nicht zwangsläufig im Schneider- oder Lotussitz zu einer Brezel zu verknoten. Atmen Sie ein paarmal ein und aus, zupfen Sie Ihre Kleidung und Haare zurecht, sodass Sie gemütlich sitzen. Schultern und Kiefer entspannen, Kinn etwas Richtung Brust, Blick mit offenen Augen geradeaus ins Leere richten. Ab dann werden Sie still und hören auf sich zu bewegen. Blinzeln und schlucken dürfen Sie natürlich.

Anfangs werden Sie vielleicht feststellen, dass es Ihnen extrem schwerfällt, einfach nur still dazusitzen (oder -zuliegen – dürfen Sie auch, dann aber mit offenen Augen und nicht einschlafen). Irgendwas juckt, die Fliege fliegt herum oder krabbelt über Ihren Arm, Sie haben Durst und würden eigentlich noch gern einen Schluck Wasser trinken. Aber da müssen Sie jetzt durch. Zwischendurch immer wieder darauf achten, ob der Körper noch entspannt oder möglicherweise verkrampft ist. Dann bewusst entkrampfen.

Anfangs ist auch wahrscheinlich nicht viel mit Stille, da eine Flut an Gedanken aufkommt. Diese kommen wie aus dem Nichts und wollen Sie von Ihrem Vorhaben abbringen. Es werden Gedanken kommen, dass dieses Nichtstun sinnlos und eine Zeitverschwendung sei, dass man doch genau jetzt diese und jene Dinge erledigen müsste und könnte und so weiter. Außerdem kommen verrückte, absurde und bizarre Gedanken über das Leben, den Alltag und Ihr Umfeld. Das ist alles völlig normal. Das sind die 60.000 Gedanken.

Der Trick ist, die Gedanken kommen zu lassen, wie sie kommen, einfach nur zu bemerken, zu akzeptieren und dann wieder gehen zu lassen – quasi einmal »Hi« und wieder »Ciao« sagen. Aber lassen Sie Gedanken verweilen, wenn sie denn bleiben. Meditieren ist wie vorbeiziehende Wolken (Gedanken) anzusehen, sich aber nicht von ihnen mitreißen zu lassen. Einfach nur beobachten, nicht beurteilen, ob gut oder schlecht, hässlich oder schön. Sie sitzen entspannt da und schauen sich an, welche Wolken auch immer am Himmel Ihres Geistes erscheinen. Geschehen zu lassen, was immer geschieht, ist nicht leicht. Manchmal tendiert man dazu, unschöne Gedanken wegzuschieben. Versuchen Sie, keine hässlichen Wolken wegzuwischen, sondern akzeptieren Sie einfach deren Existenz und schauen Sie sie als das an, was sie sind. Letzten Endes nur Gedanken, nicht mehr und nicht weniger.

Irgendwann macht es klick, und Sie werden feststellen, wie illusorisch Gedanken eigentlich sind, nichts mehr als eine Stimme im Kopf, die irgendetwas sagt oder behauptet. Auch werden Sie feststellen, wie sehr Gedanken einen trotzdem mitreißen können. So verrennt man sich in Tagträume und denkt über dieses und jenes nach, bis einem auffällt, dass man für lange Zeit mit den Wolken geflogen ist, anstatt sie von unten einfach nur anzugucken.

Für wen das mit dem Wolken-Angucken ein wenig abstrakt ist: Stellen Sie sich vor, Sie sitzen und meditieren und haben dann den Gedanken, dass Sie gleich noch diese und jene E-Mail schreiben müssen. Und quasi bevor Sie jetzt weiterdenken, zum Beispiel was Sie in der E-Mail schreiben oder dass Sie keine Lust darauf haben, bemerken Sie erst einmal: »Ah, da oben war gerade der Gedanke, dass ich noch diese und jene E-Mail schreiben muss.«

Anstatt von unten auf Gedanken wie Wolken zu schauen, können Sie natürlich auch »von oben«, quasi aus der Vogelperspektive, auf die Gedanken schauen, die in Ihrem Kopf herumschwirren.

Sie müssen übrigens nicht akribisch jeden Gedanken beobachten. Das geht gar nicht. Begegnen Sie dem Ganzen entspannt und nicht verkrampft. Der einzige Fehler, den Sie machen können, ist, sich nicht jeden Tag 20 oder 30 Minuten hinzusetzen.

Am Ende Ihrer voreingestellten Meditationszeit klingelt der Wecker. Sie bleiben kurz ruhig sitzen, reiben sich vielleicht das Gesicht, atmen durch, strecken sich, atmen wieder durch und nehmen dann Ihren Tag wie gewohnt auf. Greifen Sie nicht direkt zum Handy, um zu sehen, was dort auf Sie wartet – auch wenn Sie vielleicht die ganze Meditationseinheit nur an Ihr Handy gedacht haben.

Die Vorteile von Meditation

Diese Form, nur zu sitzen und nichts zu tun, außer seine Gedanken anzuschauen, ist »Old School-Entspannung«, wenn Sie so mögen – natürliches Relaxen. Daher tut es auch so gut. Es ist fast schon eines unserer Grundbedürfnisse, dem Gehirn für einen gewissen Zeitraum keine externe Stimulation zu bieten. In der Natur herrscht viel mehr Stille als in der Stadt. Aber wir sind viel zu selten in der Natur, und wenn, dann ist häufig das Smartphone in der Hand, und vielleicht sind Kopfhörer in den Ohren.

Und auch wenn es uns wirklich schwerfällt, nichts zu tun, ist es eine langfristig extrem gute und faszinierende Möglichkeit, sich selbst und den eigenen Irrsinn im Kopf zu erkunden und besser kennenzulernen. Es hat auch etwas Therapeutisches, weil Sie mit einem Teil Ihrer selbst reden bzw. diesen Teil reden hören, den Sie im lauten Alltag sonst nahezu komplett überhören.

Stecken Sie sich am besten kein großes Ziel mit dieser Übung – das ist nicht der Sinn von Meditation. Tun Sie es einfach nur jeden Tag. Und auch, wenn Sie nach einer Woche noch keinen Unterschied bemerken oder es keinen Spaß macht, machen Sie weiter. Probieren Sie alternativ andere Meditationsformen aus, die Ihnen vielleicht besser gefallen. Fokussieren Sie sich beispielsweise einfach nur auf Ihren Atem. Wenn ein Gedanke aufkommt, erkennen Sie diesen an, lassen Sie ihn dann aber gehen und bringen den Fokus auf Ihre Atmung zurück. Auch können Sie Ihre Atemzüge vor Ihrem inneren Auge zählen.

Es gibt verschiedenste Methoden, probieren Sie gern einige aus.

Halten wir fest

Atemübungen und Meditation können effektiv Stress mindern helfen und die Lebensqualität erhöhen. Regelmäßig in den Alltag eingebunden, helfen sie uns, gelassener, widerstandsfähiger und gesünder im Geiste zu werden.

Rundum gut zum Körper sein

Die wichtigsten Grundpfeiler der Hautdiät, was das Trinken, die Ernährung und den Stressabbau betrifft, haben wir nun kennengelernt. An dieser Stelle folgen weitere kleinere Aspekte, die aber ebenso wichtig für unsere Gesundheit sein können. Schauen wir uns diese Punkte an, bevor wir im letzten großen Kapitel einen Blick auf die Regeln des Erfolgs werfen sowie auf das Mindset, welches wir mitbringen sollten, damit uns der ganze Prozess auch Spaß macht. Zudem schauen wir noch auf einige andere Aspekte, und ich verrate Ihnen ein paar Tipps und Tricks. Schauen wir uns jetzt aber die weiteren Grundpfeiler der Hautdiät bzw. Wege an, wie wir gesund werden.

LACHEN IST DIE BESTE MEDIZIN

Ich denke, die Überschrift des Kapitels spricht für sich selbst. Lachen ist eine der wertvollsten Ressourcen, die die Menschheit besitzt. In dem Moment, in dem wir aus tiefstem Herzen lachen, kennen wir keine Probleme. Keinen Stress, keine Trauer, keine Hoffnungslosigkeit und auch kein Genervtsein, weil man in zehn Minuten irgendwas Ätzendes machen muss – wenn vielleicht auch nur für den kurzen Moment, in dem man lacht.

Doch Lachen hat auch einen nachschwingenden Effekt. Es sorgt nicht nur dafür, dass unsere Laune für eine gewisse Zeitdauer besser oder weiterhin gut ist, es scheint sich auch positiv auf das Immunsystem auszuwirken – wohingegen Traurigkeit einen negativen Effekt hat. Das ist vermutlich auch der Grund, warum glückliche Menschen oft gesund sind und älter werden als viele andere – sogar, wenn ihr Lebenswandel nicht immer lupenrein ist und sie vielleicht jede Menge rauchen oder Alkohol trinken.

Glück und Zufriedenheit sind eigentlich ganz einfach: Man muss sich nur wirklich erlauben, genau jetzt zufrieden und glücklich über das Hier und Jetzt zu sein sowie dankbar für all das, was man bereits hat. Alles Negative einmal beiseitewischen und stattdessen auf das Gute schauen und dem Guten ehrlich und tief danken. Auch wenn das, was man hat, einem nicht unbedingt gefällt oder genügt – es lässt sich immer etwas Positives finden, wenn man sich nur ein wenig danach umsieht.

Sie können Ihr Kind anmotzen, sauer und genervt sein, weil es ein Chaos in der Küche veranstaltet oder schlechte Noten nach Hause gebracht hat. Oder Sie können innehalten, den Kopf schütteln und sich freuen, dass Ihr Kind überhaupt eine solche Sauerei veranstalten und eine schreckliche Note schreiben konnte, ganz einfach, weil es lebt und gesund ist; Sie können einen Moment dankbar dafür sein, dass es gestern nicht tragischerweise an einer Nuss erstickt ist, vom Bus überfahren wurde oder heute mit Leukämie im Krankenhaus liegt. Und das Küchenchaos und die Note lassen sich ohnehin nicht mehr ändern und spielen schon sehr bald keine Rolle mehr.

Life happens. Shit happens. Trotzdem können Sie in jeder Situation das Glück des Moments suchen und finden. Leider tendieren wir dazu, direkt unglücklich zu werden, wenn das Leben nicht so läuft, wie wir denken, dass es laufen sollte. Wenn Menschen sich nicht so verhalten, wie wir es gern hätten, oder wenn eine von uns erhoffte Erwartung sich in Schall und Rauch auflöst – dann sind wir gern unzufrieden und traurig.

»Bekämpfen kann man den Gegenwind des Lebens nicht. Aber man kann die Segel anders setzen.« Dieser kitschige, aber wahre Spruch zeigt, dass Glücklichsein mehr oder weniger immer unsere eigene Entscheidung ist, die wir auch in schweren und stürmischen Zeiten jederzeit treffen können. Wir machen Glück zu oft abhängig von Dingen, Menschen oder äußeren Umständen. Doch nur, wenn das Fundament unseres Glücks wir selbst sind, nicht unsere vielleicht unschönen Lebensumstände, wird es möglich, die meiste Zeit des Lebens zufrieden zu sein. Und ist es nicht das, was wir alle versuchen – nämlich zufrieden und vielleicht sogar glücklich zu werden?

Dass der Mensch nicht 100 Prozent seiner Zeit mit rosaroter Brille und einem kindischen Kichern durch die Welt laufen kann, ist natürlich klar. Aber das müssen wir ja auch gar nicht. Es ist nur wichtig, dass wir bemerken, dass unser Leben viel weniger bei einem zukünftigen Ziel, sondern immer nur im Hier und Jetzt stattfindet. Und es ist durchaus möglich, sich im Hier und Jetzt zu erlauben, glücklich zu sein, auch wenn die äußeren Lebensumstände gerade eben nicht so sein mögen, wie man sie gern hätte.

Es ist schön und gut, seine Lebensumstände durch harte Arbeit zu verbessern. Doch wer nicht bemerkt, dass bereits auf dem Weg dorthin an jeder Ecke kleine Momente der Zufriedenheit und des Glücks liegen, der wird am Ziel vermutlich auch nur kurzfristig zufrieden oder gar glücklich sein.

An dieser Stelle kommt das Lachen ins Spiel. Denn der schnellste Weg, um sich in seiner eigenen Haut wohler zu fühlen, ist, auch mal über sich selbst und seine vielleicht absurde oder festgefahrene Situation zu lachen und nicht zu 100 Prozent der Zeit gestresst in ihr herumzupaddeln. Natürlich gehört mehr dazu, langfristig zufrieden zu leben, als nur über sich selbst zu lachen. Doch es ändert unsere Haltung zu den Geschehnissen. Wir akzeptieren den Wahnsinn, der sich unser Leben nennt, anstatt innerlich dagegen zu rebellieren. Und unsere Einstellung zum Leben ist das, was darüber entscheidet, wie wir unser Leben und alle Ereignisse darin empfinden. Ein neuer Blickwinkel auf etwas verändert das, auf das man blickt.

Daher: Lachen Sie, wann immer es geht. Tauschen Sie Ihre ernste Persönlichkeit lieber durch eine aus, die gute Laune verbreitet und Schabernack treibt. Lesen Sie weniger deprimierende Nachrichten, hören und schauen Sie stattdessen mehr Comedy oder Kabarett von Leuten, die Sie zum Lachen bringen. Treffen Sie langjährige Freunde und packen Sie lustige Geschichten von früher aus. Man hat einfach mehr vom Leben, wenn es Spaß macht.

Mein Opa, der Mann meiner »Schweinefett«-Oma, ist genau so ein Mensch, der die Familie zum Lachen bringt. Er hat einen Heidenspaß und, seit ich ihn kenne, quasi nur gute Laune. Und sorgt damit stets dafür, dass nicht nur er, sondern auch andere sich besser fühlen. Ich denke, das ist eines seiner Geheimnisse, warum er, trotz seines fortgeschrittenen Alters, geistig wie körperlich noch gut in Schuss ist.

Helfen Sie anderen und wachsen Sie selbst, indem Sie sich an den Herausforderungen des Lebens versuchen und nicht aufgeben, bis Sie sich geholt haben, was Sie wollen. Aber erlauben Sie sich trotzdem, zwischendurch innezuhalten und das Glück im Augenblick bewusst zu suchen. Üben Sie sich darin, aus tiefstem Herzen dankbar zu sein für das, was immer gerade da ist oder auch nicht da ist.

SPORT UND BEWEGUNG

Körperliche Bewegung ist ein Grundbedürfnis, das wir erfüllen müssen, um in optimaler Gesundheit zu leben. Der menschliche Körper ist nicht dafür vorgesehen, stundenlang in einem Bürostuhl, im Auto, im Bett oder auf der Couch zu verharren. Auch wenn das komfortabel sein mag – es ist nicht gut für uns. Muskeln verkümmern, das Herz wird schwach, und wir bekommen eine fürchterliche Haltung. In der Folge fühlen wir uns dann fürchterlich, schwach oder sind schnell erschöpft.

Warum uns Sport guttut

Sport erhält die Beweglichkeit und beeinflusst das gefühlte wie auch das biologische Alter positiv. Bewegung stärkt Herz, Lunge, Nervensystem, Muskeln, Gelenke, Sehnen und Bänder. Dazu stimuliert Sport das Lymphsystem, lässt überflüssiges Fett schmelzen, formt eine tolle Figur und bewirkt, dass wir gut aussehen und uns gut fühlen. Die Auswirkungen auf die Psyche sind phänomenal, wenn der Körper fitter ist.

Wer regelmäßigt stretcht und Kardio- und Krafttraining macht, wird bald Erfolge sehen und spüren: Die Kleidung sitzt besser, Sie sind wacher, fitter, haben mehr Energie und sind einfach besser gelaunt. Sie sind wortwörtlich leichter, weil Sie sich überflüssiger Körpermasse entledigt haben – dann fällt auch das Leben leichter. Ich empfehle, mindestens dreimal die Woche Sport zu machen. Zwingen Sie sich zum Sport, wenn es sein muss. Danach werden Sie sich nahezu immer großartig fühlen.

Als absoluter Sportmuffel bedenken Sie Folgendes: Sie brauchen kein Top-Athlet zu werden. Überlegen Sie sich anfangs einfach kleine Dinge, die Sie in Ihren Alltag einbauen können. Denn so, wie sich viele kleine Snacks zu Übergewicht addieren, addiert es sich auch in die andere Richtung auf, wenn Sie beispielsweise jeden Tag mit dem Fahrrad zur Arbeit fahren oder alle zwei wachen Stunden des Tages 15 Kniebeugen oder einige Liegestütze machen. Es sind, wie immer, die kleinen Schritte, die den Unterschied machen. Überlegen Sie sich, was Sie täglich tun können – ohne dafür einen Haufen Disziplin oder Willenskraft aufwenden zu müssen.

Wer keinen Sport treibt, sorgt dafür, dass sein Körper an Widerstandsfähigkeit abbaut, träger und unfitter und meist auch dicker wird. Überflüssiges Körperfett ist übrigens nicht nur störend, es macht auch krank. Es produziert entzündungsfördernde Stoffe, die wir in einem möglicherweise schon unterschwellig oder sichtbar entzündeten Körper definitiv nicht brauchen. Zudem produziert Körperfett in der Bauchregion verschiedene Hormone, die unser empfindliches Hormonsystem stören können und uns auf diese Weise aus dem Gleichgewicht bringen. Adipositas und damit einhergehende Begleitbeschwerden sind direkt mit diversen schwersten Krankheiten assoziiert.

Und da alles im Körper verbunden ist und sich gegenseitig beeinflusst, ist klar, dass durch mangelnde Bewegung nicht nur unsere Muskeln, Knochen und Gelenke weniger widerstandsfähig werden, sondern auch unser Immunsystem und andere Teile des Körpers an Stärke verlieren. Gerade mit ungesunder Ernährung ist das für unsere körperliche Gesundheit eine offensichtlich gefährliche Kombination.

Sport ist außerdem die beste Altersvorsorge. Sie wollen später bestimmt nicht dick und ungelenk von Pflegekräften im Krankenhaus gewaschen und gewindelt werden, nur weil Sie dumm gefallen sind, sich die Hüfte gebrochen haben und nun immobil, weil viel zu dick und schwach, allein nicht mehr in die Dusche kommen. Genauso wollen Sie nicht auf einen Rollator angewiesen oder aus der Puste sein, wenn Sie einfach nur zum Einkaufen gehen. Regelmäßige Bewegung ist meiner Ansicht nach fast schon ein Muss. Werden Sie also aktiv. Lassen Sie sich keine Ausreden durchgehen, warum Sport »nur heute« nicht drin ist. Es ist weniger eine Frage der Zeit als eine Frage der Prioritäten – wer wirklich will, kann sich die Zeit nehmen. Wichtiges vor Dringendes stellen sorgt dafür, dass wir am Ende gut dastehen.

Welcher Sport ist ideal?

Ich empfehle eine Mischung aus Kraft- und Kardiotraining. Zusätzliches Dehnen hält geschmeidig und aktiviert die Faszien und das Lymphsystem.

Kardiotraining, also zum Beispiel Joggen oder Fahrradfahren, am besten an der frischen Luft, oder auch auf dem Stepper im Fitnessstudio steppen, sind großartig für das Herz-Kreislauf-System. Das Herz kommt richtig zum Pumpen, und das Blut zirkuliert über einen längeren Zeitraum viel intensiver als auf der Couch. Die Lunge wird mit Sauerstoff geflutet und das Lymphsystem durch die Bewegungen mechanisch aktiviert, was beides Gold wert ist für unsere Gesundheit. Auch Joggen oder Seil- und Trampolinspringen sind besonders gut für das Lymphsystem.

Krafttraining hilft, Muskeln, Gelenke und Knochen zu stärken, wodurch wir uns stärker und besser fühlen. Dadurch werden wir robuster, weniger verletzungsanfällig und beugen einer Osteoporose sowie Gelenkverschleiß vor.

Auch Frauen sollten Krafttraining machen. Falls Sie Angst bekommen, dass Sie vielleicht zu viel Muskelmasse aufbauen und dann maskulin wirken, machen Sie erst einmal zehn Liegestütze am Tag. Ihre Muskeln werden dadurch erstmal ausdefinierter und schöner, aber nicht zu maskulin. Und Sie fühlen sich besser als nur mit Yoga, Kardiotraining oder gar keinem Training.

Mit Kniebeugen, Liegestützen und Sit-ups können Sie ganz einfach ohne Fitnessstudio, ohne Geräte oder Hanteln schon viel bewirken. Nicht ins Fitnessstudio zu gehen zählt also nicht als Ausrede für keinen Sport. Gehen Sie aber natürlich gern ins Studio und erweitern Sie dort Ihre Workouts, damit es variabler wird. Lassen Sie sich dort einen Trainingsplan erstellen, wenn Sie von Krafttraining keine Ahnung haben.

Warum Stretchen so wichtig ist

Die Beweglichkeit, die wir durch bewusstes Dehnen erhalten, möchte ich gesondert ansprechen, denn dieser Aspekt wird gern übersehen. Dabei können wir durch intensives Stretching Blockaden im Körper lösen, die mit Ursache dafür sind, dass Körperbereiche nicht richtig miteinander kommunizieren oder funktionieren. Sind wir durch jahrelange Schreibtischarbeit, falsche Haltung und zu flache Atmung eher krumm und steif wie eine alte Brezel bzw. haben einfach keine gute Haltung, ist das alles andere als optimal für die Gesundheit. So können Verspannungen im Nackenbereich und Schultergürtelbereich oder chronische Fehlstellungen der Wirbelsäule gern zu Kopfschmerzen oder einer etwas verminderten, etwas zu flachen Atmung führen. Da Atmung und Körperhaltung jedoch enorm wichtig sind für unser allgemeines Wohlbefinden und unser Selbstbewusstsein, ist klar, dass hier wichtige Stellschrauben liegen. Unser Körper sollte weich und flexibel sein, nicht starr und rigide. Aktives Stretchen kann hier wirklich Wunder bewirken.

So stretchen Sie richtig

Nehmen Sie sich dazu jeden Tag einige Minuten und dehnen Sie bewusst und konzentriert den gesamten Körper. Nicht aufhören, wenn es im gedehnten Muskel ein bisschen ziept. Nehmen Sie sich gezielt drei Durchgänge für die Waden für 20 Sekunden vor, dann drei Durchgänge für die Oberschenkel für 20 Sekunden und so weiter.

Achten Sie darauf, dass Sie immer möglichst den gesamten Körper dehnen, also Hals, Schultern, Arme, Finger und Hände, Oberkörper vorn und hinten und die Beine vorn und hinten.

Es folgt nun eine beispielhafte Dehnübung. Auf meiner Website www.hautdiaet.net finden Sie weitere Übungen.

Dehnung der Hals-, Nacken- und Schultermuskulatur

Stehen Sie aufrecht und heben Sie beide Arme im 90-Grad-Winkel zu den Seiten an, Handflächen nach vorn. Neigen Sie dann Ihren Kopf langsam zur rechten Seite, bis Sie links im Nacken und der Schulter die Dehnung spüren. Halten Sie diese Stellung für 20 Sekunden, dabei können Sie leicht den Kopf nach vorn und nach hinten bewegen, um die Dehnung zu variieren. Bringen Sie den Kopf zurück zur Mitte und wechseln Sie anschließend die Seite. Halten Sie auch dort für etwa 20 Sekunden.

Lassen Sie dann Ihre Arme locker hängen und schütteln Sie sie ein wenig aus. Begeben Sie sich dann erneut in die Ausgangsposition, mit den Armen zur Seite ausgestreckt, Handflächen nach vorn. Beugen Sie Kopf und Hals nach rechts-hinten, bis Sie erneut die Dehnung in der Schulter links verspüren. Halten Sie für einige Sekunden und knicken Sie dann Ihr Handgelenk der linken Hand nach hinten ab, so als wollten Sie mit Ihren Fingernägeln eine Wand hinter sich berühren, ohne jedoch den Arm im Schultergelenk zu bewegen. Sie sollten eine Dehnung von den Fingerspitzen durch den gesamten Arm bis zur Schulter spüren. Diese Position etwa 15 Sekunden halten – je nach Gefühl. Dann Seitenwechsel.

BASENBÄDER UND LYMPHDRAINAGE

Im Folgenden werfen wir nun einen Blick auf zwei Methoden, die uns ebenfalls auf dem Weg zur Gesundheit weiterhelfen können. Die eine Methode ist es, regelmäßig Basenbäder zu nehmen, die andere, proaktiv am eigenen Körper Lymphdrainage anzuwenden. Wer eine Badewanne besitzt, kann die beiden Methoden kombinieren.

Wie Basenbäder helfen

Basenbäder helfen uns nicht nur, über die Haut zu entgiften, indem sie schädliche Säuren im Hautgewebe abpuffern; sie pflegen zudem die Haut, entspannen sie bei Stress und reinigen sie von abgestorbenen Hautzellen. Basenbäder sind übrigens auch großartig für Kinder.

Wer eine Badewanne besitzt, sollte sie daher nutzen. Wer keine Badewanne besitzt, kann sich auch basische Fußbäder machen, auch diese sind sehr förderlich. Baden ist nicht nur eine angenehme Auszeit vom hektischen Alltag, es kann auch wunderbar dabei helfen, die Haut zu verbessern. Rote Stellen an der Haut sind ja oftmals nichts weiter als ein Zeichen für entzündetes Gewebe. In diesem ist der pH-Wert oft niedrig, was bedeutet, dass dort ein saures Milieu herrscht. Liegen wir nun für einen längeren Zeitraum in einem Basenbad, so puffert das basische Wasser mit einem hohen pH-Wert die in der Haut befindlichen Säuren ab und gleicht somit ein Ungleichgewicht von krank in Richtung gesund aus. Nicht zuletzt werden wir effektiv tote Hautschuppen los, was die Haut ebener macht und oftmals guttut – vor allem bei Schuppenflechte, wo recht dicke Schuppen und Krusten dafür sorgen, dass sich die Haut nicht schön glatt und eben anfühlt. Wer ein Basenbad richtig anwendet und vor allem lange genug in der Wanne bleibt, wird merken, wie angenehm und entspannt die Haut danach ist.

So machen Sie sich ein Basenbad

Geben Sie eine gute Basenbadmischung nach Anleitung in die Wanne. Solche Basenbadmischungen finden Sie in Reformhäusern, Supermärkten oder Apotheken.

Alternativ können Sie einfach 100 bis 120 Gramm handelsübliches Natron aus dem Supermarkt in eine Badewanne voll mit warmem Wasser schütten und gut auflösen(zwei Tütchen entsprechen meist 100 Gramm). Fügen Sie keine Seifen oder Ähnliches ins Badewasser und achten Sie darauf, dass Sie vor einem Basenbad abgeschminkt und nicht eingecremt sind. Legen Sie sich dann einfach in die Wanne und entspannen Sie. Die Dauer des Bades beträgt idealerweise 45 bis 100 Minuten. Das mag Ihnen vielleicht lange vorkommen, und das ist es auch. Für den gewünschten Effekt bedarf es aber einfach einer gewissen Zeit. Wer nach nur 10 oder 15 Minuten aus der Wanne steigt, der unterbricht den Prozess, noch bevor er seine volle Wirkung entfalten kann. Ein Podcast, ein Hörbuch oder eine andere Ablenkung nebenher kann Ihnen die Zeit in der Wanne verkürzen.

Wie oft pro Woche Sie Basenbäder machen möchten, bleibt Ihnen überlassen. Ist Ihre Haut stark und großflächig betroffen, nehmen Sie ruhig alle zwei Tage oder sogar jeden Tag ein langes Basenbad. Das wird Ihnen guttun und die Haut entspannen.

Lymphdrainage richtig anwenden

Wenn Sie eine Thrombose, starke Ödeme bzw. geschwollene Extremitäten, akute Infektionen, Herzbeschwerden, sehr niedrigen Blutdruck, Asthma, Schilddrüsenfehlfunktionen oder andere Begleiterkrankungen haben, fragen Sie vorab unbedingt Ihren Arzt, ob Sie lymphaktivierende Maßnahmen durchführen dürfen! Diese Methode funktioniert nicht nur in der Badewanne, sondern auch auf dem Trockenen, und sollte daher auch im Trockenen ein paar Mal die Woche zur Anwendung kommen.

Lymphdrainage bringt die Lymphflüssigkeit in Schwung und hilft auf diese Weise, die Zellen und ihre Umgebung besser von ihrem »Müll« zu befreien und die Entgiftung weiter anzukurbeln. Um das Lymphsystem vorzubereiten, müssen Sie erst einmal Platz für Lymphgefäße und -flüssigkeit schaffen. Die Lymphe fließt wie das venöse Blut aus allen Teilen des Körpers zum Herzen zurück. In der Nähe des Herzens, in etwa hinter unseren Schlüsselbeinen, münden die Lymphgefäße dann ins Blut.

Durch weit ausführende, kreisende Bewegungen der Schultern im Sitzen oder Stehen, lockern Sie diesen Bereich und schaffen so ein wenig Freiraum. Den Kopf nun zu allen Seiten strecken und drehen. Greifen Sie dann mit zwei oder drei Fingerkuppen von oben in die Schlüsselbeingrube hinter bis unter Ihr Schlüsselbein. Massieren Sie dort mit leichtem Druck und leicht kreisenden Bewegungen das Gewebe von außen nach innen. Atmen nicht vergessen; dann kommt die andere Körperseite an die Reihe. Massieren oder klopfen Sie dann ein wenig Ihr Brustbein.

Legen Sie sich nun wieder hin (in die Wanne) und winkeln Sie ein wenig die Knie an. Die Lymphe aus dem gesamten unteren Körper fließt überwiegend durch unseren Bauch. Idealerweise ist dieser daher leer (vorher am besten nichts essen) und weich. Indem Sie die Beine anwinkeln, entspannen Sie die Bauchdecke nun weiter. Nehmen Sie dann 20 bis 30 ruhige und tiefe Atemzüge, bei denen Sie bewusst tief in den Bauch atmen – so, dass dieser sich weit vorwölbt wie vom Weihnachtsmann.

Fangen Sie danach an, von rechts unten beginnend Ihren Bauch zu massieren. Über der Leiste drücken Sie nach unten in den Bauch und dann nach oben. Es soll nie wehtun, aber drücken Sie gern ein wenig tiefer anstatt nur oberflächlich. Diese Bewegung schiebt die Lymphe Richtung Herz. Wiederholen Sie sie acht bis 12-mal und führen Sie sie dann erneut ein Stückchen höher auf der rechten Seite des Bauches aus, unter dem Rippenbogen. Gehen Sie von dort aus über zum linken Rippenbogen, wo Sie diese tiefere Bauchmassage ebenfalls wiederholen. Wandern Sie dann weiter zum linken Unterbauch.

Massieren Sie danach mit zwei flach aufgelegten Händen über die Leisten. Dieses Mal mit leichten, nach oben gerichteten Kreisbewegungen. Es kann hilfreich sein, das Bein dabei etwas auszustrecken, um besser massieren zu können. Machen Sie dies auf beiden Seiten und wiederholen Sie dann die tiefe Bauchmassage, wie oben beschrieben. Greifen Sie im Anschluss mit beiden Händen mit leichtem Druck unter Ihre Rippen und atmen Sie tief in den Bauch, dieses Mal gegen den leichten Druck der Hände. Danach ist der Hauptstamm des Lymphgefäßsystems aktiviert und »freier«.

Nun wollen wir die Lymphe aus den Extremitäten und dem Kopf aktivieren, damit diese ebenfalls schneller in Richtung Hauptstamm bzw. Herz gelangt. Für Arme und Beine ist eine etwas kratzige Körperbürste wunderbar geeignet (damit können Sie Ihre Haut zugleich pflegen und Schuppen entfernen), alternativ ein Schwamm oder Waschlappen.

Haut mit Neurodermitis ist oftmals empfindlicher und weniger robust als zum Beispiel Haut mit Schuppenflechte. Nehmen Sie in dem Falle einen weichen Waschlappen. Ihre Hände zum Massieren reichen aber sonst ebenfalls aus.

Beginnen Sie dann mit kreisenden Bewegungen an den Fußsohlen und arbeiten Sie sich über die Füße, Unterschenkel und Oberschenkel schrittweise zur Leiste vor. Machen Sie Streich- und Kreisbewegungen über die Haut in Richtung des Herzens. Ein Bein nach dem anderen, dann einen Arm nach dem anderen. Bevor Sie jedoch Hände und Arme drainieren, sollten Sie in den Achselhöhlen in Richtung Körpermitte massieren und kneten, sodass die Abflussregion auch dort freier wird. Bürsten Sie danach den Rumpfbereich ab.

Falls Sie in der Wanne liegen, tauchen Sie Kopf und Gesicht regelmäßig ins Badewasser ein; bürsten Sie aber die Haut im Gesicht nicht und lassen Sie diese Gegend weitgehend in Ruhe, insbesondere dann, wenn Sie dort Entzündungen oder Pickel haben. Stattdessen können Sie mit kreisenden Handbewegungen die Haut des Halses von oben nach unten in Richtung der Schlüsselbeine massieren. Vergessen Sie hier nicht die Hinterseite, wo Sie vom Hinterkopf bis zum unteren Nacken massieren können.

Nach Lymphdrainage und Basenbad

Duschen Sie sich zum Ende des Bades, egal ob es nur ein Basenbad war, ein Bad zur Lymphdrainage oder eine Kombination, kurz mit klarem Wasser ab und verzichten Sie nach Möglichkeit auf Seife oder Shampoo. Die Haut hat sich gerade gereinigt und ist besonders empfindlich. Eventuell sehen Ihre Haare nach einem Basenbad nicht besonders aus, und Sie würden sie gern waschen. Ich rate dazu, die Haare erst wieder morgens zu waschen, nachdem Sie abends ein Basenbad genommen haben. Oder passen Sie einfach auf, dass nicht zu viel Shampoo an den restlichen Körper kommt, wenn Sie am Ende des Bades Ihre Haare waschen.

Nach dem Baden können bzw. sollten Sie für mehrere Stunden idealerweise keine Hautpflegeprodukte oder Kosmetika benutzen. Es empfiehlt sich also, das Bad abends zu nehmen und danach in ein frisch gemachtes Bett zu steigen. Falls Ihre Haut dringend einer schützenden Pflege bedarf, nehmen Sie diese natürlich. Aber es kann der Haut guttun, wenn sie einfach einmal in Ruhe gelassen wird – insbesondere nach einem wohltuenden (Basen-)Bad. So kann sie lernen, sich selbst wieder adäquat rückzufetten. Wenn wir ihr immer durch Salben, Cremes und andere Pflege zuvorkommen und die Arbeit abnehmen, kann nur schwerer ein Trainings- bzw. Lerneffekt eintreten.

ABHÄRTEN

Sich und seinen Körper gezielt abzuhärten ist gut. Denn ein abgehärteter Körper ist widerstandsfähiger und wird seltener krank als ein verweichlichter Körper, der bei jedem Windhauch eine Blasenentzündung bekommt. Leider sind wir alle in einer Kultur groß geworden, in der wir nicht mehr wirklich der Natur trotzen müssen. Gegen Kälte haben wir Heizungen, Daunenjacken und Boots. Gegen Regen haben wir ein Dach oder einen Regenschirm über dem Kopf. Schon der kleinste fehlende Komfort fällt uns negativ auf.

Um unser Immunsystem zu stärken, nutzen wir die Methode des Abhärtens. Das schadet uns nicht, sondern macht uns im Gegenteil sogar stärker.

Kälte stärkt viele Körpersysteme

Vor allem Kälteexposition ist gut, um den menschlichen Körper abzuhärten. Die Arbeit des Herz-Kreislauf-Systems, des Hormonsystems, die Dichte von Mitochondrien – den Energieproduzenten unserer Zellen – sowie die geistige Klarheit – so viele Dinge bessern sich, wenn wir uns regelmäßig und gezielt der Kälte aussetzen. Das lässt sich ganz einfach im Alltag umsetzen, indem wir richtig kalt duschen und den Wasserhebel auf eisig einstellen. Auch, wenn das für viele wohl nicht der beliebteste Teil der Hautdiät sein wird, bitte ich Sie, es regelmäßig zu machen. Es sei denn natürlich, Sie haben Herzprobleme, einen schwachen Kreislauf oder sind schwanger – dann überlegen Sie, inwieweit kalte Duschen für Sie möglich und sinnvoll sind und sprechen Sie sich mit Ihrem Arzt ab.

Brrrrr, kalt duschen

Wie machen wir das jetzt, kalt duschen? Die Hartgesottenen stellen sich direkt unter den eiskalten Strahl und duschen nur kalt. Diese Variante ist für viele aber zu hart, was absolut verständlich ist. Für die »Normalsterblichen« gibt es daher natürlich eine mildere Variante: Drehen Sie am Ende der warmen Duschzeit langsam, aber bestimmt den Hahn auf ganz kalt – halten Sie sich eventuell an der Duschstange fest. Sagen Sie sich selbst »Trau dich!«; und dann machen Sie es einfach, bevor Sie sich herausreden können. Und wenn es dann ganz kalt wird, konzentrieren Sie sich darauf, tief zu atmen, und spüren einfach, was passiert. Lassen Sie das Wasser an Rücken, Gesicht, Brust und Beinen herunterlaufen. Ertragen Sie es noch einige Sekunden länger und dann noch ein bisschen. Nach einiger Zeit unter dem kalten Strahl fühlt es sich gar nicht mehr so kalt an. Versuchen Sie, mindestens eine Minute durchzuhalten. Wenn Sie fertig sind bzw. genug haben, machen Sie das Wasser aus, ohne noch einmal unter den warmen Strahl zu gehen. Wechselduschen, bei denen Sie zwischen warm und kalt wechseln, sind natürlich erlaubt. Achten Sie aber darauf, dass kaltes Wasser das Letzte ist, was Ihr Körper abbekommt, bevor Sie aus der Dusche steigen.

Trocknen Sie sich dann ganz normal ab. Recht schnell wird sich Ihr Körper wieder aufgewärmt haben. Einige Zeit nach der Dusche fühlen Sie sich einfach nur frisch und gut. Und bestimmt sind Sie stolz, dass Sie sich getraut und durchgehalten haben. Und wenn Sie sich das getraut haben, was trauen Sie sich dann vielleicht noch alles?

Kalte Duschen wirken wie ein Feind, sind aber tatsächlich ein guter Freund. Schließen Sie diese Freundschaft bewusst und tun Sie Ihrer Gesundheit etwas Gutes.

GESUNDER SCHLAF

Schlafen ist gut, wichtig und macht Spaß. Und da Schlaf auch eines unserer Grundbedürfnisse ist, muss er hier ebenfalls kurz angesprochen werden. Obwohl wir einen guten Teil unseres Lebens in der Welt der Träume verbringen, ist Schlaf immer noch nicht ganz verstanden und erforscht. Fakt ist jedoch, wir brauchen Schlaf. Er ist essenziell für die Regeneration und Gesundung von Körper und Geist. Ohne ihn gehen wir langsam, aber sicher zugrunde.

Da wir im Schlaf also genesen, müssen wir unbedingt dafür sorgen, dass die Qualität unseres Schlafes hoch ist. Dazu ein paar Grundregeln und Tipps:

1. Die Dinge geregelt kriegen: Sorgen Sie zuallererst dafür, dass sich die Qualität Ihres wachen Lebens verbessert. Schlaf korreliert direkt mit der Qualität unseres Alltags. Sind wir tagsüber aktiv, produktiv und gut gelaunt, gehen wir eher mit einem guten Gefühl zu Bett und

schlafen in der Folge auch meist gut. Wer hingegen frustriert mit sich und dem Leben ist, der wird es oft schwerer haben einzuschlafen. Verbrauchen Sie daher tagsüber emotionale und körperliche Reserven, die Sie im Schlaf wieder auffüllen. Aufgeschobene Dinge endlich angefangen, weitergebracht oder abgearbeitet zu haben hat beispielsweise einen enormen Effekt auf die Qualität der Nachtruhe. Das Gleiche gilt für Dinge, die uns auf der Seele oder dem Herzen liegen – erst, wenn diese ausgesprochen oder zu einem guten Abschluss gebracht sind, erlaubt unser Geist uns, wirklich zur Ruhe zu kommen.

2. Abends nicht zu viel essen: Schlaf erfüllt den Zweck, körperliche und geistige Batterien aufzuladen sowie Körper und Gehirn zu regenerieren. Daher sollten wir unmittelbar vor der Nachtruhe keine großen Mahlzeiten zu uns nehmen. Verdauung kostet den Körper ja viel Energie, die anderweitig dann aber nicht mehr verfügbar ist. Der abendliche Superfood-Shake der Hautdiät ist recht schnell verdaut und macht uns in der Nacht daher keine Probleme. Bei einer großen Pizza, einer Schüssel Chips und vielleicht ein paar Gläsern Rotwein und einer halben Tafel Schokolade in Bauch und Blut sieht das schon anders aus. Der Körper muss nachts dann erst einmal diese Aufgabe bewältigen, die eigentliche To-do-Liste der Regeneration kann nicht so effizient wie nötig abgearbeitet werden. Das merken wir, wenn wir morgens »verklatscht« aufwachen, wie man so schön sagt, und wie blinde Maulwürfe Richtung Wecker blinzeln.
   Wenn Sie abends leicht in den Schlaf starten, wird auch das Aufwachen viel leichter. Sie werden merken, dass Sie leichter, besser und fast schon von allein wach werden.
   Wer ohne etwas gegessen zu haben unter keinen Umständen schlafen kann, der kann natürlich abends so viel essen, wie er mag. Die Hautdiät besteht aus Richtlinien. Ob und inwieweit Sie diese befolgen, ist allein Ihre Entscheidung. Wer sich aber wundert, dass er morgens wie ein Stein im Bett liegt, sollte vielleicht eine Woche lang überprüfen, ob es nicht an Steinen liegt, die abends in den Bauch gegeben wurden. Hierbei nicht vergessen, dass es immer eine Zeit der Um- und Eingewöhnung wie bei allen Routinen gibt.

3. Gedankenkreise unterbrechen: Wir schlafen erst dann ein, wenn unser Geist zur Ruhe kommt. Durch Gedanken wird er am Laufen gehalten. Gerade im Bett gibt es viel Zeit zum Nachdenken und Grübeln. Die Birne in der Birne brennt dann gern für Stunden und lässt einen einfach nicht einschlafen. Ein Ritual kann dieses eingespielte Verhalten durchbrechen: Wenn Sie abends Ihre Kleidung ausziehen und dort ablegen, wo Sie sie für gewöhnlich ablegen, sagen Sie sich in etwa Folgendes: »So wie ich diese Kleidung des Tages ablege, lege ich auch alle Probleme und Sorgen des Tages mit ab. Das Bett ist mein Ort der Ruhe und Erholung. Hier gibt es keine nutzlosen Gedanken, die jetzt ohnehin nichts bringen, nur Entspannung und Schlaf. Mein Schlaf gibt mir die Kraft, um morgen meine Aufgaben zu bewältigen.« Wenn Sie sich im Bett trotzdem beim Grübeln erwischen, schauen Sie im Dunkeln Richtung Kleider und erinnern sich dann daran, dass die Probleme des Tages dort liegen und eine Pause machen.
   Liegen Sie einfach still und spüren Sie in Ihren Körper hinein. Beobachten Sie, wo und wie die Energie durch ihn strömt. Machen Sie sich dabei schwer, entspannen Sie die Muskeln und genießen Sie, dass Sie atmen. Wenn Sie möchten, meditieren Sie im Liegen, wie in Kapitel »Gezielte Entspannung und Meditation« ab Seite 175 beschrieben. Auf diese Weise steigen die Chancen, dass der Kopf schneller Ruhe gibt und Sie selig einschlafen.
4. Für die passende Umgebung sorgen: Dazu gehört, das Zimmer abzudunkeln, zu lüften, einen angenehmen Weckton einzustellen und das Handy in den Flugmodus zu schalten. Wenn Sie früh aufstehen müssen, gehen Sie möglichst früh schlafen. Halten Sie sich idealerweise die Stunden vor dem Schlafengehen nicht mehr die verschiedensten Bildschirme vor die Augen. Fernseher, Smartphones und Tablets strahlen in der Regel Licht blauer Wellenlänge aus. Dieses simuliert unserem Körper, dass noch Tag wäre. Das bringt unsere innere Uhr und damit den Schlafrhythmus durcheinander. Dieser Punkt mag harmlos wirken, doch er ist wichtig. Am Handy können Sie meist einen Blaufilter einstellen – das soll Sie aber auch nicht dazu animieren, bis spät in die Nacht vor dem Handy zu hängen.

Grundsätzlich ist es gut, die Flut an externen Reizen vor dem Schlafengehen zu minimieren. Brutale Filme, Schreckens-Nachrichten oder Serien mit Mord und Schießereien, bei denen einen das spannende Ende aufregt, sind nicht wirklich förderlich für den Schlaf. Achten Sie auch auf eine gewisse Schlafhygiene; sorgen Sie regelmäßig für ein frisch bezogenes und gemachtes Bett, mit Kissen und Decken, wie von Frau Holle persönlich aufgeschüttelt. Ebenfalls zur Schlafhygiene zählt, dass die Zähne geputzt und das Gesicht abgeschminkt und mit klarem Wasser gewaschen sind.

5. Ruhe ist wichtig: Einen schnarchenden Partner, der Sie regelmäßig um Ihren Schlaf bringt, sollten Sie, wenn möglich, für die Nacht verlassen – Ruhe ist essenziell für den erholsamen Schlaf. Appellieren Sie an die Vernunft und Liebe Ihres Partners. Es geht hier nicht um ihn, sondern um Ihre Gesundheit und Ihren Seelenfrieden – und damit auch um die Beziehung. Ein verständnisvoller Partner wird zwar schlucken müssen, es aber letztlich verstehen. Wenn Ihr Partner nicht glaubt, dass er oder sie nachts keucht und röchelt wie ein Monster, nehmen Sie das Ganze als Beweis auf Video auf.
6. Mittagsschläfchen oder Power Naps können Sie gern in Ihren Alltag eingliedern, wenn das Ihren Nachtschlaf nicht beeinträchtigt. Diese tun grundsätzlich gut, solange sie Ihren Schlafrhythmus nicht stören.

WELLNESS-PROGRAMM UND ENTGIFTUNG

Wir haben bereits einige Möglichkeiten kennengelernt, mit denen wir die Detox-Rate, also die Entgiftung unseres Körpers, steigern können: Ernährungs- und Trinktechniken, Atemübungen, Sport, Basenbäder und Lymphdrainage sowie Ideen für einen erholsamen Schlaf.

In diesem Kapitel schauen wir uns einige weitere Wege an, mit denen wir unsere Entgiftungsorgane unterstützen können. Diese Methoden sind ein wunderbares Wellness-Programm für den Körper.

Wärmebehandlungen

Im Bereich Wellness sind Wärmebehandlungen (wie natürlich auch Kälteanwendungen) sehr wichtig, und das zu Recht. Wärme ist nicht nur angenehm, sondern in einigen Körperbereichen auch medizinisch hilfreich, wie wir im Laufe dieses Kapitels sehen werden. Kühlt der Mensch hingegen aus, werden die Extremitäten nicht gut durchblutet. Das wollen wir über einen längeren Zeitraum aber auf jeden Fall verhindern. Daher ist es entscheidend, dass uns während der Hautdiät quasi nie kalt, sondern immer angenehm warm ist (von den kalten Duschen einmal abgesehen). Dazu ein paar Tipps und Hinweise:

1. Die Organfunktion anregen: Legen Sie sich abends, wenn Sie beispielsweise nach einem Shake als Abendessen noch gemütlich mit einem warmen Tee auf dem Sofa sitzen, eine Wärmflasche oder ein warmes Kirschkernkissen auf Ihre Leber. Sie liegt rechts unter dem Rippenbogen. Platzieren Sie dort die Wärme, gelangt diese durch die Haut auch an die Leber. Diese ist quasi ständig mit Entgiften beschäftigt. Durch Wärme kann sie noch besser arbeiten. Die Reaktions-Geschwindigkeits-Temperatur-Regel, kurz auch RGT-Regel genannt, besagt, dass sich bei Temperaturerhöhungen um nur 10 Grad Celsius die Reaktionsgeschwindigkeiten chemischer und physiologischer Reaktionen oder Prozesse verdoppeln bis vervierfachen – und damit auch die Rate, mit der unsere Leber entgiftet. Wie viel wärmer es in welchen Teilen der Leber tatsächlich wird, bleibt fraglich. Aber wir können mit der Wärmflasche so zumindest ein bisschen den Turbo in der Leber anwerfen.
   Die gleiche Wärme tut uns nicht nur auf der Leber gut. Auf verschiedenen Bereichen des Bauchs können wir den Darm anregen. Das Gleiche gilt für Hals, Brust, Blase und Nieren. Tagsüber könnten Sie auch einen Nierengurt tragen, wenn Sie wollen.
2. Wärme für den ganzen Körper: Die können Sie wunderbar über die schon angesprochenen Basenbäder zuführen. Ganzkörperwärme finden Sie auch in der Sauna. Saunieren ist zudem eine Sache, bei der

Sie über die Haut bzw. den Schweiß großartig die Entgiftung ankurbeln können. Einmal Sauna ist natürlich besser als keinmal. Aber auch hier wäre es für beste Resultate gut, regelmäßig in die Sauna zu gehen. Achten Sie danach darauf, mehr zu trinken, um den großen Wasserverlust auszugleichen.

3. Schleim lösen: Eine weitere Sache, die Sie ausprobieren können, ist Inhalieren. Auf diese Weise kommen Sie zum tiefen Atmen und regen die Lunge zur Entgiftung an. Feuchte Wärme tut diesem Organ gut. Insbesondere, wenn Sie geraucht haben oder rauchen, kann Inhalieren hilfreich sein, um Schleim zu lösen.
4. Urlaub machen, Sonne tanken: Die wohltuendste Wärme finden Sie in der Sonne. Das merken viele daran, wenn ihre Haut im Urlaub am Strand besser ist als sonst. Auch Salzwasser tut der Haut sehr gut. Also am besten ab an den Strand. Nutzen Sie ansonsten die Sonne, wann immer es geht. Entgegen der Meinung vieler Dermatologen und Ärzte bin ich persönlich kein allzu großer Freund von Sonnencreme, wenn es um die Gesundheit der Haut geht. Natürlich ist es schädlich für die Haut, einen Sonnenbrand zu bekommen, und das sollten wir tunlichst vermeiden. Aber Sonnencreme ist, auch wenn sie verhindern kann, dass wir verbrennen, meistens Chemie – von mineralischem Sonnenschutz abgesehen. Ich bevorzuge es, für kurze Intervalle die Sonne direkt auf die freie Haut scheinen zu lassen und dann wieder den Schatten zu suchen oder Kleidung und eine Kopfbedeckung anzuziehen, damit man sich keinen Sonnenbrand holt. Dann konsumieren wir die Sonne so, wie wir sie auch von Natur aus abbekommen sollten. Wie Sie persönlich das handhaben wollen, ist natürlich Ihnen überlassen.
5. Zu den Kälteanwendungen gehören die bereits angesprochenen kalten Duschen, daneben Kneippen bzw. Wassertreten und Taulaufen. Kälte, insbesondere an den Extremitäten, ist enorm hilfreich, da sich dadurch alles in der Haut zusammenzieht und damit auch die Lymphgefäße, die auf diese Weise die Lymphe weitertransportieren. Beim Taulaufen laufen Sie frühmorgens mit nackten Füßen für einige Zeit über eine Wiese, zum Beispiel im Garten, wenn diese noch mit dem

kalten und frischen Tau der Nacht benetzt ist. Beim Kneippen gehen Sie mit nackten Füßen und Beinen durch verschiedene Becken mit kaltem Wasser. Nicht selten finden Sie Kneippbecken in Schwimmbädern, ansonsten können Sie einen Bach suchen oder in der heimischen Badewanne selbst ein Kneippbecken einrichten, indem Sie sie einfach mit kaltem Wasser füllen, das bis unter Ihre Kniekehlen reicht. Laufen Sie dann auf der Stelle und machen Sie den Storchengang, sprich: Ziehen Sie ein Bein komplett aus dem Wasser und beugen Sie Ihre Fußspitze nach unten. Dann kommt das andere Bein an die Reihe. Sie können die Anwendung nach Belieben lange machen, danach das Wasser mit den Händen abstreifen, Socken oder Kniestrümpfe und Schuhe anziehen und dann für einige Zeit in der Wohnung oder im Freien umhergehen und Füße und Waden bewegen.

6. Entgiften über den Darm: Einläufe oder Hydro-Colon-Therapien sind zwar für viele ein No-Go, doch eine manuelle Reinigung unseres Dickdarms hat eine Menge Vorteile. So kann ein unangenehmes Verstopfungsproblem übergangsweise gelöst werden, ein träger Darm wird angeregt; im Rahmen einer Darmreinigungskur kann eine »externe Putzkolonne« schnell für Ordnung und Sauberkeit sorgen. Einläufe jedoch bitte nicht langfristig anwenden. Bei Verstopfungen können Sie sie natürlich einmalig nutzen, jedoch sollte man dies nicht über einen längeren Zeitraum tun, wenn Sie nicht gleichzeitig auch die Ernährung umstellen. Kaffeeeinläufe sind eine weitere interessante Anwendung, die für Menschen mit Leberproblemen eine Option darstellen können. Falls Sie sich wundern, ob Sie richtig gelesen haben: Ja, es geht um einen Einlauf mit Kaffee. Das hat den Hintergrund, dass die Inhaltsstoffe des Kaffees durch die Pfortader in die Leber gelangen und dort die Gallengänge weiten. Auf diese Weise kann die Leber besser entgiften und Giftstoffe zum Abfluss in den Darm geben. Auch scheinen Inhaltsstoffe aus dem Kaffee entzündungshemmend in der Leber zu wirken.
   Wer unsicher ist, wie genau ein Einlauf funktioniert, kann sich beispielsweise an einen Heilpraktiker mit entsprechender Ausbildung wenden.

HAUTPFLEGE UND KOSMETIK

Beschäftigen wir uns nun mit einem Aspekt, der bei Ihnen vielleicht bis dato eine sehr große Rolle gespielt hat, der in der Hautdiät, paradoxerweise, jedoch nicht allzu viel Beachtung geschenkt bekommen soll – es geht um Hautpflege und Kosmetik.

Da wir häufig von Ärzten nichts als Salben und Cremes gegen unsere Hautprobleme verschrieben bekommen, sind wir von diesen als einzige Waffe gegen kranke Haut gern mal abhängig. Körperlotionen, cortisonhaltige Salben oder -lösungen, Peelings, Feuchtigkeitscremes – all das ist für viele Alltag. Ohne externe Pflege geht es nicht, denn sonst dreht die Haut am Rad, und das können wir mit Job, Familie, Freunden und anderen Verpflichtungen oftmals einfach nicht vereinbaren.

Davon wollen wir jedoch langfristig wegkommen. Es ist ein schmaler Grat – die Entscheidung, wann wir eine externe Hautpflege oder Cortisonsalbe weglassen sollen, können und wollen. Das müssen wir in gewisser Hinsicht auch trainieren. Hier ist wirklich jeder Körper individuell, und Sie müssen herausfinden, was für Sie geht und was nicht. Wenn Sie sie weiterhin brauchen, benutzen Sie natürlich die Mittel, die Ihnen helfen. Doch wenn es geht, verzichten Sie darauf. Geben Sie Ihrer Haut Raum.

Damit die Haut wieder atmen und sich regenerieren kann

Wir wissen, dass die Haut ein Entgiftungsorgan des Körpers ist. Unser Körper versucht, verschiedene Giftstoffe, also den Dreck aus unseren Zellen, auch über die Haut loszuwerden – je nachdem, ob wir für Hautkrankheiten genetisch prädisponiert sind. Das sieht man an der Haut dann als Pickel, Plaques oder rote Stellen, tote Hautschuppen, Mitesser oder andere Verunreinigungen.

Unser Ziel ist es nun, den Körper in dieser Entgiftungsarbeit zu unterstützen, statt ihn zu behindern. Externe Hautpflegeprodukte und Kosmetika können zu einer solchen Behinderung aber beitragen. Wenn wir unsere Haut häufig eincremen oder sie mit Abdeckstiften, Make-Up oder Puder regelrecht zuspachteln, erschweren wir es ihr, ein natürliches Gleichgewicht aufzubauen. Pflegeprodukte gaukeln der Haut falsche Bedingungen vor. In der Folge verlernt die Haut, sich eigenständig und adäquat von selbst zu regulieren – was sie ja aber unbedingt wieder lernen soll. Denn in ihrem natürlichen Zustand ist sie widerstandsfähig, robust und gesund, und zwar ohne alle möglichen Mittelchen. Durch ständiges Pflegen der Haut von außen erziehen wir sie quasi zu einem Schwächling, der ständig auf Muttis Hilfe angewiesen ist.

Wer also ständig versucht, die Haut zu regulieren, weil er sie kurzfristig in einem gutaussehenden Zustand haben möchte, hilft sich langfristig nicht weiter. Salben und Cremes, Puder, Make-Up, Peelings und was es sonst noch alles gibt, sollten – meiner Meinung nach – daher so sparsam wie möglich benutzt werden. Aber je nach Zustand der Haut geht es natürlich nicht ohne externe Pflege. Manche Haut ist so geschädigt, dass eine die Feuchtigkeit erhaltende Salbe dringend notwendig ist. Sollte dies der Fall sein, empfehle ich Ihnen das Schweinefett. Es ist zwar ein bisschen eklig, aber dennoch ideal, um die Haut zu versiegeln. Auch für Kinder. Manchmal muss man eben tun, was getan werden muss.

Kleine Stellen der Haut können natürlich auch leicht mit einer normalen Creme behandelt werden, ohne die Haut insgesamt zu irritieren. Dennoch bleibt meine Empfehlung, so wenig externe Pflege aus chemischer Quelle wie möglich anzuwenden.

Denn wenn wir auf die Inhaltsstoffe gängiger Hautpflegeprodukte schauen, sehen wir oft eine lange Liste schwer auszusprechender Chemikalien. Egal von welcher renommierten Marke, egal wie hoch der Preis, egal, ob auf »Aquabasis« und egal, mit welchem natürlichen Extrakt ein Produkt versehen wurde – synthetisch bleibt synthetisch. Sonne, Basenbäder, reines Wasser und Körperbürstungen pflegen die Haut von außen ganz wunderbar. Den Rest soll sie idealerweise von innen übernehmen lernen. Und bei wem die Hautdiät erfolgreich anschlägt, der wird vermutlich sowieso merken, dass das »Wunder« passiert – dass jegliche externe Hautpflege komplett obsolet wird.

Ziel sollte es wirklich sein, sich aus der Abhängigkeit von externen Hautpflegeprodukten zu lösen. Erstens brauchen Sie sie nicht, wenn Ihre Haut während der Diät so gut wird wie nie. Und zweitens raubt es Zeit, Geld, Nerven und Spontaneität, auf Kosmetika angewiesen zu sein. Frauen dürfen natürlich weiter schminken, wenn sie mögen und es gut vertragen. Aber ich denke, mit schöner Haut schminkt es sich noch leichter.

Alternativen zu synthetischen Salben und Cremes

Da ich selbst recht schnell auf externe Pflege verzichten konnte, habe ich zum Glück nie viel ausprobieren müssen und kann Ihnen demnach leider keine persönlichen »Geheimtipps« weitergeben, da mein Geheimtipp immer und an erster Stelle die Behandlung von innen über die Ernährung war und ist. Es gibt aber mit Sicherheit einige Naturkosmetik-Produkte, die zur Hautdiät passen, und Sie können natürlich gern testen, ob etwas Passendes für Sie dabei ist. Die richtige Pflege von außen kann Ihren Heilungsprozess natürlich enorm beschleunigen. Meine Tipps:

- Probieren Sie Salben mit CBD-Öl (Cannabidiol). Insbesondere bei den chronisch entzündlichen Hauterkrankungen wie Neurodermitis und Schuppenflechte kann die antientzündliche Wirkung aus dem Wirkstoff der Cannabis-Pflanze Abhilfe schaffen, wenn es lokal auf die entzündeten Hautstellen aufgetragen wird. Sie können Cannabidiol auch als Nahrungsergänzung ausprobieren. Viele Menschen schwören auf dessen Einsatz bei chronisch entzündlichen Geschehen.
- Benutzen Sie reine Aloe Vera oder natürliche Aloe-Vera-Produkte. Die Aloe-Vera-Pflanze ist scheinbar seit Jahrtausenden beliebt, da ihre Anwendung bei vielfältigen gesundheitlichen Problemen Abhilfe schaffen kann, wie zum Beispiel bei Verbrennungen, bei Wundheilung und eben auch bei Entzündungen.

- Probieren Sie Salben mit Ringelblumenextrakt. Die Ringelblume wird, wie die Cannabis-Pflanze und Aloe Vera, seit etlichen Jahrhunderten als Heilpflanze geschätzt. Auch in Maria Trebens Repertoire der gesundheitsbringenden Heilpflanzen findet sie Anwendung.
- Bei Akne und unreiner Haut im Gesicht können Heilerdemasken oder basische Natronpeelings/-masken Abhilfe schaffen. Dafür zu gleichen Teilen Natron und Wasser zu einer Paste vermischen, sich damit leicht das Gesicht einpeelen und das Peeling eintrocknen lassen – aber bitte nicht länger als 30 Minuten bzw. früher abnehmen, falls es unangenehm brennen sollte; Vorsicht auch an den Augen. Danach das Gesicht mit klarem Wasser abwaschen. Wenn Sie mögen, machen Sie einen Mix aus Heilerde und Natron oder verwenden Sie die Heilerdemaske pur – dann nach Gebrauchsanweisung.
- Manche schwören auf Apfelessig unter der Dusche, quasi als Shampoo, um Schuppen loszuwerden. Auch Schwarzkümmelöl auf der Kopfhaut hilft einigen bei Schuppen.

Probieren Sie verschiedene Produkte aus. Wenn Sie persönlich ein gutes Gefühl mit einem Produkt haben, benutzen Sie es gern. Es ist Ihre Haut. Und Sie sollen ja in gewisser Hinsicht Ihr eigener Arzt werden. Dafür müssen Sie einfach verschiedene Dinge testen. Gewissenhaft, wohlgemerkt. Dann beobachten und Rückschlüsse ziehen, ob Sie davon profitieren oder nicht.

Bedenken Sie bei externer Hautpflege nur immer, dass eine Behandlung allein von außen auf Dauer eher wenig langfristigen Erfolg verspricht, wenn man nicht die inneren Ursachen für die kranke Haut ebenfalls angeht.

Halten wir fest

Neben ausreichend Flüssigkeit, Mikronährstoffen und Antioxidantien sowie der richtigen Ernährung können Sport, Massagen und Lymphdrainage, wenig Stress und eine positive Lebenseinstellung, erholsamer Schlaf, Wärme- und Kälteanwendungen und die Anregung der körpereigenen Entgiftung die Genesung höchst effektiv unterstützen. Es ist zudem ratsam, nach und nach auf (Cortison-)Salben zu verzichten und stattdessen auf Salben mit natürlichen entzündungshemmenden Eigenschaften umzustellen. So geben Sie der Haut die Möglichkeit, sich auf natürlichem Wege zu regenerieren, ohne Abhängigkeit von synthetischen Produkten.

Die Hautdiät für Kinder

Wenn Kinder leiden und keiner helfen kann, ist das immer schrecklich. Gerade Hautkrankheiten können dem Nachwuchs wie auch den Eltern und Ärzten schwer zu schaffen machen. Blutigkratzen, schlaflose Nächte und Frust im Wartezimmer oder auf der Behandlungsliege … Einige Leser suchen bestimmt auch Rat für ihr Kind oder ihre Kinder. Daher schauen wir uns in diesem Kapitel an, was die Hautdiät für Ihr Kind leisten kann.

Bevor wir das jedoch angehen, kommt an dieser Stelle erneut der Hinweis, dass Sie Ihr Kind, wenn es gesundheitliche Beschwerden hat, insbesondere an der Haut, immer erst einmal von einem erfahrenen Kinderarzt untersuchen lassen, bevor Sie mit den Strategien aus diesem Buch beginnen!

KINDER SIND KEINE KLEINEN ERWACHSENEN

Zum Einstieg eine persönliche Anmerkung: Auch wenn mir aufgrund meiner Position als »Erfinder der Hautdiät« sowie als Medizinstudent eine Art Expertenkompetenz zugesprochen werden kann, und obwohl ich mein Wissen für solide und den therapeutischen Ansatz der Hautdiät für großartig und richtig befinde, bin ich kein erfahrener Arzt oder Gesundheitsexperte, der auf jede Frage eine zu 100 Prozent korrekte Antwort liefern kann. Ich habe jedoch in den letzten Jahren viel Wissen in einigen Bereichen auch abseits des Medizinstudiums gesammelt: in der Naturheilkunde, der Ernährungsmedizin, der Psychologie und rund um die »Gesamtgesundheit« des Menschen. Inzwischen habe ich außerdem jede Menge Erfahrung mit (jungen) Erwachsenen und ihren verschiedensten Krankheiten im Rahmen der Hautdiät sammeln können.

Aber da auch ich natürlich in einem nie endenden Prozess des Lernens bin und mir altersbedingt zwangsläufig eine gewisse Erfahrung fehlt, ist es momentan so, dass ich mit Kindern und Hautbeschwerden bei Kindern noch nicht allzu viele Erfahrungen gemacht habe. Gern würde ich Ihnen exakt sagen können, was Sie wie mit Ihren Kindern machen müssen, damit deren Hauterkrankung endlich verschwindet – ganz so einfach geht das aber nicht. Ich bin natürlich fest davon überzeugt, dass die Methoden der Hautdiät bei den chronischen Beschwerden Ihrer Kinder ebenso gut wirken können wie bei Ihnen bzw. erwachsenen Menschen. Vielleicht sogar besser und schneller als bei älteren. Doch Kinder sind speziell, bei ihnen gilt nicht immer das Gleiche wie für Erwachsene. Daher müssen wir die Strategien der Hautdiät etwas anpassen bzw. nur Sie als Elternteil können das, nicht ich.

MEINE RICHTLINIEN FÜR DIE HAUTDIÄT BEI KINDERN

Von mir folgt an dieser Stelle kein »Machen Sie A, B, C und D!«, sondern es folgen Richtlinien, an die Sie sich als Eltern halten können. Probieren Sie sie aus, um herauszufinden, was genau Ihrem Kind hilft.

Die Ernährung

Wie auch bei hautkranken Erwachsenen gilt, dass die Ernährung bei Kindern eine wichtige Rolle bei der Genesung spielt. Bitte geben Sie Ihrem kranken Kind keine ungünstigen Lebensmittel zu essen. Ihren gesunden Kindern natürlich ebenso wenig. Auch wenn Kinder Süßigkeiten, Würstchen, Pommes, Pizza, Schokolade, Eis und Gummibärchen über alles lieben, sind diese Sachen natürlich nicht gut für sie. Wir sehen ja, welche Auswirkungen sie auf uns Erwachsene und unsere Gesundheit haben. Und wenn wir sie gern essen, bekommen sie dann vielleicht auch unsere Kinder.

Wir müssen uns bewusst sein, dass wir unseren Kindern Fehler vorleben, die sie dann übernehmen, und die dann teilweise zu lebenslangen Gewohnheiten und Vorlieben führen und sie in ein chronisches Gesundheitsproblem stürzen können.

Gefühlt machen wir alles für unsere Kinder. Wir nehmen uns zurück und sehen nach, dass es ihnen an nichts mangelt. Aber wenn wir selbst falsch leben bzw. essen und trinken und diese Nahrung auch unseren Kindern geben, sorgen wir automatisch dafür, dass wir auch unseren Kindern schaden.

Gerade im Kindesalter, wenn der Körper noch wachsen muss, sollte er kein minderwertiges Material für seine Zellen bekommen. »Du bist, was du isst« – dieser Spruch ist wortwörtlich zu nehmen. Wir bauen unsere Körper zwangsläufig aus dem auf, was wir essen und trinken. Und Sie entscheiden, ob der Körper Ihres Kindes sich sein Baumaterial aus Gammelfleisch-Hot Dogs, Tiefkühlpizzen und Schokoriegeln aus der Fabrik ziehen soll, oder aber aus buntem, frischem Obst und Gemüse und vollwertiger Nahrung – je nachdem, was Sie in den Einkaufswagen packen. Auch wenn Sie denken, dass Sie Ihrem Kind eine Freude machen, wenn Sie ihm eine Kleinigkeit mitbringen, und auch wenn es das Kind natürlich freut – langfristig machen Sie ihm keine Freude. Erst recht nicht, wenn es schon krank ist.

Produkte, die zu Hause tabu sein sollten

Verzichten Sie am besten völlig auf die schlechten und »verbotenen« Lebensmittel im Rahmen der Hautdiät, im Detail beschrieben in Kapitel »Die Schlechten: besser vom Speiseplan streichen« auf Seite 163. Dazu gehören Nudeln, Brot, alle Teig- und Backwaren; Fisch und Fleisch, besonders Schwein in Form von Wurstwaren, Schinken oder Bacon. Milchprodukte, Fertigprodukte aus dem Supermarkt und Fast Food wie Pommes, Döner, Burger.

Sie bekommen vielleicht die Rolle des Spielverderbers oder der Öko-Mutti bzw. des Öko-Vatis zugespielt. Aber es ist langfristig das Richtige. Akzeptieren Sie, wenn Ihr Kind anderswo eine Cola trinkt. Aber schauen Sie, dass Sie zu Hause nahezu ausschließlich frisches Obst und Gemüse haben, idealerweise eine große Varietät verschiedenster gewaschener und verzehrbereiter Früchte. Daran sollen sich die Kinder immer frei bedienen können, bzw. das stellen Sie ihnen als die Optionen vor, die im Haus sind. Es ist natürlich ein schmaler Grat, und je nachdem, auf welchem Wege vermittelt wird, was das Kind zu essen hat oder nicht, kann man es hier auch abschrecken. Mein Tipp: Nicht verkrampfen und Dinge erzwingen oder aufzwingen wollen – als Kind ist man gern mal sturköpfig und will dann aus Prinzip genau das nicht, was die Eltern unbedingt wollen. Wenn Sie als gutes Vorbild voranschreiten und Ihren Sohn oder Ihre Tochter freiwillig folgen lassen, haben Sie vermutlich bessere Chancen, als wenn Sie Ihr Kind hinter sich herzerren und ihm ständig auf die Finger schlagen.

Produkte, die Kinder essen können

Kommen wir an dieser Stelle zu den Dingen, die Ihre Kinder im Rahmen der Hautdiät essen und trinken können. Obst und Gemüse gehen immer. Sofern keine individuellen Allergien oder Unverträglichkeiten bestehen, können Kinder nahezu jedes Obst essen. Kinder lieben Obst, wenn man es ihnen schön bereitet, zum Beispiel als Obstspieße oder Bananentabletten mit Orangensaft, beschrieben im Rezeptteil auf Seite 286.) Es ist kein Wunder, dass Kinder Obst lieben, denn es ist von Natur aus lecker und süß, und die Kinder merken, dass es gute Nahrung für sie ist. Holen Sie daher eine große Auswahl ins Haus, die Sie Ihren Kindern anbieten können: Melonen, Trauben, Mangos, Kiwis, Kakis, Pfirsiche und so weiter und so fort. Seien Sie vorsichtig mit Steinobst, wie zum Beispiel Kirschen, wegen der Gefahr, sich zu verschlucken oder gar zu ersticken. Das gilt auch für Nüsse.

Auch bei Gemüse können Kinder kräftig zuschlagen. Bio-Gurken sind super geeignet – auch die übrige Rohkost, die im Ernährungsteil im Kapitel »Die Guten: davon gern viel« aufgelistet ist, siehe Seite 161.

Passen Sie jedoch auf, dass Kinder im Säuglingsalter keinen Honig und keine schlechten kaltgepressten Öle erhalten bzw. insgesamt auch einfach nicht zu viele Öle. Hier können Sie mit Avocados arbeiten. Ältere Kinder können natürlich auch Nüsse essen, ohne sich zu verschlucken.

Gekochtes aus pflanzlicher Quelle wie Kartoffeln, Hirse, Quinoa und Ähnliches sind ebenfalls eine Option. Sie müssen Ihr Kind nicht zum Rohköstler zwingen und erziehen. Wichtiger ist, dass die Lebensmittel nicht stark vorverarbeitet sind und keine Zusatzstoffe enthalten. Gestampfte gekochte Möhren und Kartoffeln mit Himalajasalz und ein paar Erbsen sind zum Beispiel viel besser als Kartoffelpüree-Pulver aus der Tüte, welches mit Milch aufgekocht wurde.

Ausreichend trinken

Auch bei Kindern gilt, dass ihr Körper viel Flüssigkeit braucht. Lassen Sie Ihr Kind ein Glas von Ihrem Superfood-Shake trinken, geben Sie ihm ein, zwei Tassen vom Maria Treben-Tee und etwas Zitronenwasser. Vor allem aber kaltgepresste Säfte mit Gurke als Saftbasis dürften großartig für die Kleinen sein. Eine Mischung aus Gurke und Apfel oder Gurke und Birne sind leckere Säfte, die viel Flüssigkeit, Vitamine und Antioxidantien mit sich bringen. Sie können natürlich auch frischen Orangensaft und andere Säfte ausprobieren.

Weitere Anwendungen und Vorschläge

Auch Kinder können Sie in ein Basenbad setzen bzw. zusammen mit ihnen eines nehmen, wenn sie noch zu klein sind; eine leichte Lymphdrainage kann älteren Kindern guttun. Bezüglich der Hautpflege bei Kindern gilt das, was ich im Kapitel »Hautpflege und Kosmetik« ab Seite 203 geschrieben habe. Das Schweinefett kann hier wirklich einen Versuch wert sein.

Grundsätzlich und immer gilt: Rauchen Sie nicht vor Kindern. Nehmen Sie auch keine Babys auf den Arm, nachdem Sie gerade geraucht haben. Das ist äußerst schädlich für Ihr Kind, denn Zigarettenqualm ist für Kinder noch viel gefährlicher als für Erwachsene, und das kann teilweise akute Folgen haben.

Schauen Sie bei Kindern, wie Sie die Hautdiät praktisch und vor allem an die Bedürfnisse Ihres Kindes angepasst im Alltag umsetzen können. Wenn Ihr Kind Hunger hat, geben Sie ihm natürlich etwas und ziehen hier nicht rigoros die Eine-Mahlzeit-am-Tag-Methode durch.

Aber in einem bin ich mir ganz sicher: Wenn Sie dieses Buch für Ihr Kind gelesen haben, werden Sie das Ganze auch wunderbar meistern. Haben Sie Vertrauen in Ihre Fähigkeiten. Seien Sie umsichtig, weise und schenken Sie Ihrem Kind weiterhin viel Liebe. Lachen Sie mit und bleiben Sie die Löwenmutter oder der Löwenvater, der Sie gerade schon sind – Sie schaffen das! Ich wünsche Ihnen und Ihrem Nachwuchs alles erdenklich Gute und viel Erfolg.

Halten wir fest

Wenn Kinder Symptome aufweisen, insbesondere an der Haut: Gehen Sie immer erst einmal zum Kinderarzt und lassen Sie checken, ob es sich *nur* um eine gewöhnliche Hautkrankheit handelt. Wenn es um die Ernährung geht, geben Sie Ihrem Kind natürliche Nahrung, die so unverarbeitet wie möglich ist, viel wässriges, frisches Obst und Gemüse, siehe die Liste der zulässigen Nahrungsmittel auf Seite 161. Vermeiden Sie verarbeitete Fertignahrung und minderwertige Industrienahrung.

Achten Sie zudem darauf, dass Ihr Kind, wie im Kapitel »Die richtige Menge« ab Seite 123 beschrieben, seinen Flüssigkeitsbedarf jeden Tag deckt.

ERFAHRUNGSBERICHT: DIE HAUTDIÄT WAR DIE RETTUNG

Kristine S., 36, Mutter von zwei Kindern, aus Wien

Ich hatte nach Absetzen der Antibabypille massive Probleme mit Unreinheiten im Gesicht. Mit der Zeit wurde es besser, auch die zwei Schwangerschaften haben geholfen. Komplett weg waren sie aber nie. An den Armen hatte ich immer schon mit kreisrunden trockenen roten und juckenden Stellen zu kämpfen. Es war normal für mich. Meine Haut hat schon immer auf alles reagiert. Kosmetik, Waschmittel, Duschgel, neue Kleidung. ES HAT IMMER GEJUCKT! Meine Hautprobleme gehörten für mich irgendwann einfach dazu. Ein Leiden unserer Familie …

Erst mit der Hautgeschichte meiner Kinder und anderen Erfahrungsberichten auf Instagram konnte ich diesen Flecken einen Namen geben: Neurodermitis. Auch meine beiden Kinder sind quasi mit Neurodermitis zur Welt gekommen. Sie kratzten sich, was das Zeug hält, die Haut war trocken, gerötet und blutig. Mein Sohn hatte dazu chronischen Durchfall und die Tochter Verstopfung.

Unabhängig von meiner Haut (was übrigens alles zusammengehört, wie ich erst jetzt festgestellt habe), hatte ich, seit ich Anfang 20 bin – also inzwischen seit weit über zehn Jahren –, mit morgendlichem Husten und Husten unter körperlicher Anstrengung zu kämpfen gehabt. Jeden Morgen hustete ich schleimig aus; wenn ich Joggen ging oder einfach nur mit den Kindern spielte, das Gleiche. Chronisch, so die Diagnose.

Über Instagram habe ich dann von der Hautdiät erfahren. Das war unsere Rettung. Gesucht habe ich nach einer Lösung für meine Kinder. An-

gepasst an die zwei Kleinen haben mein Mann und ich die Hautdiät mitgemacht. Die Dauer kann ich eigentlich gar nicht sagen. Wir sind ja noch mittendrin. Über mehrere Monate sehr strikt. Die Ernährung ist inzwischen in unseren Tagesplan fix übergegangen.

Ich esse mittags immer eine große Schüssel Salat. Abends machen wir gern eine Gemüsesuppe, das freut auch die Kinder. In der Früh reicht mir frischer Saft mit den Supergreens. Die Kinder knabbern Karotten, Heidelbeeren, Banane, Apfel, Gurke, was der Kühlschrank hergibt. Natürlich gibt es auch Tage mit Pizza, Pasta und Co., aber das merken wir dann ein paar Tage später wieder an unserer Haut. Blöd.

Ich habe inzwischen schöne Haut, was mich natürlich glücklich macht. Die Waage zeigt minus acht Kilo an, die Kleidergröße ist geschrumpft. Das lässt mich richtig strahlen. Vor allem meine Regelschmerzen sind weg. Einfach weg. Und der lästige Husten ist ebenfalls verschwunden – ich kann Laufen gehen, tanzen, mit den Kinder herumtoben, und das alles, ohne Hustenanfälle zu bekommen. Meinen Mann freut es auch, wenn ich morgens nicht mehr alle damit wecke. Win win, würde ich sagen.

Am meisten freut es mich aber, wenn sich die Kinder nicht mehr nachts die Haut vom Leib kratzen und mein Sohn keinen Durchfall mehr hat. Das ist eine ungemeine Erleichterung für die Kinder und für mich.

Ich lasse die Kinder nun selbst entscheiden, was sie essen. Meist gehen sie morgens zum Kühlschrank und suchen sich selbst aus, worauf sie Lust haben. Jegliches Obst und Gemüse. Wir trinken Maria Treben-Tee, das schmeckt auch den Kindern, und ich salbe sie seit einiger Zeit mit Schweineschmalz ein. Eine Creme, die nicht mehr brennt … !

Leider essen die Kinder im Kindergarten ganz normal mit, denn eigenes Essen ist nicht erlaubt. Wir merken es an der Haut. In Ferienzeiten haben beide jedoch keine Probleme mehr.

Die Kinder baden nur in klarem Wasser, sobald wir shampoonieren, juckt es wieder.

Der Tipp für alle, die die Hautdiät ausprobieren wollen: Dranbleiben. Abwarten und Maria-Treben-Tee trinken. Nicht alles auf einmal ändern, Schritt für Schritt. Erst etwas Gutes starten, bevor man alles Schlechte streicht. Kinder würde ich intuitiv selbst entscheiden lassen, was sie essen möchten. Das erspart schlechte Laune, und meist wissen sie selbst, was ihr Körper gerade braucht. Wir verbrauchen sicher zwei bis drei Gurken am Tag. All time Favorite.

Der Hautdiät-Tagesplan

Im folgenden Kapitel werfen wir einen Blick darauf, wie ein idealer Tag während der Hautdiät aussehen könnte. Das kann Ihnen helfen, sich den ganzen Ablauf ein bisschen konkreter vorzustellen. Es handelt sich natürlich nur um einen groben Plan und keinen, der individuell auf Ihre Bedürfnisse maßgeschneidert wurde. Hier müssen Sie also selbst anpassen und herausfinden, was gut für Sie klappt und notwendig ist und was nicht.

EIN BEISPIELHAFTER TAG WÄHREND DER HAUTDIÄT

Aufwachen: Der Wecker klingelt eine Stunde früher als sonst. Mit geschlossenen Augen liegen bleiben, alles strecken; dann entschlossen aufstehen und sofort das Bett ordentlich machen. Handy nicht anschauen bis etwa eine Stunde nach dem Aufstehen.

Frühstück: Ein Glas von 200 bis 300 Millilitern warmes Zitronenwasser trinken, danach den ersten grünen Superfood-Shake von 800 bis 1.500 Millilitern zubereiten; im Anschluss ein wenig Ordnung in der Küche schaffen, wenn möglich und nötig. Shake innerhalb von 15 bis 45 Minuten schluckweise und leicht kauend trinken.

Während Sie den Shake trinken: 15 bewusste Atemzüge und fünf bis zehn Minuten mildes Stretching von Armen, Beinen, Schultern, Rumpf und Nacken. Im Sitzen Ihre Tages-To-do-Liste durchgehen, die Sie am Abend zuvor aufgestellt haben (mehr dazu im Kapitel »Detaillierte To-do-Listen« ab Seite 261). Im Anschluss eine handschriftliche Liste von fünf Dingen schreiben, für die Sie in Ihrem Leben gerade dankbar sind.

Suchen Sie jeden Tag neue Punkte, die Sie an den Tagen davor noch nicht aufgeschrieben haben.

Eine halbe Stunde bis 45 Minuten nach Ende des Shakes: Bereiten Sie einen Liter Zitronenwasser zu. Anschließend (oder schon davor) produktives und fokussiertes Arbeiten in 30- bis 60-Minuten-Blöcken, um aufgestaute oder unliebsame Sachen gezielt abzuarbeiten. Dabei Zitronenwasser trinken.

Zwischen den Arbeitsblöcken eine Mini-Routine Sport, etwa 20 Kniebeugen, 20 Liegestütze am Küchentresen und wieder 15 bewusste Atemzüge.

Zwischendurch: Bei Bedarf Obst oder anderen Snack aus »guten« Hautdiät-Foods genießen. Denken Sie daran: Sie sollen nicht Hunger leiden! Sie wollen dem Körper alles geben, was er braucht. Und wenn er mehr Nahrung braucht als nur eine Mahlzeit, so geben Sie dem Körper die Kalorien – nur eben idealerweise aus einer hautdiätkonformen Quelle.

Mittagessen/Salat zubereiten: 20 Minuten vor dem Essen ein Glas Zitronenwasser, Tee oder auch einfach normales Wasser trinken. Während und nach dem Essen für etwa eine halbe Stunde nichts trinken. Viel Zeit beim Essen lassen, um extrem gut zu kauen! Idealerweise keine Ablenkung beim Essen, also kein Handy, Laptop etc. – der Fokus soll auf dem Essen liegen und wie Sie essen, nicht auf einer schönen Nebenbeschäftigung. So werden wir zu bewussteren Essern, was uns enorm weiterhelfen kann, insbesondere, wenn wir gern hier und da viel zu viel nicht allzu gesundes Essen konsumieren.

Nach dem Mittagessen: Mindestens 20 Minuten gezielte Entspannung/ Meditation mit Wecker. Danach Humor einbauen (zum Beispiel eine Sitcom oder lustige Videos schauen) und lachen, bevor es produktiv weiter in den zweiten Teil des Tages geht.

Im Verlauf des Nachmittags: weiter fleißig sein. Dazu einen Liter Zitronenwasser, Tee, frischen Saft oder anderes zubereiten und trinken.

Gegen frühen Abend: Sport. Beispielsweise 25 Minuten konzentriertes Ganzkörperkrafttraining ohne lange Pausen, 30 bis 90 Minuten Ausdauertraining. Nach dem Sport zehn Minuten bewusstes Ausdehnen. Alternativ eine längere Yoga- Session.

Ruhephase nach dem Training mit Zitronenwasser: Ohne Handy und andere Ablenkungen entspannen und in den Körper einfühlen.

Danach: 45 Minuten bis eine Stunde Basenbad mit Körperbürstungen/Lymphdrainage, Abschluss mit ausgedehnter kalter Dusche.

Abendessen: Superfood-Shake (optional mit Flohsamenschalen) zubereiten und kauend trinken. Dabei täglichen Eintrag in ein Kontroll-/Erfolgstagebuch schreiben – Erfolg messen! Neue To-do-Liste für den nächsten Tag erstellen und geistig darauf einstellen. (Wie wir unseren Erfolg messen und wie eine gute To-do-Liste aussieht, besprechen wir im letzten Teil des Buches ab Seite 261)

Anschließend: Entspannung, Zeit mit Familie oder Partner verbringen, Lesen oder Ähnliches. Danach 15 bewusste Atemzüge und anschließend zum Schlafen ins Bett. Dort bewusst gute Gedanken und aufbauende Bilder im Geiste kreieren und mit diesen vor dem inneren Auge einschlafen.

Zugegeben, dieser Plan klingt nicht unbedingt glamourös oder sexy. Und das ist er auch nicht. Es ist ein Plan, der auf Effizienz ausgelegt ist. Dass wir messbaren Fortschritt machen, jeden einzelnen Tag. Natürlich ist er vielleicht nicht immer leicht durchzuführen, aber im Verlauf dafür wirklich extrem lohnend und befriedigend. Auf diese Weise kommen Sie nämlich nicht nur gesundheitlich und fitnesstechnisch voran, auch privat oder beruflich wird es bergauf gehen, wenn Sie es sich jeden Tag zur Aufgabe machen, an Dingen zu arbeiten, die Sie am liebsten aufschieben wollen, die aber wichtig und notwendig sind. Und darum geht es ja – Sie machen das alles für sich, für Ihre Gesundheit und Ihr Leben. Nicht, um bei anderen mit einem tollen Alltag zu prahlen. Strahlen Sie lieber nachher mit sexy Haut und Körper und ehrlicher Zufriedenheit mit dem, wer Sie sind und was Sie machen.

Versuchen Sie, die wichtigen Punkte in Ihren Alltag einzubauen – seien Sie kreativ. Eine Kühltasche mit frischen Säften, vorgeschnittenes Obst und Zitronenwasser mit zur Arbeit zu nehmen könnte hilfreich sein.

Damit wird die Hautdiät ein Erfolg

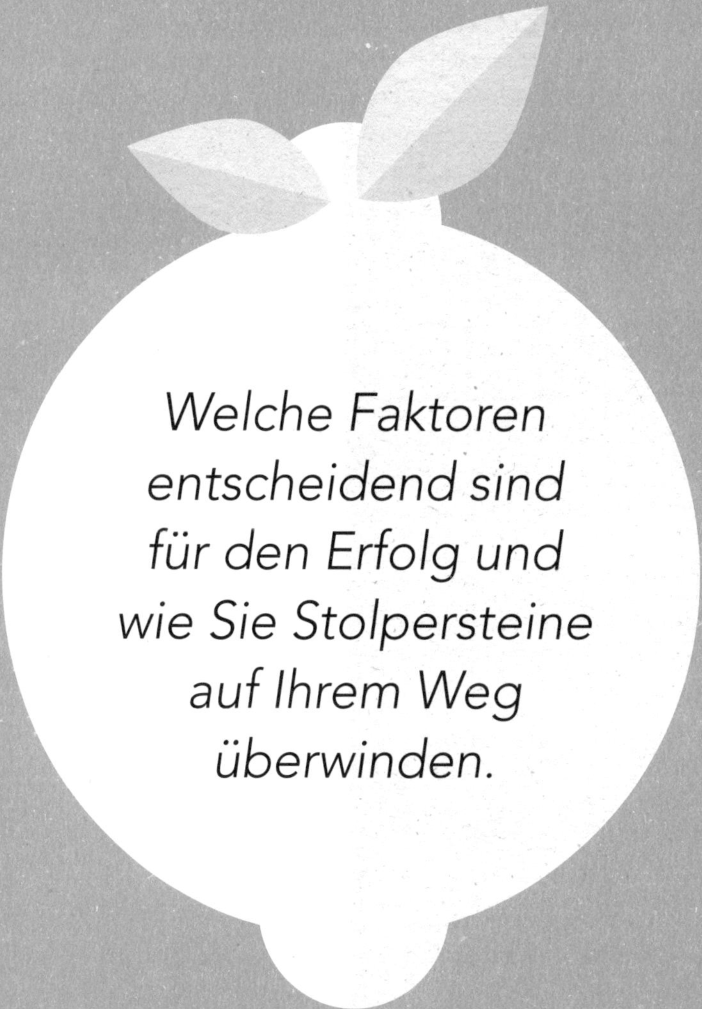

Welche Faktoren entscheidend sind für den Erfolg und wie Sie Stolpersteine auf Ihrem Weg überwinden.

Mögliche Reaktionen während der Hautdiät

Im letzten Teil des Buches schauen wir auf weitere wichtige Aspekte, ohne die es schwer werden kann, im Rahmen der Hautdiät erfolgreich zu sein. Wir sehen, was wir während einer Eingewöhnungsphase bedenken müssen, welches die allgemeingültigen Regeln des Erfolgs sind und welches Mindset wir brauchen, um die nötige Veränderung auch tatsächlich langfristig in unserem Leben umzusetzen. Denn natürlich muss eine Ernährung wie die Hautdiät auch ein Lifestyle sein, wenn wir gesund und gut drauf sein und bleiben wollen. Höchstwahrscheinlich wird die kranke Haut zurückkommen, wenn wir permanent schlechte und ungesunde Nahrung essen. Etwas Chronisches ist ja viel mehr ein Feedback des Körpers denn eine Krankheit, die aus dem Nichts einfach auftaucht.

Die Hautdiät ist eine Umstellung für den Körper. Das muss sie ja auch sein, denn nur durch andere Taten erhalten wir andere Resultate. Doch Umstellungen sind natürlich nicht immer leicht. Insbesondere unser Geist mag Umstellungen nicht wirklich gern. Daher besprechen wir im Kapitel »Das passende Mindset« ab Seite 239 noch ausführlich, welches Mindset Ihnen bei der Umstellung helfen kann. Aber auch der Körper reagiert auf Neues, deswegen schauen wir uns vorab an, womit wir möglicherweise rechnen müssen, wenn wir unsere Lebensweise ändern, vor allem unsere Ernährung.

ENTGIFTUNGSREAKTIONEN DES KÖRPERS

Auch wenn Entgiftungsreaktionen klassischerweise eher in der Anfangsphase von Fastenkuren auftreten, so können sie auch bei (radikaleren) Ernährungsumstellungen wie der Hautdiät auftreten. Bei uns können das Zitronenwasser, die grünen Superfood-Shakes oder die Mengen an Rohkost bzw. Ballaststoffen anfangs vielleicht etwas gewöhnungsbedürftig für den Organismus sein, der uns das dann auf verschiedenen Wegen mitteilt.

Typische Entgiftungssymptome

Es ist durchaus möglich, dass es bei Ihnen im Verlauf der Diät zu Entgiftungsreaktionen wie Kopfschmerzen, Müdigkeit, (stärkeren) Pickeln, Hautunreinheiten, kleinen Hautausschlägen und insbesondere Erstverschlechterungen der bestehenden (Haut-)Krankheit kommen kann. Das liegt daran, dass, wenn wir den Körper auf Vordermann bringen, er jetzt mit dem Entgiften richtig loslegt und die Giftstoffe aus den Zellen und Geweben mobilisiert. Gelangen diese durch das Lymphsystem in den Blutkreislauf, verteilen sie sich natürlich überall im Körper. Und dann können sie eben verschiedenste Erscheinungen überall am Körper bedingen. Auch Verdauungsbeschwerden jeglicher Art sind möglich, wenn unsere Mägen und Därme noch nicht an die vielen Ballaststoffe gewöhnt sind. Es kann daher hilfreich sein, zu Beginn der Umstellung mehr Säfte aus Gemüse und Obst zu trinken, in denen viele Ballaststoffe durch den Entsafter schon entfernt wurden – dem Darm ist diese Aufgabe damit abgenommen.

Wenn Sie also Symptome wie die oben genannten bemerken, wissen Sie Bescheid; werden Sie dann bitte nicht nervös oder denken, dass Ihnen das gute Essen schlechte Haut macht. Es mag vielleicht anfangs fälschlicherweise so wirken, doch durch das gesunde Essen werden Sie nicht kränker. Im Gegenteil.

Es kann eine Phase geben, durch die Sie eben hindurchmüssen. Quasi eine Steigung, die Sie erklimmen und überwinden müssen, damit es von da an leichter bergab gehen kann. Natürlich ist es auch ab da nicht immer nur ein leichter Weg. Es kann im Verlauf der Hautdiät auch dazu kommen, dass sich Ihr Hautbild verschlechtert, obwohl es schon besser war und Sie weiterhin das Richtige tun. Hilfreich ist dazu die

Abbildung der Erfolgskurven im Kapitel »Die Regeln des Erfolgs« auf Seite 232. Der Prozess kann eben ein Auf und Ab sein. Wohlgemerkt: kann. Es muss definitiv nicht so kommen. Vielleicht läuft es bei Ihnen ab Tag eins wie am Schnürchen, und Ihre Haut wird einfach nur rapide besser. So geht es vielen. Warten Sie einfach ab und beobachten Sie, was bei Ihnen geschieht.

Was tun gegen starke Symptome?

Sollten die Reaktionen sehr stark sein, können Sie folgende Methoden versuchen:

1. Fahren Sie die Geschwindigkeit herunter. Sprich: Drosseln Sie Menge und Dosis des Zitronenwassers, essen Sie weniger Rohkost, sondern ein wenig gekochtes grünes Gemüse, sehr gut gekaut, oder auch etwas »Normales«, auf das Sie Lust haben.
2. Verzichten Sie auf Lymphdrainage. Basenbäder sind jedoch exzellent für solche Phasen.
3. Achten Sie darauf, dass Sie in der Anfangszeit jeden Tag auf Toilette gehen. Ist einer unserer Hauptentgiftungskanäle, der End- bzw. Dickdarm, verstopft, tut das gar nicht gut. Hier kann notfalls ein Einlauf Abhilfe schaffen oder auch ein klassisches orales Abführmittel. Sprechen Sie sich diesbezüglich mit Ihrem Arzt oder Apotheker ab, welche Möglichkeiten für Sie bestehen.
4. Bei Verstopfung am besten viel und regelmäßig trinken und feste Nahrung durch flüssige ersetzen. Und bewegen Sie sich, idealerweise bei einem Spaziergang, beim Joggen oder Seilspringen. Massagen des Bauches und Rollkuren bieten sich bei Verstopfung, Blähungen und prallen Bäuchen ebenfalls an. Liegen Sie für eine Rollkur ein bis fünf Minuten auf dem Rücken, drehen Sie sich dann für ein bis fünf Minuten auf die linke Seite, von dort aus auf den Bauch drehen und ein bis fünf Minuten liegen bleiben. Dann auf die rechte Seite und dort ein bis fünf Minuten liegen bleiben. Machen Sie ein paar Um-

drehungen. Geben Sie zusätzlich ein bis zwei Teelöffel Flohsamenschalen in Ihren abendlichen Shake – das regt die Verdauung an und reguliert sie.

Sie werden sehen: Nach einiger Zeit unter den Regeln der Hautdiät gehen Sie aller Wahrscheinlichkeit nach regelmäßig und vor allem ohne Probleme auf die Toilette. Man kann fast schon die Uhr danach stellen. Die Verdauung wird angenehmer, einfacher, schneller und geruchloser.

SO REAGIERT DIE PSYCHE

Wenn Sie auf leckeres, aber ungesundes Essen verzichten, kann es sein, dass Sie schlechte Laune bekommen und reizbar werden – das, was als »hangry« bekannt ist.

Die Lust auf Essen, Fressattacken selbst, Hungergefühle und Grummeln im Bauch sind ebenfalls klassisch. In diesen Momenten geht es darum, nicht nachzugeben und anzufangen, dieses oder jenes »Schlechte« zu essen oder zu trinken, nur weil es uns ganz kurz Befriedigung verschaffen würde. Seien Sie besonders vorsichtig, wenn Sie müde, einsam, wütend oder erschöpft sind. Dann ist vor allem Comfort Food eine gern genommene Krücke, die uns aber später in den Hintern beißt.

Strategien gegen Heißhunger – So bleiben Sie bei gesundem Essen

Sobald Sie sich dabei ertappen, wie Sie etwas essen wollen, denken Sie an Ihren Kohlenhydratspeicher. Ist dieser nicht voll und wir unterzuckern, wollen wir häufig gern alles Mögliche essen, was zwar lecker, aber leider auch ungesund ist. Daher essen und/oder trinken Sie unbedingt, nur eben Obst und Gemüse oder etwas, was Ihnen gesundheitlich hilft. Haben Sie ausreichend Obst oder anderes Gutes gegessen, werden Sie nach einer halben Stunde vermutlich schon nicht mehr an das schlechte

Essen denken, das Sie eben noch unbedingt wollten, und sind einfach froh, dass Sie sich dagegen und für das Gute entschieden haben.

Lassen Sie es gar nicht erst dazu kommen, dass Sie sich mit leckerem, aber ungesundem Essen die Zeit vertreiben wollen. Am besten haben Sie ungesunde Lebensmittel gar nicht erst im Haus oder Kühlschrank. Gegebenenfalls räumen Sie das ungesunde Zeug aus allen Schränken weg. Verschenken Sie es oder werfen Sie es weg. Lebensmittelverschwendung möchte ich natürlich nicht propagieren, nur ist es für Sie vielleicht besser, wenn alte Schokolade oder Kekse im Mülleimer landen und nicht in Ihrem Bauch und Blut.

Und wenn Sie aber schon dabei sind und sich quasi mittendrin erwischen, wie Sie Pasta, Pizza, Schokolade oder Eis essen, finden Sie ein früheres Ende. Eine halbe Pizza bereits gegessen zu haben ist weniger schlimm, als die andere Hälfte dann auch noch zu essen, weil Sie denken, dass es jetzt ohnehin schon zu spät sei.

SIE MÜSSEN ES NICHT PERFEKT MACHEN

Ich wünsche mir, dass Sie die Hautdiät eine Weile möglichst strikt und »perfekt« durchhalten. Gleichzeitig weiß ich, dass niemand perfekt ist und dass ich auch selbst nicht immer perfekt nach dieser Diät lebe. Weil Sie das womöglich inkonsequent und verwirrend finden, an dieser Stelle ein paar Worte dazu.

Es ist wie so oft im Leben, nämlich grau und nicht schwarz oder weiß. Es gibt die Kategorie »verbotene« Lebensmittel, weil diese einfach schlecht für unsere Gesundheit sind. Dennoch ist natürlich nichts von alledem ultimativ und für immer und alle Zeiten verboten. Es ist einfach unrealistisch, dass Sie nie wieder eine Pizza, eine Stück Baguette oder ein Eis essen werden. Ich selbst bin immer wieder zu dem nicht idealen Essen zurückgekehrt, bis heute. Ich lebe derzeit nicht strikt rohvegan bzw. ausschließlich nach den Regeln der Hautdiät, auch wenn ich sie offiziell als die gesündeste und ideale Ernährung empfehle und auch dafür halte. Meine Sünden merke ich natürlich hier und da auch an meiner Haut, an meinem Gewicht und allgemeinen Körpergefühl. Aber ich kann gut und gezielt mit den Strategien der Hautdiät gegensteuern. Und wenn Sie sich fragen, warum ich denn nicht nach der gesündesten Ernährung lebe, wenn sie doch so viele Vorteile hat: Es ist einfach schwer, ich gebe es zu. Der Alltag macht auch mir leider immer wieder einen Strich durch die Rechnung. Feste, mit Freunden feiern, beruflich und privat unterwegs sein, Urlaub …

Mir geht es vor allem darum, dass Sie eine Zeit lang streng sind, was die Regeln der Hautdiät angeht, daraufhin gesundheitliche Erfolge verbuchen und die Methoden im Kopf behalten, um dann immer wieder darauf zurückkommen zu können. Denn sobald Sie am eigenen Leibe erlebt haben, dass es möglich ist, durch die Ernährung und die anderen Strategien der Hautdiät gesund zu werden, haben Sie einen neuen Punkt erreicht: Sie verfügen nun über das Wissen und die Erfahrung, dass Sie selbst es in der Hand haben, wie Ihre Haut und Ihr gesamter Körper gesundheitlich dastehen. Und das ist etwas Unbezahlbares. Denn auch wenn Sie es irgendwann schleifen lassen und die Umstellung nicht beibehalten, wissen Sie dennoch sicher, was zu tun ist und wohin Sie zurückkommen müssen.

Was ich Ihnen an dieser Stelle als die wichtigste »Take-home-Message« geben möchte: Behalten Sie im Hinterkopf, dass wir Menschen eine speziesspezifische Ernährung haben und dass wir diese brauchen, um gesund zu sein. Das bedeutet im Umkehrschluss, dass wir leichter und schneller krank werden oder nicht gut genesen können, wenn wir diesen Fakt missachten und haufenweise Nahrung essen, die von der Natur nicht für unseren Konsum gedacht sein kann. Natürlich macht hierbei vor allem die Dosis das Gift, doch Gift bleibt Gift – auch wenn es mit Käse überbacken ist.

ERFAHRUNGSBERICHT: SICH ENDLICH VERSTANDEN FÜHLEN

Julia K., 29, aus München

Vor 15 Jahren hatte ich bereits Probleme mit Neurodermitis an meinen Armen, die aber aus mir bislang unerklärlichen Gründen damals nach einiger Zeit wieder verschwunden war. Erst als ich vor zwei Jahren ein anspruchsvolles Projekt mit hoher Verantwortung in meinem Job begann, zeigte sich plötzlich wieder die Neurodermitis-Erkrankung – dieses Mal jedoch nicht nur an den Armen, sondern vor allem auch an der Oberseite der Hände. Während ich damals die betroffenen Hautstellen an den Armen einfach mit langen Oberteilen verdecken konnte, war dies nun nicht mehr möglich. Diese Tatsache war für mich unglaublich belastend, zumal ich als Projektleiterin einen Arbeitsalltag habe, bei dem viele Meetings »in Person« stattfinden – und dort natürlich für alle Teilnehmer immer meine Hände sichtbar waren und oftmals im Mittelpunkt standen, sei es bei Präsentationen oder wenn ich bei Beratungsterminen gestikuliert habe. Ich malte mir aus, wie wohl meine Kunden und Teammitglieder über meine Hautirritation dachten. Von »mangelnder Hygiene« bis »geringe Belastbarkeit« und »Ekel« war so ziemlich alles dabei.

Natürlich versuchte ich, die Kontrolle über die Krankheit zu erlangen: Ich cremte mit Kortison, hatte Arzttermine, Lichttherapie und stellte mir einen festen Yoga-Plan zur Stressreduktion auf. Während ich eine Woche Erfolge verzeichnen konnte und wieder hoffnungsvoll war, zeigten sich die Woche darauf meine Hände wieder in schonungsloser Röte und Trockenheit – obwohl ich meine Pflegerituale weiterhin konsequent befolgt hatte. Ich war verzweifelt.

In dieser Zeit sprach ich auch häufig mit Freunden über das Thema – und es war ein Zufall, dass an einem dieser Gespräche ein Studienkollege von Felix teilnahm, der mir daraufhin seine Hautdiät empfahl.

Es erscheint mir heute eine so wichtige Stütze in dieser hoffnungslosen Zeit, vor allem weil ich das Gefühl hatte: Da versteht mich jemand wirklich. Felix' Ansatz, nicht die Symptome, sondern die Ursache anzugehen, und die zahlreichen medizinischen Erklärungen, die diesen Ansatz für mich logisch erscheinen ließen, hatten mich überzeugt. Als ich dann nach bereits vier Tagen bemerkte, dass sich plötzlich meine Haut verbesserte, konnte ich kaum meinen Augen trauen …

Seit etwa zwei Monaten habe ich die Ideen der »Hautdiät« in meinen Lebensalltag integriert und damit bisher unglaubliche Erfolge erzielt: Meine Haut an den Händen ist so gut wie komplett geheilt – was in Anbetracht der Tatsache, wie schlimm die Haut geschädigt war, für mich ein kleines Wunder ist. Auch wenn ich ab und zu Tage habe, an denen sich nochmal kurz Anzeichen der Neurodermitis zeigen, kann ich diese immer auf ein Nicht-Einhalten meiner »Hautrituale« zurückführen. Dies ist eine ungemeine Erleichterung, denn es gibt mir das Gefühl, die Kontrolle über meinen Hautzustand und damit über meinen Lebensalltag wieder in großen Teilen zu haben.

Mir war es ein Anliegen, diesen Bericht zu schreiben, damit vielleicht ein verzweifelter Betroffener wie auch ich damals auf die Hautdiät aufmerksam wird und ähnlich positive Erfolge verzeichnen kann. Auch wenn man scheinbar allen Mut verloren hat – man kann ihn auch genauso schnell wiederfinden.

ERFAHRUNGSBERICHT: KLEINE VERÄNDERUNGEN – GROSSE WIRKUNG

Melinda R., 30, aus Ulm

Schon seit meiner Pubertät litt ich an mittelstarker Akne im Gesicht, am Dekolleté und am Rücken. Durch die Pille, die ich dann einige Jahre genommen habe, wurden die Beschwerden zwar etwas besser, aber als ich diese vor etwa zweieinhalb Jahren abgesetzt habe, war die Akne schlimmer als je zuvor. Ich habe sämtliche Cremes vom Hautarzt ausprobiert, die mir meine ganze Hautbarriere zerstört haben, habe sogar superstarke Tabletten mit sehr vielen Nebenwirkungen zu mir genommen. Doch sobald ich diese abgesetzt habe, ging die Akne wieder los und zwar immer etwas schlimmer als vorher.

Heute weiß ich auch, warum. Klar, ich habe meinen Körper vergiftet, und er hat ständig über die Haut versucht, sich wieder zu entgiften. Toll, was der alles kann, aber bitte benutz doch dafür die Leber oder die Niere oder das Blut, aber nicht die Haut. Jeder, der Akne hat, weiß, wie sehr einen das beeinträchtigt und wie unwohl man sich damit fühlt. Teilweise bin ich wochenlang nicht raus auf Partys oder um Freunde zu treffen, habe versucht, die Akne mit drei Schichten Make-up zu überdecken, weil ich mich einfach nicht gut gefühlt habe. Meine Laune war von meinem Hautzustand abhängig. Ich habe superteure Cremes gekauft und wirklich alles ausprobiert, was der Markt so gegen Akne hergibt, aber nichts hat auf Dauer geholfen. Also habe ich mich nach alternativen Methoden umgeschaut und selbst ein paar Dinge ausprobiert, wie beispielsweise eine Entgiftung mittels Fasten. Ich war beim Heilpraktiker, der mir ein paar hilfreiche Tipps gegeben hat, darunter einen Darmaufbau mittels Probiotikum. Das hat mir schon etwas geholfen und ging in die richtige Richtung, aber so richtig zufrieden war ich noch nicht.

Dann bin ich durch Instagram auf die Hautdiät gestoßen und habe sofort angefangen, das alles umzusetzen. Ehrlich gesagt, nicht ganz so streng wie in der Hautdiät beschrieben, sagen wir mal zu 90 Prozent. So habe ich es einige Monate durchgezogen – das ist jetzt in etwa ein Jahr her. Bis heute trinke ich meine drei bis vier Liter Zitronenwasser und nehme täglich das Super Green, verzichte auf Milchprodukte, Fleisch und so gut es geht auf Zucker und Gluten.

Und ich bin einfach immer noch baff, was ein paar kleine Veränderungen der Ernährung, viel trinken, ein bisschen Nahrungsergänzung und ausreichend Schlaf ausmachen. Ich habe mich gefragt, warum mir in 15 Jahren kein Hautarzt gesagt hat, dass ich »nur« meine Ernährung umstellen muss – und ich war echt unzählige Male beim Hautarzt.

Ich bin super mega happy und dankbar, dass der liebe Felix diese Informationen so einfach in der Hautdiät zusammengefasst hat und mit uns teilt. Ich wusste schon, nach einiger Recherche, dass es bei mir wohl an der falschen Ernährung liegt und dass mein Körper einfach nur entgiftet, aber ich wusste einfach nicht, wo und wie ich anfangen soll. Ich habe meine Lebensqualität durch die Hautdiät wieder zurückgewonnen. Es ist nicht ganz so einfach, das anfangs alles durchzuziehen, aber es lohnt sich, denn nicht nur die Haut, sondern mein ganzes Wohlbefinden hat sich zum Positiven gewendet. Ich bin nicht jemand, der auf jedes kleine Zeichen seines Körpers hört und jede Veränderung sofort wahrnimmt, aber was mir aufgefallen ist: Ich habe kein Mittagstief mehr. Ich habe den ganzen Tag super viel Energie. Und das ist nochmal mindestens genauso viel wert wie meine Haut, die heute so rein ist wie noch nie.

Anfangs war es wirklich schwer mit der Ernährungsumstellung, aber inzwischen habe ich mich komplett daran gewöhnt und mir fehlt null Komma nix. Im Gegenteil, wenn ich irgendwo gesüßten Tee bekomme, finde ich das gar nicht gut. Mein Körper hat sich umgestellt und verlangt das ganze ungesunde Zeugs nicht mehr, was es mir natürlich jetzt umso einfacher macht. Und ich habe viiiiele neue Gerichte kennengelernt und bin einfach happy über den ganzen Wandel. Deshalb starte einfach und zieh's durch! Ich bin mir sicher, du hast schon ganz bald ein genauso tolles Haut- und Lebensgefühl wie ich. Viel Erfolg.

Die Regeln des Erfolgs

Wenn Sie dieses Buch bis hierhin gelesen haben, sind Sie aller Wahrscheinlichkeit nach jemand, der dringend ein Problem beseitigen und etwas Positives erreichen will. Der Wille ist die wichtigste Basis, doch wir müssen uns klarmachen, dass Erfolg bzw. bei einer Sache erfolgreich zu sein, gewissen Regeln und Gesetzen unterliegt. Wenn wir diese Regeln nicht kennen oder missachten, kann der Sieg nicht unser sein. Hier kommen daher einige Aspekte, die wir unbedingt im Hinterkopf behalten müssen, um bei der Hautdiät auch wirklich erfolgreich sein zu können.

DREI FUNDAMENTALE REGELN FÜR ERFOLG

Ich selbst halte vor allem drei Regeln für relevant, um eigene Ziele zu erreichen. Die allerwichtigste Grundregel des Erfolges lautet:

Richtig machen = Erfolg.
Falsch machen = Misserfolg.

Diese universelle Wahrheit ist unbedingt zu beachten! Denn auch, wenn Sie nach dem Lesen dieses Buches das notwendige theoretische Wissen haben, so hilft es Ihnen erst, wenn Sie es auch richtig machen und das Wissen praktisch anwenden. Ursache und Wirkung greifen immer, bitte nicht vergessen. Verpasst man also oft genug, das Richtige zu tun, oder macht zu häufig das Falsche, stellen sich die erwünschten Resultate und der Erfolg zwangsläufig nicht ein. Nur das richtige Handeln bringt uns näher ans Ziel. Kein Hoffen, kein Wünschen, kein Denken. Richtiges Denken und etwas wie Hoffnung und Glaube an den Erfolg sind natürlich ebenso essenzielle Bestandteile, denn durch sie werden unsere

Taten bestimmt und in eine Richtung gelenkt. Aber nur ein praktischer Schritt sorgt auch dafür, dass sich etwas im Alltag ändert.

Daher die Erinnerung: Nicht nur lesen und denken, sondern auch machen! Die Hautdiät ist ein Prozess, bei dem Sie letzten Endes eine To-do-Liste abarbeiten müssen. Je stringenter Sie das, ohne Ausnahme, machen, desto schneller kommen Sie an Ihr Ziel.

Des Weiteren ist bezüglich Ihres Erfolgs folgende Regel unbedingt zu verinnerlichen und zu akzeptieren:

Erfolg ist ein exponentieller Vorgang.

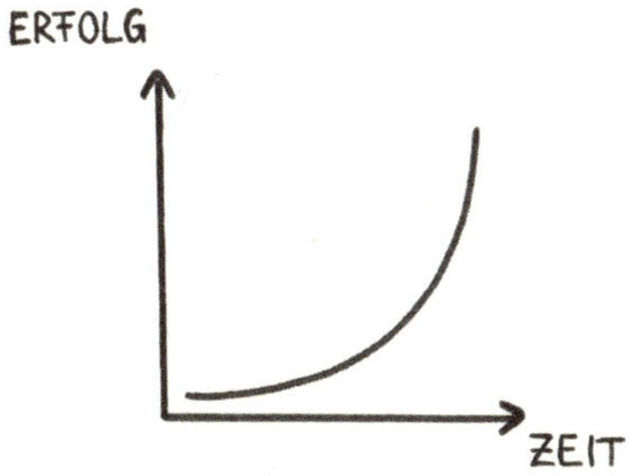

Sehen Sie sich die exponentielle Kurve an, so erkennen Sie, dass die Kurve in der Anfangszeit kaum nach oben hin ansteigt. Die Kurve dümpelt über einen recht langen Zeitraum flach oberhalb der waagerechten (Zeit-)Achse. Erst im Verlauf steigt sie langsam an, um dann aber immer schneller immer steiler zu werden.

Auf die Hautdiät, wie auf die meisten anderen Prozesse übertragen, bedeutet das, dass sich möglicherweise eine lange Zeit keine wirklichen Erfolge sehen lassen, obwohl Sie schon das Richtige tun und auf dem richtigen Weg sind.

Die Anfangsphase einer exponentiellen Entwicklung ist immer trügerisch und täuscht vor, dass sich nicht viel verändert. Im Fitnessstudio beispielsweise zeigen sich in den ersten Tagen und Wochen kaum Erfolge, obwohl man macht und tut. Bleibt man aber weiter dran, wird irgendwann der erste kleine Erfolg sichtbar. Bleibt man dann immer noch dran, werden die Erfolge immer schneller immer sichtbarer und schießen irgendwann in die Höhe.

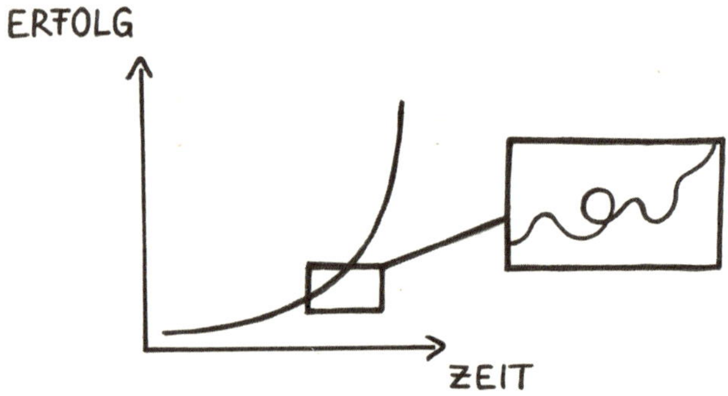

Wenn Sie genauer auf die Erfolgskurve schauen, sehen Sie aber, dass es nicht immer nur konstant nach vorn und oben geht, sondern auch eine Berg- und Talfahrt sein kann. Gerade bei Hautkrankheiten kann es bessere und schlechtere Tage geben. Behalten Sie das im Hinterkopf.

Im nächsten Kapitel »Ab wann kann man Erfolge sehen?« ab Seite 239 schauen wir noch einmal genauer darauf, wie lange denn eine »lange Zeit«, in der man keine Erfolge sieht, wirklich ist.

Wir können zwar von einem Moment auf den anderen ändern, was wir tun, und dadurch einen richtigen Weg einschlagen. Wir können aber nicht von einer Sekunde auf die andere ändern, was wir haben. Der Körper, der vielleicht über Jahrzehnte chronisch falsch behandelt wurde, braucht einfach Zeit, um sich und seine Prozesse wieder anders zu regulieren und neu zu ordnen. Jeder Prozess braucht Zeit. Daher müssen wir auch dem der Gesundheit die nötige Zeit einräumen und gewähren. Vermutlich werden erst nach hunderten kleinen Schritten in Form von Shakes, Salaten, Litern Zitronenwasser und Co. Resultate sichtbar.

Da wir uns im Großen und Ganzen aber immer noch in einem exponentiellen Vorgang befinden, ist es sehr gut möglich, dass die Haut dann immer schneller immer besser wird. Und eines Tages wachen Sie dann vielleicht auf und fragen sich, wo sie denn auf einmal hin ist, die kranke Haut. Unsere dritte und letzte Regel des Erfolgs lautet:

Nur wer aufgibt, hat verloren.

Dieser Punkt spricht eigentlich für sich selbst. Natürlich muss man dafür sorgen, dass man eine Strategie anwendet, die einen auf den richtigen Weg bringt und grundsätzlich funktioniert. Aber wenn Sie diese Strategie haben, sind Sie gewappnet und haben alles, was Sie brauchen. Jetzt müssen Sie diese Strategie nur noch umsetzen, so gut es geht, und den Weg eisern beschreiten – auch wenn Hürden aufkommen, die aber auf jedem Weg als Stolperfallen warten und unserem Ziel entgegenstehen. Werden wir durch eine Hürde zurückgeworfen, können wir das als ultimative Niederlage ansehen und aufgeben. Oder aber wir haben eine Gewinnermentalität, rappeln uns wieder auf, selbst wenn zwei oder vier oder mehr Wochen vergangen sein mögen, Schütteln den Staub ab, steigen mit neuem Elan in den Sattel und machen stur weiter. Durchhaltevermögen und Geduld sind unbeschreiblich wichtig. Wenn wir nur lange genug den Willen zum Erfolg aufrechterhalten und einfach nicht aufgeben, wird das Universum eines Tages nachgeben und uns den Erfolg gewähren. Daher: Never ever give up!

Natürlich gibt es noch viele weitere Regeln für Erfolg. Doch damit sind ganze Bücher gefüllt, und die wichtigsten habe ich meiner Ansicht nach genannt. Diese Liste wird Ihnen genügen, wenn Sie sich darauf voll und ganz konzentrieren und diese Aspekte verinnerlichen.

AB WANN KANN MAN ERFOLGE SEHEN?

Diese Frage würde jeder wahrscheinlich am liebsten mit »morgen« beantwortet bekommen. Ganz so leicht geht es aber leider nicht. Wir hatten gesagt, dass die Hautdiät ein Prozess ist und dass Prozesse einfach Zeit brauchen. Erst wenn sozusagen alle oder genügend Schritte gegangen sind, ist das Projekt vollbracht bzw. man sieht erste Erfolge.

Bis Ihre Haut vollständig genesen und »schön« ist, dauert es wahrscheinlich etwas. Doch natürlich sieht man bereits vorher schon deutliche Verbesserungen. Die kranke Haut wird ja nicht von einer Sekunde auf die andere, wie per Zauberstab, schlagartig vollkommen gesund. Die kranken Hautstellen heilen einfach nach und nach ab. Meist in der rückwärtigen Reihenfolge, in der sie gekommen sind.

Die Röte verschwindet, es schuppt weniger, juckt weniger, oder es kommen weniger neue Pickel, und die alten heilen langsam ab. Das macht sich optisch deutlich bemerkbar, wenn Sie den neuen mit dem Ausgangszustand vergleichen. Sie haben vielleicht noch immer kranke Hautstellen, aber die Veränderung von vorher zu nachher ist nicht zu leugnen. Ihnen persönlich wird das besonders auffallen, da Sie selbst natürlich am besten wissen, wie die Haut aussah und beschaffen ist. Ich selbst weiß, wie sehr ich mich über die winzigsten Fortschritte gefreut habe, weil ich einfach gesehen und gemerkt habe, dass ich auf dem richtigen Weg bin. Die ersten Früchte des Erfolgs sind die süßesten. Man ist zwar noch nicht da, aber man spürt und weiß jetzt, dass es tatsächlich funktioniert und dass man auch ankommen kann. Dann entwickelt man Momentum, Euphorie und wird im Geiste unbesiegbar. Das wollen wir erreichen, denn es ist ein Gefühl wie kein zweites im Leben.

Warum die Hautdiät individuell wirkt

Wie schnell bei Ihnen Erfolge eintreten, ist eine Frage, die ich schlichtweg nicht sicher beantworten kann. Zum einen sind wir alle Individuen mit verschiedenen Krankheiten, einer unterschiedlichen Krankheitsdauer und einem anderen -verlauf sowie anderen Lebensbedingungen. Zum anderen ist schwer pauschal zu sagen, was denn eigentlich Erfolg ist. Vollständige Genesung, 30- oder 50-prozentige Verbesserung oder schon die Tatsache, wenn zwei Pickel weniger sprießen als sonst?

Zum Erfolg trägt natürlich entscheidend bei, wie konsequent und stringent Sie nach den Strategien der Hautdiät leben. Gutes hinzuzufügen kann erstmal wichtiger oder sogar ausreichend sein, statt alles Schlechtes wegzulassen. Schlechtes nicht wegzulassen kann und wird den Prozess allerdings verlangsamen. Es geht dann teilweise gut, teilweise aber auch nicht, denn es ist einfach nicht ideal für Ihren Körper.

Daher muss die Frage lauten: Wie viel Gutes fügen Sie hinzu und wie viel Schlechtes? Und wie viele Dinge der Hautdiät, abseits der Ernährung, setzen Sie um? Letzten Endes ist es eine Frage der Disziplin. Wie fleißig Sie sind, bestimmt, wann Sie die ersten Ergebnisse sehen können. Es ist wie im Fitnessstudio – hard work pays off.

Bei manchen kann es rasant schnell gehen, und schon nach wenigen Tagen oder zwei Wochen ist bereits enorm viel Positives passiert. Andere brauchen vier Wochen, bis sie etwas merken. Andere zwei, drei oder vier Monate. Bei wirklich sehr schweren Krankheitsverläufen und/oder solchen, die schon lange bestehen, kann es gut sein, dass man auch ein Jahr oder länger beschäftigt ist, bis ein Großteil der Haut abgeheilt ist. Aber auch hier gilt, dass alles kann und nichts muss. Also nur, weil Ihre Haut wirklich schlimm aussieht oder Sie schon seit über zehn Jahren krank sind, heißt das noch lange nicht, dass Sie zwingend ein Jahr oder sechs Monate brauchen müssen, selbst unter strengster Anwendung der Hautdiät. Es kann auch ganz schnell gehen.

Warum Wartezeit genutzt werden sollte

Gesundung ist also höchst individuell. Doch die vermeintlich langen »Wartezeiten« dürfen Sie unter gar keinen Umständen verunsichern oder von dem Vorhaben abbringen. Sie werden sehen, schon bald macht es PUFFF, und Sie wachen, genau wie heute Morgen, in Ihrem Bett auf; nur sind auf einmal drei, sechs, zwölf oder mehr Wochen vergangen, seit Sie diese Zeilen hier gelesen haben. Dann können Sie entweder unglaublich froh und stolz auf sich sein, weil Sie die Zeit genutzt haben und Ihre Haut inzwischen gesund oder schon deutlich besser ist. Oder es ist alles wie immer oder sogar schlimmer als heute. Und das nur, weil »acht Wochen Hautdiät« oder »drei Monate Hautdiät« zu aufwändig geklungen haben und Sie deswegen einfach weiterhin das gemacht haben, was Sie bis dahin immer gemacht haben.

Sie wollen doch bestimmt noch ein paar Jahre leben? Lohnt es sich da nicht, einige Wochen oder Monate in Ihre Gesundheit zu investieren, damit Sie für die verbleibenden Jahre oder Jahrzehnte für immer von einem belastenden Problem befreit sein könnten?

Übrigens: Der sicherste Weg, um keine Erfolge zu erzielen, ist es, nach zwei Wochen unter nur halb streng durchgeführter Hautdiät aufzuhören und zu behaupten, dass es nicht hilft. Wer nur wenige Schritte eines Weges geht, kann nicht erwarten, am Ziel anzukommen oder zwischendurch auch nur einen Checkpoint zu erreichen. Ein Erfolgstagebuch bzw. eine Erfolgs-Kontroll-Übersicht kann Ihnen zeigen, ob Sie wirklich über einen längeren Zeitraum viel bzw. alles gegeben haben, oder Sie sich das vielleicht nur einreden. Mehr dazu im Kapitel »Tools für den Erfolg« ab Seite 259.

Halten wir fest

Meine drei Erfolgsregeln, die ich Ihnen mitgeben möchte:

1. Richtig machen = Erfolg. Falsch machen = Misserfolg.

2. Erfolg ist ein exponentieller Vorgang.

3. Nur wer aufgibt, hat verloren.

Wie schnell die Hautdiät wirkt, ist sehr individuell und abhängig von verschiedenen Variablen; wer jedoch lange und fleißig genug dranbleibt, wird auch Ergebnisse sehen.

Das passende Mindset

Kommen wir nun zum Mindset. Dieser Punkt ist enorm wichtig, denn wir können all die besprochene Theorie über den Haufen werfen, wenn wir nicht das richtige Mindset haben, das uns hilft, diese Theorie im Alltag praktisch anzuwenden. Unser Verstand, Geist oder wie auch immer Sie ihn nennen mögen, ist extrem kraftvoll. Er bestimmt die Art und Weise, in der wir denken und damit, wie wir tagtäglich leben. Und natürlich auch die Qualität unserer Gesundheit, Krankheit oder Genesung.

Wir haben inzwischen gesehen, dass und warum wir 100-prozentige Verantwortung für unsere Gesundheit im Alltag übernehmen müssen. Und da unser Geist unseren Alltag mitbestimmt, müssen wir diesen idealerweise so einstellen, dass er uns in Richtung gesundes Handeln führt. Daher widmen wir uns etwas ausführlicher Gedanken, Techniken und Tipps und Tricks, die uns in Sachen Mindset der Genesung näherbringen.

DIE INNERE EINSTELLUNG

Eine entspannende Information für diejenigen, für die Essen zu einer ihrer Lieblingsbeschäftigungen gehört und die vielleicht schon mit Unmut auf notwendigen Verzicht blicken: Ihr Leben verschwindet nicht, nur weil Sie auf einmal gesünder essen »müssen«. Im Gegenteil, es wird besser.

Bei einer notwendigen Umstellung, auf die wir aber vielleicht keine große Lust haben oder wogegen sich etwas in uns mit Händen und Füßen sträubt, kann es sehr hilfreich sein, die Dinge ein wenig zurechtzurücken. Sicher ein extremes Beispiel, dennoch treffend: Wie froh wären wohl die Kinder in Sierra Leone, die unter Todesangst 18 Stunden am

Tag in einem Erdloch mit ihren kleinen Händen nach Diamanten schürfen müssen, wenn sie mit Ihnen tauschen könnten? Wir leben hier und heute extrem privilegiert, und doch jammern wir oft extrem. Wenn der Toast verbrannt ist, die Banane braun oder wir kein WLAN haben. Es gibt tausende Kleinigkeiten, über die wir uns beschweren, die aber meist schon am nächsten Tag oder auch in einem Jahr kaum oder keine Bedeutung mehr haben. Vor allem nicht im Angesicht des Todes auf dem Sterbebett. Durch eine Einstellung, bei der wir nur auf das schauen, was wir alles nicht haben oder haben können, werden wir nur übertrieben grimmig und leicht gereizt und übertragen das auf unsere Umwelt. Nicht besonders hilfreich, denn wir wollen doch eigentlich gute Stimmung.

Daher denke ich, dass es besser ist, sich weniger über die eigene Lage zu beschweren, sondern den Tatsachen ins Auge zu sehen: Sie wollen ja gesund werden. Warum dann, vielleicht nur im eigenen Kopf, rumnölen, dass man jetzt einen Salat anstatt einer Pizza essen »muss«, dass es nervt, sich ein frisches Zitronenwasser oder einen grünen Shake machen zu »müssen« oder dass die Bio-Gurken so teuer sind.

Müssen muss niemand. Es sei denn, Sie denken das. Natürlich müssen wir alle gewisse Dinge erledigen. Aber ich denke, Sie wissen, wie ich es meine; wir dürfen auch! Und wenn Sie das Mindset haben, dass das Gute zu tun eine Bürde ist, wird es langfristig vermutlich mit dem Erfolg nichts werden, weil Sie mit reiner Willenskraft agieren. Und Willenskraft hat, anders als Überzeugung, Einsicht oder wahres Erkennen, viel weniger Bestand. Arbeiten Sie, insbesondere anfangs, mit Willenskraft und nutzen Sie sie gezielt. Aber ändern Sie langfristig Ihre Sicht auf die Dinge. Wenn Sie die Perspektive ändern, wenn Sie wollen, was Sie tun, weil Sie von der positiven Wirkung überzeugt sind, wird es auf einmal viel leichter. Und wieso schwer heben, wenn man eine Schubkarre hat? Vielmehr haben wir die unglaublichen Möglichkeiten, unserem Körper beste Nahrung zu geben. Wir müssen nicht, wir dürfen!

Schauen Sie, dass Sie das Gute tun *wollen*, einfach, weil es das Richtige ist und weil es Ihnen hilft; kommen Sie weg vom »Müssen«. Wenn Sie auf Schlechtes verzichten und Gutes in Ihr Leben holen, profitieren ja Sie davon. Zwar nicht unbedingt kurzfristig, denn Kurzzeitgenuss ist der geliebte falsche Freund, dem Sie oft entsagen müssen. Aber dafür langfristig. Sie lassen quasi Ihr Engelchen auf der Schulter gewinnen, klatschen ein High-Five ab und tanzen mit Herzchenaugen mit ihm im Kreis, während das Teufelchen auf der anderen Schulter, das sich als schmieriger Hamburger-Brater mit Zigarettenstummel im Mund verkleidet hat, neidisch herüberschaut und Ihre Aufmerksamkeit bekommen will.

MENTAL DETOX

Wir hatten bereits erwähnt, dass es immer zwei Seiten einer Medaille gibt und dass man immer auch positive Aspekte an etwas vermeintlich Negativem sehen kann. Was ich mit Mental Detox meine, ist, dass wir uns bewusst dafür entscheiden wollen, negative Gedanken gehen zu lassen oder notfalls herauszuscheuchen. Sorgen, Ängste, Zweifel, Unruhe, Neid, Geiz, Gier, Zorn, Pessimismus, Pedanterie, Kontrollsucht – all das hilft uns nicht weiter, sondern beeinträchtigt uns in unserem Leben und unserer Gesundheit. Daher müssen wir zusehen, dass wir diese Dinge durch ein gewisses »Mental Detox« aus unserem Leben entfernen und gehen zu lassen.

Undankbarkeit erkennen, Dankbarkeit üben – Der schnelle Weg zum Glück

Um Negatives gehen zu lassen, müssen wir es jedoch erst einmal bemerken. Das bedeutet, wir müssen wachsam im Geiste sein und in uns und unseren Körper hineinhorchen und -fühlen. Insbesondere in Situationen, in denen wir verkrampft oder gestresst sind. Wir müssen spüren und fühlen, was mit uns passiert, wenn wir von etwas getriggert werden. Stau zum Beispiel ist eine ideale Möglichkeit, um Mental Detox zu trainieren. Wenn Sie einfach genervt sind, weil nichts vorangeht und Sie aber schnellstmöglich nach Hause wollen, haben Sie zwei Optionen: Sie können entweder genervt wie alle anderen mit finsterer Miene hinter dem Lenkrad sitzen und vergessen, eine Rettungsgasse zu bilden. Oder aber Sie bemerken Ihre grantelige Stimmung, verwerfen die negativen Gedanken und entschließen sich, nicht innerlich zu leiden und Ihren Fokus stattdessen auf das zu richten, wofür Sie dankbar sein können. Zum Beispiel, dass Sie überhaupt ein Auto haben, das Sie vielleicht gerade vor Regen und Kälte und einem sehr langen Fußweg bewahrt. Oder dafür, dass zuhause eine gesunde Familie auf Sie wartet. So simpel und vielleicht schon naiv diese Dankbarkeit sein mag, so wirkt sie doch einfach gut, wenn Sie sie denn ehrlich spüren und suchen.

Negative Gedanken und Glaubenssätze loslassen

Negative Gedanken und Glaubenssätze und damit einhergehende negative Gefühle beeinflussen unseren gesamten Organismus negativ; ein guter Grund, warum wir diese aus unserem Geiste »herausentgiften« wollen. Das schaffen wir nicht nur durch einen Perspektivenwechsel und Dankbarkeit, sondern auch durch geistiges Loslassen. Sie müssen es natürlich wieder regelmäßig trainieren, damit es wirkt. Geistiges Loslassen ist ziemlich genau das, wonach es sich anhört.

So funktioniert es: Sie nehmen etwas Negatives wahr, beispielsweise Ihre Wut über Ihren Chef oder Mitarbeiter; fühlen Sie, wie es sich genau anfühlt und wo und wie Ihr Körper verkrampft, wenn Sie daran denken. Und dann lassen Sie die Gedanken und die Gefühle einfach los. Atmen Sie dabei aus, entspannen Sie verkrampfte Körperstellen und lassen Sie vor dem inneren Auge alles fliegen wie einen Heliumballon, den Sie einfach loslassen. Schauen Sie zu, wie der Ballon voller Ballast davonfliegt und freuen Sie sich, dass Sie die Gedanken nicht mehr mit sich schleppen müssen. Atmen Sie weiter, genießen Sie, dass Sie am Leben sind und lächeln Sie.

Kleinigkeiten, über die wir uns aufregen, sind der Feind, denn wir wissen, dass es die kleinen Dinge sind, die gemeinsam das große Ganze bilden. Bleiben Sie daher cool und sparen Sie sich Ihre Energie.

Hektik ist der Feind – *Immer* mit der Ruhe!

Zu Mental Detox gehört auch, Unruhe aus dem eigenen Kopf zu verbannen. Das können wir nur erreichen, indem wir die Unruhe aus unserem Körper verbannen.

Meist bemerken wir es gar nicht, doch in vielen Situationen im Alltag rödeln wir wie wahnsinnig und sind einfach sehr »busy«. Job, Kindererziehung, Einkauf, Kochen, Haushalt und Garten machen sich eben nicht von allein. Aber immer beschäftigt zu sein ist gefährlich, denn man tendiert dazu, zu einem hektischen Multitasker zu werden, der nie abschalten kann, sondern immer etwas tun muss. Die Garage aufräumen. Die Unterlagen sortieren. Eine Serie schauen. Alles Mögliche. Und diese Unruhe übertragen wir auch gern auf andere Lebensbereiche wie unser Essverhalten. Hektisches und unbewusstes Essen ist allerdings ungesund. Zu große Bissen, zu schlecht gekaut. Zu viel Essen und das in zu geringer Zeit.

Hier hilft bewusste Ruhe. Einerseits natürlich die Ruhe im Geist, die Sie durch gezieltes Nichts-Tun und Atemübungen (siehe Kapitel »Atemübungen« ab Seite 170) in den Alltag integrieren können. Aber auch körperliche Ruhe und Entspannung sind wichtig. Schließlich beeinflussen sich Körper und Geist gegenseitig. Und so kann eine unentspannte und verkrampfte Körperhaltung auch zu einer solchen Geisteshaltung führen. Wenn Sie viel am Schreibtisch arbeiten, wissen Sie, was ich meine.

Daher: Immer mit der Ruhe! Versuchen Sie einmal, alles ein wenig langsamer zu machen als sonst, dafür fokussierter. Lassen Sie sich zwischendurch immer wieder daran erinnern, zum Beispiel durch einen Handyton, denn sonst vergessen Sie es gern und machen genau weiter wie immer.

Auch Pausen zu machen, bevor man Entscheidungen trifft, und dabei gezielt den Körper auf Spannungen absuchen und dann bewusst zu entkrampfen und zu lockern, hilft gegen Anspannung und Unruhe. Nehmen Sie bewusst wieder Haltung an, wenn Sie beispielsweise vor der offenen Kühlschranktür stehen. Brust raus, Kopf und Blick aufrecht, Schultern entspannen und dann noch einmal gut überlegen, ob Sie sich immer noch einer Fressattacke hingeben wollen.

Nicht beim Blick auf den Gipfel über Maulwurfshügel stolpern

Ich habe ja bereits erwähnt, dass die Hautdiät ein Marathon ist und kein Sprint. Wenn wir uns anschauen, wie man erfolgreich einen Marathon absolviert, so wird klar, dass auch ein solch riesiges und unerreichbar scheinendes Ziel letzten Endes nur auf viele einzelne kleine Schritte heruntergebrochen werden kann (und werden muss). Ein großer 42-km-Schritt mit Schuhgröße 42 geht nicht. Man braucht natürlich eine gewisse Anzahl an Schritten, jedoch ist jeder Einzelne davon klein und definitiv machbar. Der erste wie auch der letzte. »Der Mensch stolpert nicht über Berge, sondern über Maulwurfshügel« – dieser Spruch soll von Buddha sein, und er ist wirklich treffend.

So ist es nicht nur bei einem Marathon sinnvoll, einen Weg auf ganz viele Mini-Schritte herunterzubrechen, die an sich nicht schwer sind. Auch ein Buch zu schreiben ist letzten Endes nichts anderes, als ein Wort zu schreiben, dann noch eines und dann noch eines.

Und genauso funktioniert auch die Hautdiät. Die kleinen Schritte sind hier, sich einen Liter Zitronenwasser oder einen Superfood-Shake zuzubereiten, eine Kanne Tee zu kochen, eine gesunde Mahlzeit zu essen oder abends auf eine schwere Mahlzeit zu verzichten und nur mit Tee und Wärmflasche auf der Leber ins Bett zu gehen. An sich alles kein großer Akt, der große Kraftreserven verbraucht.

Wer sich mit diesem Gedanken weniger auf die Gesamtaufgabe oder das große Ziel fokussiert, wie zum Beispiel »acht Wochen Hautdiät«, sondern auf den nächsten kleinen Schritt, der nur heute und nur gerade gegangen werden kann, der ist definitiv im Vorteil und wird die Leiter des Erfolgs viel schneller und sicherer erklimmen, als derjenige, der immer nur an der Leiter hochsieht und ächzt, weil das Ende oder Ziel noch nicht in Sicht ist.

Schauen Sie, was Sie genau jetzt Gutes tun könnten. Nehmen Sie immer nur einen Tag nach dem anderen und laden Sie sich nicht heute geistig zu große Aufgaben auf, die sowieso erst morgen gemacht zu werden brauchen. Absolvieren Sie den heutigen Vormittag möglichst erfolgreich, dann den Nachmittag. Mehr müssen Sie nicht tun. Wenn Sie zwischendurch erfolgreich waren bzw. etwas Gutes gemacht haben, zelebrieren Sie diese kleine Errungenschaft. Klopfen Sie sich selbst ruhig kurz auf die Schulter, wenn Sie es verdient haben.

Ziehen Sie dann weiterhin stoisch die guten Handlungen durch und gestatten Sie dem Prozess, seine Zeit zu beanspruchen. Ehren Sie den Weg, so wird er Sie am Ziel reichlich belohnen.

WENN SIE SEHR GERN ESSEN

Sollten Sie jemand sein, der das Essen vielleicht ein wenig mehr liebt als der Durchschnitt, so könnte es gut sein, dass es Ihnen auch ein wenig schwerer als dem Durchschnitt fällt, diesem zu entsagen. Sie kennen es vielleicht: Wenn sich die Möglichkeit bietet, wird bei den Hauptmahlzeiten tüchtig zugelangt und auch hier und da zwischendurch gern ein kleiner Imbiss oder Snack eingeschoben.

Der starke Drang nach ungesundem Essen

Wenn man ungesundes Essen liebt, aber auch weiß, dass es einem schadet, kann das ein regelrechter mentaler Krieg werden, den man jeden Tag zu kämpfen hat. Insbesondere wer unter Übergewicht oder Fressanfällen leidet, wird wissen, wovon ich rede: Man will eigentlich abnehmen, sich nicht mehr mit zu viel Ungesundem vollstopfen, mehr Sport machen, sich besser fühlen, besser aussehen und so weiter. Aber der Drang zu essen ist stark – sehr stark. Und ehe man es sich versieht, sind die Vorsätze, die vielleicht erst vor zwei Stunden noch voller Motivation gefasst wurden, schon über den Haufen geworfen, während man mit zwei Händen tief in einer Chipstüte baggert, im Supermarkt durch die Regale streift oder an der Theke eines Fast Food-Restaurants steht. Man gibt sich dem Essen hin, und es fühlt sich einfach toll an. Aber dann ist alles aufgegessen, und die Gewissensbisse kommen, so sicher wie das Amen in der Kirche. Wir fühlen uns mies und haben eine Niederlage kassiert. Und der Frust darüber wird später gern wieder mit etwas Leckerem kompensiert. Ein klassischer Teufelskreis, in dem das ungesunde Essen uns immer wieder dazu bringt, dass wir essen, obwohl wir es eigentlich gar nicht wollen. Das Essen hat die Kontrolle über uns.

Für viele ist übermäßiges Essen die Achillesferse. Ein Gegner, der zwischen ihnen und einem freien, selbstbestimmten Leben steht. Wer Stress durch übermäßiges Essen kompensiert, der kaut sich seinen Weg ins Verderben – auf jeden Fall gesundheitlich, vielleicht auch karrieretechnisch und, was das Ausschöpfen des eigenen Potenzials angeht. Denn mit zu vollem Bauch tendiert man eher dazu, passiv herumzuliegen, anstatt aktiv die Dinge in die Hand zu nehmen und das eigene Leben so zu formen, wie man es gern hätte. Übermäßiges Essen kann einem Selbstsicherheit und Selbstachtung nehmen. Wenn man sich in seinem Körper nicht wohlfühlt, traut man sich weniger zu und meidet bestimmte Situationen und Herausforderungen.

Nahrung als Droge

Wie viele andere Substanzen kann auch Industrie-Nahrung als eine äußerst effektive Droge fungieren und unser Leben von morgens bis abends bestimmen. Hungergefühle im Bauch, trotz teilweise hunderttausender Kalorien, die am Körper als Speicherfett hängen, sind ein Entzugssymptom, kein existenzieller Hunger – den mussten die meisten von uns wohl glücklicherweise nie erleben. Dass wir launisch und gereizt werden, wenn es ein paar Stunden nichts zu essen gab oder dass uns übel wird, wir uns nicht mehr konzentrieren oder nicht gut schlafen können, sind ebenfalls Entzugssymptome. Wie bei Drogenabhängigen, wenn sie ihren Fix zu lange nicht hatten.

Natürlich gibt es bei anderen Drogen schwerere Entzugserscheinungen. Aber nur, weil wir Essen alle grundsätzlich brauchen und so unsere Esssucht wunderbar verstecken und rechtfertigen können, vor anderen wie vor uns selbst, nimmt kaum einer wirklich wahr, dass wir nahezu alle Junkies sind, was Essen angeht. Wir haben unsere Nahrung industriell verändert, und das verändert nun auch uns und unsere Mentalität. Nicht nur Junkfood, das offensichtlich abhängig macht, auch das »gute und frisch gekochte Essen von Zuhause« kann uns in diesen Zustand starker Abhängigkeit bringen.

Oft merken wir sogar, dass das falsche Essen und unser Essverhalten unser Feind ist. Dennoch sind wir oft machtlos und können dem Essen einfach nicht lange abschwören oder widerstehen. Immer wieder versuchen wir es, doch das Essen ist einfach stärker. Diäten funktionieren nur kurzfristig, wir sind genervt und essen wieder normal.

So viele Menschen drehen sich über Jahrzehnte hinweg im Kreis und hängen in eingefahrenen, immer wiederkehrenden Verhaltensmustern fest, obwohl sie jede Menge ausprobieren.

Strategien gegen zwanghaftes Essverhalten

Ich möchte daher nun einen interessanten Aspekt ansprechen, den Sie als Strategie vielleicht noch nicht ausprobiert haben. Meditation habe ich bereits angesprochen, das kann hier großartig helfen, weil Meditation langfristig die Unordnung und Hektik im eigenen Kopf abbaut und uns unsere Muster bewusst macht. Worum es aber jetzt gehen soll, ist ein wenig radikal – manchmal ist das vielleicht auch nötig. Sollten Sie an einer Essstörung in Richtung Orthorexie leiden, nehmen Sie sich den folgenden Tipp bitte natürlich nicht zu sehr zu Herzen. Aber alle anderen, die nicht mehr vom Junkfood getrieben werden möchten, probieren es gern aus.

Viele von uns haben verschiedenste ungesunde Lieblingsessen, und es macht immer wieder aufs Neue Spaß, dieses Essen zu genießen. Und obwohl wir wissen, dass es schlecht für uns ist, kommen wir dennoch immer und immer wieder zu ihm zurück. Und zwar, weil wir dieses Essen lieben. Wir mögen es gern, kennen es gut und lieben den Geschmack. Aber genau hierin liegt das Problem.

Statt diesem Essen, das uns langfristig schadet, aber nun weiter zu huldigen, sollten wir es vom Thron stoßen und es als den Feind erkennen, der es ist. Der Feind, der in unserem Leben so viel Schaden angerichtet hat und der auch weiterhin Schäden hervorrufen wird.

Sehen Sie schlechtes Essen nicht als das, wonach es schmeckt. Sondern als das, was es ist: Teilweise billigste und schrecklich produzierte Chemie-Nahrung aus Fabriken, Schlachthäusern oder anderen unschönen Orten, das Sie gezielt abhängig machen soll, damit Sie es immer und immer wieder kaufen – alles Zeug, das Sie davon abhält, sich endlich wohl in Ihrem Körper zu fühlen, gesund zu werden und Ihre Wünsche umzusetzen. Denn im Kreislauf von Fastfood und Scham trauen Sie sich vielleicht nicht, die Frau oder den Mann Ihrer Träume anzusprechen, nur weil Sie sich nicht erlauben, selbstbewusst in Ihrem zu dicken oder zu kranken Körper zu sein. Oder Sie trauen sich nicht, in ein Schwimmbad zu gehen oder Ihr Talent der Welt zu zeigen, weil Sie sich nicht auf eine Bühne oder vor eine Kamera wagen. Hinzu kommt vielleicht, dass Sie krank sind und daher jeder Tag Ihres Lebens eine Qual darstellt oder zumindest Ihre Lebensqualität stark eingeschränkt ist.

Erkennen Sie, was Sie wirklich vor sich haben und welche Bedeutung das ungesunde Essen für Sie hat. Wenn Sie erkennen, dass das ungesunde Essen der Feind ist, identifizieren Sie ihn in all seiner Vielfältigkeit. Und dann erklären Sie ihm den Krieg! Machen Sie ihm ab jetzt keine Komplimente mehr und zwinkern Sie ihm nicht neckisch durch eine rosarote Brille zu, wie bisher, nur weil der Feind Ihnen mit seiner leckeren Zuckerglasur zugezwinkert hat. Schüren Sie stattdessen Ihre Wut, denn Ihr Feind ist Ihnen böse gesinnt! Fast Food-Restaurants, Imbisse, Bäckereien und die falschen Regale im Supermarkt, falsche Hungergefühle und die fixe Idee, Ihnen würde ohne das Essen etwas im Leben fehlen, ebenso wie Werbungen, Rabattaktionen und so weiter – dies alles ist der Feind Ihres gesunden Lebens.

Identifizieren Sie den Gegner und beobachten Sie, wann er auftaucht, was er macht und wo er eine Attacke planen könnte. Und sobald Sie ihn entdecken, müssen Sie ihn zuerst angreifen. Angriff ist die beste Verteidigung. Also lassen Sie sich nicht von dem Gedanken an Burger oder Schokolade hinreißen, sondern forcieren Sie stattdessen Ihre Wut. Denken Sie an Umkleidekabinen, Sommertage, Blicke anderer, Badezimmerspiegel, Waagen und all den Frust, den Sie ertragen mussten, weil Sie bis jetzt in Ihrem Körper nicht so befreit leben konnten, wie Sie eigentlich wollten.

Wer sich unwohl in seinem Körper fühlt, und das über Jahre, staut einiges an Frust, Wut und Zorn an. Aber diese Emotionen sind nichts Schlechtes per se. Es sind einfach nur starke Energien, die das Potenzial haben, etwas zu zerstören. Und natürlich können sie negativ wirken, wenn sie in eine falsche Richtung gelenkt werden und unser Selbstbewusstsein oder unsere Selbstachtung zerstören. Ebenso können sie aber auch positiv wirken, indem man sie bewusst auf etwas Negatives lenkt – wie eben das schlechte Essen.

In unserem Kopf herrscht ein Kampf. Unser altes Reptiliengehirn stellt sich gegen die neueren Teile des Gehirns, den Neokortex. Dieser Teil möchte das Gute für uns. Unser niederes Reptilienhirn will das grundsätzlich auch, aber durch die Lebensumstände im 21. Jahrhundert versuchen wir unsere Grundbedürfnisse oft mit abhängig machenden und schädlichen Substanzen zu befriedigen, worauf das Reptilienhirn dann quasi hängen bleibt. Statt zu meditieren, um uns zu entspannen, schauen wir Serien, Videos oder Filme, bis die Augen brennen. Wir atmen nicht bewusst, um zur Ruhe zu kommen, wir rauchen. Wir essen nicht nur dann, wenn wir Hunger haben und nur das, was die Natur uns bereitstellt, sondern wir essen in einem auferlegten Rhythmus, oft drei Mal am Tag, und dann vor allem unnatürliche Nahrung.

In diesem Kampf ist es unsere Aufgabe, als Feldherr des eigenen Gehirns sozusagen, dafür zu sorgen, dass die gute Seite gewinnt. Die Aufgabe ist simpel, nur aber leider nicht immer einfach; wir müssen Ausschau nach dem Feind und seinen Spionen in all seinen Facetten halten und ihn dann im Geiste verabscheuen, abstoßen und nicht an uns und unsere schwache Seite heranlassen – und ihn eben nicht lieben und in unser Leben holen wollen.

Machen Sie sich bewusst, dass ein so hartnäckiger Feind wie leckeres, aber ungesundes Essen sich nicht in einer Woche aufs Kreuz legen lassen wird. Er wird kratzen, beißen und Ihnen eine Hand Sand (oder süßen Zucker) in die Augen werfen, wenn es sein muss. Aber wenn Sie sich nur auf die Schlacht im Hier und Jetzt konzentrieren, sind Sie gewappnet, um am Ende öfter gesiegt zu haben als der Feind. Und wenn Sie dem Feind oft genug ordentlich auf die Mütze gegeben haben, wird er irgendwann schwach und ungefährlich geworden sein. Sie kennen inzwischen all seine Tricks und Waffen. Und so kann er keinen Schaden mehr anrichten, denn Ihr Geist ist stärker geworden als »das Böse«.

SIE KÄMPFEN FÜR SICH SELBST

Eine Sache ist mir wichtig weiterzugeben: Es wird auf unserer Reise niemand kommen und den Weg für uns gehen! Wir sind allein in unserem Körper und bleiben auch bis zum Ende auf uns allein gestellt. Natürlich bekommen wir häufig im Leben auf verschiedenste Art und Weise Hilfe von anderen Menschen oder auch einem glücklichen Zufall. Doch nur wir selbst können am Ende unser eigenes Leben leben und gestalten. Und dazu gehören nicht nur Aspekte wie Beruf und Finanzen oder Beziehungen, sondern eben auch die eigene Gesundheit.

Sind Sie chronisch krank und die erhoffte Hilfe von Seiten der Ärzte und Medikamente bleibt aus, liegt es daher jetzt umso mehr an Ihnen, für Ihre Gesundheit zu sorgen. Weil aller Wahrscheinlichkeit nach kein neuer Arzt mit einer neuen Tablette aus dem Nichts erscheint, Sie an die Hand nimmt und aufpäppelt, bis Sie wieder gesund sind – insbesondere dann nicht, wenn das Problem seinen Ursprung in einer unnatürlichen Lebensführung und einer falschen Ernährung hat.

Sie können natürlich resignieren und mit der Krankheit leben. Aber Sie können eben auch kämpfen und Ihre Gesundheit selbst in die Hand nehmen! Im ersten Teil des Buches haben wir bereits besprochen, wie viel mehr Macht wir haben, als uns oft bewusst ist. Trotzdem muss jede Veränderung erst in unserem Denken stattfinden, dann im Handeln, bevor eine Veränderung in der Außenwelt stattfinden kann. Ohne das geht es nicht.

Ich wünsche mir, dass Sie verinnerlichen, dass nur Sie allein für sich verantwortlich sein können. Das bedeutet, Sie müssen selbst lernen, selbst ausprobieren, selbst beobachten, selbst Strategien aufstellen, verwerfen oder abändern und selbst wachsen, um Ihre Probleme zu besiegen und Ihr Leben zu meistern. Sie sind der Protagonist Ihrer Geschichte im Film Ihres Lebens. Nur ist die Frage, ob es eine Komödie oder ein Drama oder gar ein Horrorfilm werden soll. Deswegen hoffe ich, dass Sie mutig sind, fallen und wieder aufstehen, nochmal fallen und wieder aufstehen und Ihre persönlichen Hürden meistern. Erst dann besteht die Chance auf ein Happy End samt Selbstachtung.

Ob Sie das tun, ist natürlich Ihre Entscheidung. Doch was ist es, das die Menschen am Ende ihres Lebens bereuen? Das nicht zum Leben erweckte eigene Potenzial, nicht wahrgenommene Chancen und Möglichkeiten. Das wollen Sie vermutlich nicht. Ich würde mich freuen, wenn Sie sich immer mehr mit sich selbst anfreunden und sich mögen, damit Sie auch dann immer in guter Gesellschaft sind, wenn Sie einmal nicht unter Menschen sind.

Machen Sie Ihr Ding, nicht das der anderen

Sobald Sie etwas machen, was auch nur ein bisschen von der Norm abweicht, dauert es meist nicht lange, und andere Menschen werden darauf aufmerksam. Sie werden dann gern zu Ihnen kommen und ihre Meinung dazu kundtun – positive wie negative Meinungen, ob Sie das nun wollen oder nicht.

Zumindest meiner Erfahrung nach wird man anfangs wie ein grünes Alien angeschaut, wenn man plötzlich damit anfängt, grüne Pulver zu konsumieren, literweise Zitronenwasser zu trinken oder im Supermarkt gefühlt zwei Meter Kassenband mit Obst und Gemüse belädt.

Lassen Sie sich davon bitte aber auf gar keinen Fall aus der Ruhe bringen! Unbegründete Kritik, Spott, Kopfschütteln und vor allem alle möglichen »Expertenmeinungen« werden Sie höchstwahrscheinlich über sich ergehen lassen müssen: »So viel Trinken und so viel Zitrone können ja nicht gut sein!« »Nur von Obst und Gemüse kannst du doch nicht leben – du musst doch auch mal was Richtiges essen!?« »Was hängst du so lange in der Badewanne?«

Es wird mit Sicherheit viele kleine Alltagssituationen geben, bei denen Sie von Ihrer Umwelt einen Spruch gedrückt oder einen verbalen Ellenbogen in die Rippen bekommen. Lassen Sie das an sich abprallen! Das ist ganz wichtig. Hier rein, da raus und weitermachen.

Negatives hilft Ihnen und Ihrer Gesundheit in keiner Weise. Leider wird es vermutlich trotzdem in irgendeiner Art und Weise kommen. Denn Familie, Freunde oder Kollegen wie auch die meisten anderen Menschen lieben den Status quo. Und den gefährden Sie gerade mit Ihrem neuen Lifestyle. Ihre Mitmenschen werden weiterhin mit Ihnen am Küchentisch, in der Mensa oder in einem Café sitzen und auch in anderen Alltagssituationen zugegen sein. Sie werden Sie überreden wollen, doch eine Pizza mitzubestellen, mit einen Cocktail trinken zu gehen, mit ihnen eine zu rauchen oder auf der Couch zu liegen, statt ins Fitnessstudio zu gehen. Und die anderen glauben allzu oft, dass sie Ihnen damit etwas Gutes tun – das tun sie nur leider nicht. Auch wenn sie es vielleicht nicht böse meinen. Deswegen müssen Sie immer für sich selbst entscheiden, nicht die anderen für Sie entscheiden lassen. Nehmen Sie daher geistigen und notfalls auch physischen Abstand von denen, die Sie von Ihrem Ziel abbringen wollen bzw. Sie nicht bestärken und unterstützen.

Es ist zwar oft nicht leicht, dennoch müssen Sie unbedingt Ihr eigenes Ding während der Hautdiät machen. Vielleicht haben Sie Glück, und jemand macht mit oder unterstützt Sie voll und ganz. Wenn dem aber nicht so ist, stellen Sie sich darauf ein, dass es manchmal ein einsamer Pfad sein wird, den Sie beschreiten.

Übrigens: Nur aus Liebe zu Ihren Mitmenschen Ihr eigenes Leben und Ihre Gesundheit schleifen zu lassen ist falsch und auch falsch gedacht. Denn erst, wenn Sie wirklich gesund sind, können Sie auch alles für Ihr Leben und damit auch das Ihrer Mitmenschen geben. Stehen Sie also zu Ihrer Sache und bleiben beharrlich dabei.

Mit der Zeit werden die anderen es auch akzeptieren und es als den neuen Status quo ansehen, dass Sie nun einfach Salate, Rohkoststicks und haufenweise Obst und Nüsse knabbern, ständig den Mixer oder den Entsafter anschmeißen und eben nicht mehr das machen, was früher »normal« war. Wenn jemand das gar nicht akzeptieren kann und nicht aufhört, sich darüber zu echauffieren, dass Sie auf einer gesundheitlichen Mission sind, dann ist auch die Frage berechtigt, ob die Person wirklich in Ihr Leben gehört. Sie brauchen Unterstützung, keine permanente Kritik. Und die richtigen Menschen werden Sie irgendwann auch unterstützen. Geben Sie diesen aber auch Zeit, sich an Ihre neuen Routinen zu gewöhnen.

Werden dann mit der Zeit Erfolge sichtbar – Sie verlieren Gewicht, Ihre kranke Haut verschwindet und strahlt jetzt sogar, und Sie sind alles in allem fitter und aktiver im Leben –, inspirieren Sie womöglich auch andere dazu, Dinge zu tun, die ihnen guttun.

Machen Sie es vielleicht auch einfach umgekehrt – betreiben Sie Flucht nach vorn und erzählen Sie Ihren Mitmenschen von Ihrer Hautdiät. Klären Sie auf und seien Sie Vorbild. Viele, auch die Liebsten und enge Vertraute, kritisieren oder beäugen meist nur dann etwas komisch, wenn sie es selbst nicht verstehen oder richtig einordnen können. Wenn Sie erklären, dass Sie ein störendes Hautproblem haben und gerade dabei sind, es auf diese Weise anzugehen, wird das wahrscheinlich sogar eher auf Verständnis treffen und Unterstützung oder Lob für Sie geben.

Bleiben Sie auf Ihrem Kurs und blocken Sie, wie Odysseus, den lieblichen Sound der Sirenen bzw. der Mitmenschen ab, die Sie zu Ungesundem verführen wollen. Stecken Sie sich notfalls gesunde Radieschen in die Ohren.

DAS GESUNDE SELBSTBILD

Ein großer und wichtiger Teil im Leben, und damit auch bei der Hautdiät, ist unser Selbstbild. Das, was wir im Großen und Ganzen als uns zugehörig betrachten und ansehen, ist das Selbstbild. Dazu gehört die Art, wie wir aussehen und unser Aussehen empfinden, also dick, dünn, klein, hässlich, hübsch, krumme Nase und so weiter. Auch Eigenschaften wie krank und gesund fallen hierunter. Ebenso unser authentischer Charakter, unser aufgesetzter Charakter bzw. die verschiedenen Rollen, die wir in den verschiedenen Alltagssituationen einnehmen. Auch unser Denken, unsere Umwelt und Lebensweise bestimmen, was wir für ein Selbstbild von uns haben. Die Art, in der wir leben, also wo wir leben, wie wir uns kleiden, wer unsere Freunde sind, unsere Hobbies, ob unsere Wohnung ordentlich oder messihaft ist, ob wir gesund essen oder eher nicht, Sport machen, Drogen nehmen, Fleischesser oder Veganer sind – alles das sind wichtige Punkte.

Denken wir von uns, dass wir mutig genug sind, Fallschirmspringen auszuprobieren oder es sogar wirklich umsetzen, erleben wir viel wahrscheinlicher einmal das Gefühl des Fliegens, als wenn unser Selbstbild bestimmt, dass wir jemand sind, der so etwas niemals machen würde. Das Erlebnis Fallschirmsprung ist für uns damit unerreichbar. Unser Selbstbild bestimmt also mit, was wir in unserer Realität erleben.

Glauben Sie an Ihre Genesung

Der Punkt ist nun der: Denken wir von uns selbst, dass wir jemand sind, der oft oder immer krank ist, weil wir ja vielleicht wirklich seit Jahren krank sind, hat das einen enormen Einfluss auf unser Unterbewusstsein. Insbesondere wenn man an der Haut sieht, dass man krank ist, brennt sich der Gedanke jedes Mal vor dem Spiegel tiefer ein: »Ich bin ein Mensch mit Hautproblemen«, »Ich bin krank«, »Ich werde wohl nie gute Haut haben« oder Ähnliches. Das sind die Sätze, die wir quasi automatisch zu uns sagen.

Aber so ein negatives Denken und vor allem auch Fühlen, das ja direkt mit dem Denken zusammenhängt, haben dann einen eher negativen Einfluss auf den Körper, weil in unserem Unterbewusstsein kein Platz mehr ist für: »Ich bin gesund« oder »Meine Haut ist fantastisch«.

Daher ist es wichtig, dass wir in unser Unterbewusstsein den Gedanken einpflanzen, dass wir jemand sind, der gesund ist bzw. gerade auf direktem Wege zur Gesundheit ist. Nur, wenn wir überzeugt sind, dass wir gesund werden (können), werden wir auch gesund. Solange in Ihrem Hinterkopf auch nur ein kleiner Zweifel bohrt, kann das die Genesung blockieren oder den Prozess verzögern. Wir müssen uns erlauben, gesund zu werden und überzeugt sein, dass wir das Potenzial haben, es auch zu bleiben. Der Geist übt eine enorme Macht auf uns aus. Daher wollen wir dafür sorgen, dass wir ein gesundes Selbstbild entwickeln und frei sind von Gedanken und Glaubenssätzen, nicht gut genug oder nicht gesund genug zu sein.

Das schaffen wir durch Visualisierungen, Affirmationen und Spiegelübungen, die wir im Kapitel »Tools für den Erfolg« ab Seite 259 besprechen werden.

Selbstliebe und Akzeptanz

Vielleicht, weil ich ein Mann bin und weil es im ersten Moment eher wie ein femininer Aspekt wirkt, hatte ich bei meinem Genesungsweg nicht ganz so viel mit dem Aspekt der Selbstliebe und -akzeptanz zu tun. Zu Beginn des Buches habe ich geschrieben, dass ich mich und meine kranke Haut damals nicht akzeptieren wollte und konnte, und dass ich auch immer noch der Auffassung bin, dass man seine kranke Haut lieber mit allen Mitteln bekämpft, anstatt sie zu akzeptieren und damit zu resignieren. Doch der Aspekt der Selbstliebe und -akzeptanz ist natürlich ein wichtiger. Das Problem, das ich mit diesen beiden Begriffen habe, ist, dass sie meiner Ansicht nach manchmal falsch gebraucht werden.

Selbstakzeptanz, die mit Selbstliebe Hand in Hand geht, wird zum Beispiel gern von Menschen mit Hautkrankheiten als emotionale Krücke genommen. Da stehen Menschen vor dem Spiegel und sagen sich, dass sie sich und ihre Haut, die am halben Körper entzündet, schuppig und krank ist, dennoch lieben, schön finden und die Krankheit akzeptieren und ihr sogar dankbar sind, da sie ihnen einige Lektionen im Leben aufgegeben hat. Und das ist auch alles richtig und wichtig und kann nicht schaden – viel besser jedenfalls, als nur vor dem Spiegel zu weinen und den Kopf hängen zu lassen. Es kann ja auch funktionieren, dass man sich dadurch, trotz Krankheit, besser fühlt. Nur kann das auch desillusionierend sein, wenn man sich dabei selbst belügt.

Akzeptieren Sie den Stand der Dinge: dass Sie derzeit kranke Haut haben, vielleicht zu dick sind und ungesund gelebt haben. Machen Sie sich nichts vor und rebellieren Sie vor allem nicht geistig gegen das, was gerade Realität ist.

Und wenn es um Selbstliebe geht: Lieben Sie sich auch dann, wenn Sie nicht perfekt sind. Perfekt ist niemand. Und Sie sind natürlich viel mehr als Ihre vermeintlich schlechte Krankheit oder Ihre Mängel. Aber bitte versuchen Sie nicht, sich selbst im Beisein anderer einzureden, dass Sie Ihre kranke, kaputte Haut und Ihr Bauchfett lieben, wenn das einfach nicht der Fall ist und Sie am Ende des Tages, allein beim Blick in den Badezimmerspiegel, deprimiert sind. Dann ist die Selbstliebe nämlich falsch und steht nur auf wackligen Beinen.

Wahre Selbstliebe wäre in diesem Falle eher, dass Sie aufhören, dick und krank machende Lebensmittel zu essen und stattdessen regelmäßig Sport und die Hautdiät machen. Selbstliebe bedeutet auch Selbstdisziplin. Es heißt, Dinge zu tun, die vielleicht nicht einfach sind, aber dafür langfristig gut für einen. Das erzeugt wahren Stolz und ein ehrlicheres gutes Gefühl, viel besser, als sich etwas einzureden.

Wer nicht weiß oder wusste, dass es einen alternativen Weg wie die Hautdiät gibt, mit dem er sein Hautproblem angehen kann, dem ist in dieser Hinsicht natürlich kein Vorwurf zu machen. Aber zu wissen, dass ein anderer Weg existiert und dann aus Bequemlichkeit zu sagen: »Ich akzeptiere mich aber so und liebe mich selbst mit meiner kranken Haut und meinen 25 Kilo Übergewicht« – wenn das eben nicht der Fall ist –, der geht zwar den einfacheren Weg, aber auch den, der vermutlich zu keinem wirklich guten Ende führen wird.

Wie Sie sich selbst und andere lieben können

Eines ist mir wichtig: Hassen Sie sich nicht! Hassen Sie meinetwegen die kranke Haut bzw. die Ursachen für kranke Haut und kämpfen Sie für gesunde Haut. Aber machen Sie sich selbst nicht fertig deswegen. Sie spielen mit sich selbst im Team; schießen Sie sich also kein Eigentor.

Verteilen Sie stattdessen Liebe. Denn eines ist klar: Liebe heilt, und Liebe fördert Leben. Liebe ist tatsächlich eine Energie oder Kraft auf dieser Erde, die vieles wohl überhaupt erst ermöglicht. Nehmen Sie diesen Aspekt ernst – auch als harter Mann mit Bart und Mitgliedschaft im Fitnessstudio.

Geben Sie daher Liebe, sich selbst und anderen. Sich selbst, indem Sie sich trotz Ihrer Schwächen mögen, Ihre Schwächen akzeptieren und sich selbst nicht zu ernst nehmen. Und durch Selbstdisziplin.

Anderen schenken Sie Liebe durch Aufmerksamkeit, ehrliches Interesse, nette Gesten, Authentizität, Ehrlichkeit und, indem Sie gute Stimmung verbreiten. Haben Sie ein leichtes Herz und sorgen für eine gute Atmosphäre, auch an einem grauen Dienstagnachmittag. Ein Lächeln ist wie Balsam für die Seele. Und wenn Sie das Leben anderer Menschen bereichern und besser machen, hebt das Ihre eigene Stimmung – und dann wird das Genesen um einiges leichter.

Halten wir fest

Auf dem Weg zum Diät-Erfolg helfen Ihnen die richtige innere Einstellung, bewusst Dankbarkeit zu üben, negative Gedanken, Gefühle und Glaubenssätze loszulassen und immer nur die kleinen, leichten Schritte zu gehen, die am Ende den ganzen schweren Weg bilden. Ziehen Sie Ihr Ding durch und lassen Sie sich durch negative Meinungen anderer sowie äußere Umstände nicht verunsichern oder von Ihrem Weg abbringen.

Tools für den Erfolg

Wer erfolgreich sein möchte, sollte trainieren – wie Athleten, die gewinnen wollen. Im Folgenden möchte ich Ihnen einige Übungen vorstellen, die Ihnen helfen können, effizienter, produktiver und damit erfolgreicher zu werden – bei Ihrer Hautdiät, aber auch in anderen Bereichen des Lebens.

ERFOLGSKONTROLLE

Beginnen wir mit Erfolgskontrolle. »Was gemessen wird, wird verbessert und fertiggestellt« – ein alter, sehr wahrer und sehr weiser Spruch. Den tatsächlichen Fortschritt eines Projekts oder Vorhabens im Auge zu behalten und zu messen hat nämlich verschiedene Vorteile. Zum einen sieht man, ob Fortschritte gemacht wurden, ob sie überhaupt gemacht werden konnten oder ob ineffizient gehandelt oder schlichtweg zu wenig gemacht wurde. Erfolgskontrolle ist sozusagen ein Bullshit-Filter, der all unsere Ausreden und unser Schöndenken auf den Boden der Tatsachen holt.

Zudem hilft Erfolgskontrolle, Motivation und den Glauben an Erfolg aufrechtzuerhalten. Wer sieht, dass er tatsächlich vorankommt, der bekommt neuen Antrieb, was ihm wiederum auf dem Weg zum Erfolg Flügel verleiht.

Grüne Häkchen für den Erfolg

Erfolgskontrolle im Rahmen der Hautdiät könnte so aussehen, dass Sie sich eine große visuelle Übersichtstafel oder ein -poster erstellen, wo Sie eintragen bzw. ein Häkchen oder einen Strich machen, wenn Sie einen

Liter Zitronenwasser, einen grünen Superfood-Shake, einen Liter Tee oder kaltgepressten Saft getrunken haben. Gesunde Mahlzeiten können und sollen natürlich auch eingetragen werden, ebenso wie Atemübungen, die tägliche Meditation, Basenbäder und so weiter. Auch Ihr Gewicht zu dokumentieren und Fotos der Haut zu Beginn zu machen ist super, um im Verlauf den Erfolg wirklich darstellen und messen zu können.

Die Übersicht sollte den Zeitverlauf darstellen. Tragen Sie beispielsweise in die Spalten die Wochentage einer Woche nach der anderen ein und in die Reihen die täglichen To-dos. Haken Sie dann mit einem grünem Filzstift gut sichtbar ab, was Sie erledigt haben. Das geordnete und gut sichtbare Abhaken erzeugt in der Übersicht nämlich den gewünschten visuellen Motivationseffekt. Wenn Sie viele grüne Häkchen sehen, wollen Sie irgendwann noch mehr sehen und sind bereit, noch mehr dafür zu tun.

Eine solche Übersicht groß anzulegen und sichtbar im Wohnraum oder Umfeld zu platzieren ist ein sehr hilfreiches Tool, wenn wir vorhaben, die Hautdiät strategisch und überlegt mit voller Tatkraft anzugehen. Auf meiner Website www.hautdiaet.net finden Sie eine beispielhafte Übersicht zum Downloaden.

Erfolgstagebuch führen

Ein weiterer Tipp, mit dem Sie Erfolg wunderbar messen können und sich selbst motivieren: ein Erfolgstagebuch.

In einem Erfolgstagebuch schreiben Sie jeden Abend auf, was Sie an diesem Tag alles Gutes gemacht haben. Lassen Sie den Tag von morgens bis abends Revue passieren und halten Sie alle Erfolge schriftlich fest. Selbst wenn es nur etwas Kleines war, wie eine Runde durch den Park spazieren zu gehen, meditiert zu haben oder gesunde Einkäufe für den nächsten Tag erledig zu haben.

Wichtig: Hier kommt nichts Negatives rein, nur alles Positive. Auf diese Weise lenken Sie Ihren Fokus auf das Gute, das Sie gemacht haben – nicht auf Ihre Fehler und Mängel. Und wo der Fokus liegt, fließt auch Energie hin. Das heißt, wenn Sie regelmäßig suchen und aufschreiben, was Ihnen alles gelungen ist oder wo Sie sich so verhalten haben, wie Sie sich gern sehen, stecken Sie zwangsläufig mehr Energie in das Positive, was Ihnen auf dem Weg zum Erfolg weiterhilft.

Detaillierte To-do-Listen

Wer nicht weiß, was er machen muss, der wird es wahrscheinlich auch nicht machen. To-do-Listen schaffen hier, wie auch die Erfolgsübersicht, Klarheit. Da To-do-Listen jedoch auch negativ wirken können, wenn man sie nicht einhält und das dann an einem nagt, wollen wir spezielle To-do-Listen verwenden und unsere Einstellung dazu ändern.

Wir schreiben uns extrem detaillierte To-do-Listen mit vielen ganz kleinen und leicht machbaren Punkten. Projekte auf Mini-Schritte herunterzubrechen kann enorm hilfreich sein; auch banale Punkte aus dem Alltag, abseits der Hautdiät, wie »Spülmaschine einräumen« oder »Socken zusammenlegen« können gern mit auf die Liste. Denn worauf wir aus sind, ist es, Häkchen machen zu können bzw. Punkte als abgearbeitet durchzustreichen. Das ist jedes Mal ein kleiner Sieg und stärkt das Gefühl, dass wir unser Leben im Griff haben bzw. in den Griff bekommen und mehr schaffen können, als wir vielleicht dachten. Und da dieses Mindset fundamental wichtig ist, sollten wir es auf diese Weise verstärken.

Pflegen Sie am besten die entspannte innere Einstellung zu Ihren To-do-Listen, dass Sie sich zwar alle Mühe geben, sie heute noch abzuarbeiten, auch mal die extra Meile gehen und dass Sie sich freuen, wenn Sie es schaffen. Aber auch, dass Sie sich nicht fertigmachen, wenn Sie sie nur halb bewältigt haben. Das zieht nur Negativität in Ihr Leben und drückt Ihr Selbstwertgefühl. Die Liste ist also eine Hilfe, nicht Ihr Sklaventreiber, dem Sie zu gehorchen haben.

ZIELE KLAR DEFINIEREN

Ziele zu haben ist wichtig. Genaue Ziele zu haben ist noch wichtiger. Denn ohne ein genaues Ziel weiß man nicht nur nicht, wohin es eigentlich geht. Man weiß auch nicht, wann man angekommen ist. Wie ein Schiff auf hoher See ohne Zielhafen wird man von Wind und Wetter herumgetrieben.

Persönliche, klar definierte Ziele im Bereich Gesundheit oder Fitness sind daher sehr wichtig. Denn wer etwas erreichen will – und das wollen wir ja alle in irgendeiner Form –, muss auch wissen, was das genau ist.

In ein Navi gibt man ja auch Straße und Hausnummer ein, nicht nur »Spanien«. Deswegen sollte unser Ziel nicht nur »Hautdiät machen« lauten, sondern besser: »Jeden Tag vier Liter Flüssigkeit aus einer hautdiätkonformen Quelle sowie zwei grüne Shakes konsumieren.«

Sie dürfen sich alles wünschen, und vieles wird in Erfüllung gehen können, aber Sie müssen Ihre Wünsche und den Weg dahin genau und präzise definieren, sonst wird es schwierig, die Ziele zu erreichen. Die Hautdiät gibt Ihnen alle Details an die Hand, mit denen Sie das Ziel Gesundheit ansteuern können.

Machen Sie sich eine Liste mit all Ihren Zielen für die verschiedensten Lebensbereiche: Beruf, Finanzen, Gesundheit, Sport, Beziehung und so weiter. Finden Sie heraus, was Sie konkret wollen, und schreiben Sie es nieder. Lesen Sie die Liste jeden Morgen und jeden Abend vor dem Zubettgehen durch. So bleiben Sie auf das große Ziel fokussiert, dem Sie tagtäglich durch Minischritte näher kommen.

Wie diese Minischritte aussehen, damit beschäftigen wir uns im folgenden Kapitel.

Machen Sie sich Ihre Motivation klar

Wenn Sie wissen, was Sie im Leben erreichen wollen und was Ihre Ziele sind, so kann es nun extrem hilfreich sein, sich genau zu überlegen, warum Sie dieses oder jenes Ziel überhaupt erreichen wollen. Was sind

Ihre Beweggründe? Was wird in Ihrem Leben besser, wenn Sie das Ziel erreicht haben? Was wird schlechter, oder was könnte Schlimmes geschehen, wenn Sie das Ziel nicht erreichen? Wer wird feiern, wenn Sie am Ziel ankommen, wer wird weinen, wenn Sie es nicht schaffen? Für wen wollen oder müssen Sie dieses Ziel erreichen? Wie sieht Ihr Leben aus, wenn Sie es geschafft haben, und wie, wenn nicht? Verknüpfen Sie Emotionen mit Ihrem Ziel. Wofür machen Sie das alles? Suchen Sie Ihr persönliches »Warum?« im Leben. Wer das nicht hat, für den kann das Leben grau und trist werden. Wer aber genau weiß, wofür er mit Hingabe tut, was er tut, dessen Leben hat einen Sinn und somit Farbe.

Stellen Sie sich möglichst viele Fragen wie die obigen und bearbeiten Sie die Fragen zu jedem einzelnen Ihrer Ziele. Machen Sie sich so klar, warum diese Ziele für Sie persönlich von allergrößter Relevanz sind. Lesen Sie sich Ihre »Warums« morgens und abends durch, um Ihrem Geist regelmäßig ein Ziel ins Navi zu geben.

Intrinsische Motivation ist eine enorme Kraft. Und wenn uns ganz konkret klar ist, warum wir an ein bestimmtes Ziel wollen und müssen, können wir diese Kraft als Triebfeder für uns und unsere täglichen Handlungen nutzen. Wenn wir unsere wahren Werte kennen und wissen, was wir wollen und warum, ändert sich unser Fokus von »Ich muss das machen« zu »Ich will das machen«.

Ein Beispiel: Sie wollen ins Fitnessstudio gehen, trainieren, sich gesund ernähren und top aussehen, weil Ihnen klar ist, dass Sie sich dadurch heute und morgen wohler in Ihrem Körper fühlen, mehr Selbstvertrauen im Alltag haben werden und weil Sie somit die Chancen erhöhen, dass Sie in 20 Jahren ein gesunder Mensch sind, der mit den Enkeln ihr Abitur feiern kann. Das ist intrinsische Motivation. Das schlechtere, unbeständigere Gegenteil davon wäre, dass Sie denken, dass Sie ins Fitnessstudio gehen müssten, weil Sie auf Instagram Selfies von scheinbar schlanken, fröhlichen Menschen gesehen und sich verglichen haben – und jetzt »auch so« sein wollen.

Visualisierung, Affirmationen, Spiegelübungen

Wir haben bereits besprochen, dass unser Selbstbild einen enormen Einfluss auf unser Leben ausübt. Wer an seinem Selbstbild arbeitet, verbessert folglich auch sein Leben.

Visualisierung, Affirmationen und Spiegelübungen stellen wunderbare Möglichkeiten dar, unser machtvolles Selbstbild, das in unserem Unterbewusstsein sitzt, umzuprogrammieren. Ich bespreche sie hier in aller Kürze. Wer tiefer einsteigen möchte, dem seien an dieser Stelle vier Klassiker empfohlen: *Psychocybernetics* (auf Englisch) von Dr. Maxwell Maltz, *Die Macht Ihres Unterbewusstseins* von Dr. Joseph Murphy, *Think and Grow Rich* von Napoleon Hill oder *What to say, when you talk to yourself* (auf Englisch) von Shad Helmstetter.

Visualisierungen

Visualisierungen machen sich mentale Bilder zunutze. Unser Denken findet ja sehr häufig in Form von Bildern statt. Geistige Bilder sind kraftvoll und beeinflussen uns, je nachdem, was wir dort sehen. Auch bestimmen diese Bilder, wie wir uns zum Leben stellen, wie wir in bestimmten Situationen agieren und welche Ziele wir uns in unserem Leben stecken. Sind es Bilder, die bei uns Panik auslösen, bekommen wir Panik. Sind es Bilder, die uns Freude bereiten, erleben wir Freude. Ein Klassiker: Ist man eine schüchterne Person, die es hasst, öffentlich vor anderen zu reden, und sieht man sich im Geiste schon stammelnd das Referat vor der Klasse halten, obwohl es erst übermorgen ist, schlottern einem heute schon die Knie. Sind wir jedoch jemand, der sich als ein Mensch sieht, der gern vor anderen redet bzw. kein Problem damit hat, freut man sich schon heute auf das Referat übermorgen. Selbstbilder über uns bestimmen also, wie wir uns sehen und geben. Die schüchterne Person würde vielleicht liebend gern ohne Aufregung gelassen vor anderen reden. Aber ihr Selbstbild lässt das nicht zu, weil sie denkt, dass sie einfach schüchtern ist und nicht gut vor anderen reden kann. Dieser

Glaubensgrundsatz ist so tief in ihrem Unterbewusstsein verankert, und die Bilder im Kopf über das Referat sind solch eine Horrorvorstellung, dass, wenn sie nun das Referat hält, genau das eintritt, was sie schon vorher ahnte: Sie ist schrecklich nervös, verhaspelt sich, wird rot – und die Zuhörer tuscheln.

Durch Visualisierungen können wir nun aber bewusst ein gewünschtes Bild von uns hervorbringen, das mit der Zeit einen enormen Einfluss auf unsere Persönlichkeit haben kann, weil es unsere Persönlichkeit im Kern, dem Selbstbild, verändert.

So wäre die Aufgabe für den schüchternen Referenten, jeden Tag für zehn oder 15 Minuten die Augen zu schließen – am besten abends im Bett – und sich vor dem inneren Auge vorzustellen, wie er cool und gelassen sein Referat vor der Klasse vorträgt, vielleicht ein paar lockere Witze reißt, spontan auf Fehler reagiert, ein aufmerksam zuhörendes Publikum hat und nicht einen Hauch nervös ist. Positives Kopfkino passt als Beschreibung ganz gut. Wer sich selbst als perfekt handelnden Helden in seinem Film des Lebens vor dem inneren Auge in jedem noch so kleinen Detail sieht, sich vor allem auch so fühlt, der wird mit der Zeit sein Unterbewusstsein umprogrammieren können.

Ich selbst konnte auf diese Weise meine Angst vor mündlichen Prüfungen endlich ablegen, weil ich mir vorgestellt habe, wie ich cool und sicher auf Fragen der Prüfer antworte und mich dadurch mit der Situation schon im Geiste vertraut gemacht habe. Visualisierungen sind kraftvoll und können auch für unsere Gesundheit genutzt werden, wenn wir die Augen schließen und uns vor dem inneren Auge heute schon als gesund sehen und fühlen – auch wenn wir es noch nicht sind. Das Fühlen ist das Geheimnis. Es tut unheimlich gut und ist enorm hilfreich, sich täglich bewusst gesunde Bilder der eigenen Haut zu machen. Egal, was der Spiegel in dem Moment sagt.

Affirmationen und Spiegelübungen

Affirmationen sind wie Visualisierungen, nur laufen sie nicht über den Kanal des Sehens in unser Unterbewusstsein, sondern durch das Hören. Man sagt sich dabei selbst immer und immer wieder kurze positive Statements auf, die sich mit der Zeit im Unterbewusstsein verankern und anschließend positive Dinge in unserem Leben hervorbringen.

So habe ich mir gegen meine Prüfungsangst nicht nur Bilder erschaffen, wie ich erfolgreich in der Prüfung sitze, sondern auch passende Worte. Fast schon wie ein Besessener habe ich mir in den Wochen vor meiner damals wichtigsten und größten Prüfung immer wieder das Mantra vorgesagt: »Ich bin cool in der Prüfung. Ich bin cool in der Prüfung.« Im Bus, in der Uni, im Supermarkt, vorm Einschlafen. Dazu habe ich Gefühle mit reingebracht, also nicht nur den reinen Gedanken. Ich habe es mir mit solcher Überzeugung immer und immer wieder gesagt, leise im Kopf, wie auch laut vor dem Spiegel (was letzten Endes die Spiegelübung ist), dass ich mich richtig gepusht gefühlt und es mir mit jeder Faser meines Körpers selbst geglaubt habe: dass ich tatsächlich cool in der Prüfung bleiben würde.

In der Zeit vor der Prüfung kamen natürlich immer wieder Zweifel, ob die Methode denn funktionieren würde; und auch direkt vor der Prüfung war ich im altbekannten Panikmodus und dachte schon: »So ein Mist, das hat alles nichts gebracht!« Aber dann, in der Prüfung, konnte ich meinen eigenen Augen und Ohren nicht trauen. Ich war tatsächlich cool und blieb cool! Ich hatte kein Herzrasen, war gelassen, spontan, konnte mit den Professoren ein paar Witze reißen und habe eine gute Performance abgeliefert. Ich habe die Prüfung sogar genossen – und so etwas habe ich selten einen Studenten sagen hören. Meine Mitprüflinge hingegen waren so, wie ich es bis dato immer gewesen war – stammelten, hatten verkrampfte Schweißhände im Schoß gefaltet, und ihnen fielen die einfachsten Sachen nicht ein. Ich war erstaunt und fragte mich, wieso sie sich denn nicht einfach entspannten. Bis mir klar wurde, dass ihr Selbstbild ihnen nicht erlauben konnte, sich zu entspannen. Höchstwahrscheinlich, weil sie es die letzten Wochen nicht wie ich mit »Zaubersprüchen« umprogrammiert hatten. Auch Vorträge zu halten war dann kein Problem mehr für mich. Affirmationen und Visualisierungen haben mich tatsächlich von dem befreit, was mich über Jahre belastete und von dem ich dachte, dass ich es nie würde ablegen können.

Affirmationen sollen kleine positive und konkrete Statements sein, in der Ich- und Gegenwartsform. Beispielsweise: »Ich bin cool in der Prüfung« statt »In drei Wochen in der Prüfung werde ich keine Angst haben« – hier liegt der Fokus auf Angst und der Zukunft. Für unser Hirn ist es wichtig, dass die Information enthält, dass wir genau jetzt so und so sind und dass wir uns jetzt als so und so sehen, nicht irgendwann. Unser Gehirn bzw. das Unterbewusstsein kann die Realität nicht von dem unterscheiden, was wir uns lebhaft vorstellen. So wie man bei einem Horrorfilm echte Angst bekommt, auch wenn man eigentlich weiß, dass der Mörder aus dem Film nicht in der Kinoreihe hinter einem sitzt und gleich zuschlägt. Andere Beispiele für Affirmationen wären: »Ich liebe meinen Körper und gebe ihm daher nur beste Nahrung.« »Ich bin gesund, und mein Körper ist stark.«

Anfangs müssen Sie sich vielleicht ein wenig selbst überzeugen, weil Sie von etwas sprechen, das aktuell vermutlich nicht stimmt. Aber das Unterbewusstsein glaubt all das, was man ihm nur oft genug mit Nachdruck vermittelt. Es kann eben nicht unterscheiden zwischen Lüge und Wahrheit, wenn sich etwas wahr anfühlt. Daher ist die Komponente des sich hier und jetzt schon Siegreich- oder Gesund- oder Cool-in-der-Prüfung-Fühlens auch so wichtig, wenn es darum geht, die Affirmation oder Visualisierung erfolgreich zu gestalten.

Spiegelübungen sind Affirmationen, die Sie sich vor einem Spiegel stehend sagen, während Sie sich selbst tief in die Augen schauen. Das hat einen potenzierenden Effekt.

Routinen durch bessere ersetzen

Routinen bestimmen unser ganzes Leben. Von dem Moment, in dem wir aufwachen, bis hin zum Schlafengehen, ja vielleicht sogar im Schlaf selbst haben wir verschiedenste Routinen. Körperpflege, Morgenritual, Frühstück, Arbeitsroutinen, Mahlzeiten über den Tag verteilt, Sport, Nachrichten schauen, Zeitung lesen und so fort.

Der Mensch ist als Gewohnheitstier ein großer Fan von Routinen. Denn sie sorgen für eine gewisse Stabilität und Sicherheit im Alltag – eines unserer Grundbedürfnisse. Problematisch wird es dann, wenn wir Routinen haben, die uns zwar kurzfristig helfen, langfristig aber schaden – Rauchen, zu viel essen, Alkohol trinken etc.

Routinen sind kraftvoll in beide Richtungen, in die gute und unterstützende wie die schlechte und schädliche. Daher ist es wichtig, dass wir im Rahmen der Hautdiät neue, unterstützende Routinen für uns und unseren Alltag etablieren. Diese helfen uns, das Gute und Notwendige leichter in den Alltag einzubringen. Wer nicht weiß, was er wann wie am Tag machen soll, um die ja nicht wenigen Aspekte der Hautdiät unter einen Hut zu bekommen, der wird sie wahrscheinlich nicht effizient in den Tag eingegliedert bekommen. Daher ist es eine gute Sache, einen Schlachtplan bzw. eine Strategie zu haben.

Hier ist es besonders wichtig, dass wir weniger versuchen, das Alte zu bekämpfen, indem wir uns von schlechten Routinen einfach nur trennen. Wir müssen sie vielmehr ersetzen. Es fällt der Seele leichter, ein Loch mit was Neuem gefüllt zu bekommen, als es leer zu lassen.

Dafür ist es sinnvoll, zunächst eine Liste zu schreiben mit all unseren Routinen, die uns langfristig eher schaden. Schreiben Sie alles auf. Dann identifizieren Sie, welche kleinen und großen Trigger es in Ihrem Alltag für das Ausführen der schlechten Handlung gibt und welche Körpergefühle und Gedanken sie bei Ihnen auslösen. Dann überlegen Sie, wie Sie diese durch eine neue, hilfreiche und Ihrer Gesundheit förderliche Routine ersetzen können. Schreiben Sie das Ganze mit Hand auf Papier und stellen Sie eventuell grafisch dar, welche Ihre Routinen sind und wieso Sie sie ausführen.

Nehmen wir ein Beispiel: Sie fahren auf dem Weg von der Arbeit nach Hause täglich an einem Laden vorbei, wo es etwas zu essen gibt, das Sie lieben. Sehr oft machen Sie dort einen Zwischenstopp für einen kurzen Snack. Ihr Hintergedanke ist vermutlich, dass Ihnen das Essen helfen wird zu entspannen, Atem zu holen und neue Kraft nach dem harten Arbeitstag zu sammeln. Auf der Suche nach diesen Gefühlen setzen Sie den Blinker, fahren raus und bestellen sich leckere, aber leider ungesunde Dinge. Dass diese Routine eine ist, die kurzfristig vielleicht Spaß und Entspannung bringt, sich langfristig aber nicht besonders gut auf Ihre Gesundheit und Ihr Gewicht auswirken dürfte, ist klar.

Da Sie diese Routine jetzt ablegen möchten, der Trigger, also der Nachhauseweg Ihrer Arbeit, jedoch nicht auf einmal verschwinden wird, ist es leichter, eine neue Routine zu entwickeln, als die alte nur wegzulassen. Eine bewusste Handlung, die Sie gut gelaunt mit frischer Energie an dem Shop vorbeifahren lässt, anstatt mit schwerem Herzen und sehnsüchtigem Blick. Die neue Routine könnte daher beispielsweise sein, dass Sie ein paar Straßen vor dem Restaurant schon Ihren »Feel good«-Song im Auto anschmeißen und die Musik laut aufdrehen. Singen Sie mit und ändern Sie Ihre Stimmung von »Feierabend, ich muss entspannen!« zu »Ja, ich bin auf dem Weg, schlank und gesund zu werden! Der Burger kann mir nichts!«

Pushen Sie sich also bewusst mit einer neuen Gewohnheit, die Spaß macht, positiv ist, möglichst das gleiche initial gewünschte Zielempfinden in Ihnen auslöst und die andere Routine gleichzeitig weniger attraktiv macht. So können Sie kleine Dinge im Alltag durch andere ersetzen und sich damit relativ leicht weiter nach vorn bringen. Kniebeugen statt Kaffee ist ein weiteres Beispiel – macht beides wach, und nach den Kniebeugen haben Sie zudem noch ein kleines Sportprogramm absolviert, das Sie stolz macht.

Neue Gewohnheiten sind jedoch träge. Sie brauchen eine Weile, bis sie etabliert sind. Manche reden von drei Wochen, andere von 90 Tagen, bis eine neue Routine fest in unserem Verhalten verankert ist. Gerade in der Anfangszeit ist es daher elementar, dass Sie sie wirklich bewusst und durch Willenskraft im Alltag verankern.

Preparation is key: Gute Vorbereitung ist alles

Eine gute Vorbereitung kann bei etwas wie der Hautdiät schon die halbe Miete sein. Dann fallen Ihnen die Dinge leichter, die ohne Vorbereitung vielleicht einen viel größeren Widerstand hervorgerufen hätten. So kann zum Beispiel allein das Vorwaschen von Salat, der dann sauber und verzehrbereit in einer Vorratsbox im Kühlschrank liegt, eine Sache sein, die den Unterschied machen kann, wenn es darum geht, ob Sie einen Salat essen oder nicht. Wenn auch die Salatsoße schon fertig im Kühlschrank bereitsteht, sinkt der Widerstand noch weiter, weil Sie kaum noch Arbeit haben. So brauchen Sie nur noch die Blätter in eine Schüssel zu geben, die Box zurück in den Kühlschrank zu stellen, Dressing darüberzugeben, Soße zurück in den Kühlschrank zu stellen, fertig.

Das Gleiche gilt, wenn Sie morgens in die Küche kommen. Stehen dort eine saubere Karaffe, die Zitronenpresse, eine Zitrone, ein Messer sowie Löffel und Superfoods oder ein Entsafter schon akkurat angerichtet bereit, weil Sie alles am Vorabend aufgebaut haben, ist es wahrscheinlicher, dass Sie sich einen gesunden Shake machen und eben keinen Kaffee und kein Spiegelei und Brot mit Käse.

Am besten auch vorbereitet zum Einkaufen gehen, sprich: mit Einkaufsliste und sattem Bauch, anstatt ohne Liste und mit Heißhunger. Sind Sie vorbereitet und wissen genau, was Sie brauchen und was nicht, kommen Sie natürlich weniger in Versuchung.

Geschnittenes Obst verzehrbereit in Vorratsboxen im Kühlschrank zu haben oder auf die Arbeit oder einen Ausflug mitzunehmen ist ebenfalls ideal. Das Gleiche gilt für frischgepresste Säfte. Auf diese Weise können Sie schnell etwas Gutes essen oder trinken und Ihre Kohlehydratspeicher füllen, ohne Brettchen und Messer auspacken zu müssen und das Obst dann erst herzurichten. Träufeln Sie Zitronensaft auf geschnittenes Obst, damit der Sauerstoff es nicht so schnell alt und braun werden lässt.

Sie können sich auch Glasflaschen mit frischem Zitronenwasser vorbereiten, wenn Sie die Möglichkeit haben, das Wasser kühl zu lagern.

Dann kann ein Zitronenwasser ein paar Stunden frisch bleiben. Ansonsten besser frisch zubereiten.

Frisch gepresste Säfte halten sich etwa einen Tag bis anderthalb, wenn Sie Zitronensaft als Antioxidans hinzugeben, den Saft möglichst luftdicht verschließen und kühl und dunkel stellen. Zitronensaft können Sie sich also auch vorpressen und müssen nur einmal am Tag die Zitronenpresse benutzen. Lagern Sie diesen aber ebenfalls möglichst luftdicht und kalt. Übrigens: Zitronensaftkonzentrat ist in keiner Weise Ersatz für frisch gepressten Zitronensaft.

Auch der Tee von Maria Treben macht sich gut in einer Thermosflasche, wo er warm bleibt und praktisch mitgenommen werden kann.

Schauen Sie, was und wie Sie Ihren Alltag so gestalten können, dass Vieles bereits vorbereitet ist und Sie bei Heißhunger nicht nach Junkfood und Süßem greifen.

Halten wir fest

Mit regelmäßiger Erfolgskontrolle, praktischen To-do-Listen, klar definierten Zielen, Visualisierungen und Affirmationen, hilfreichen Routinen und guter Vorbereitung haben Sie viele hilfreiche Tools zur Hand, um die Hautdiät im Geiste wie im Alltag erfolgreich anzugehen und abzuschließen.

Und wenn die Hautdiät nicht wirkt? Fasten, die ultima Ratio

Die Hautdiät ist eine kraftvolle Art, sich zu ernähren und den Körper von innen zu pflegen. Weil Sie damit viele Fehler in Sachen Ernährung und Lebensführung vermeiden und verschiedenste potenzielle Ursachen bekämpfen, die kranke Haut bedingen, haben Sie sehr gute Chancen, auf diesem Weg Ihr gesundheitliches Ziel zu erreichen. Doch was können Sie tun, wenn die Hautdiät nicht wirkt, obwohl Sie gewissenhaft, fleißig, in vollem Umfang und lange genug drangeblieben sind?

Grundsätzlich brauchen positive Ergebnisse ihre Zeit, doch an dieser Stelle wollen wir besprechen, was Ihnen noch schnellere gesundheitliche Vorteile bringt als die Hautdiät allein.

Sollten sich Ihre Haut und Ihr Körper in einem miserablen Zustand befinden, und Sie wollen daher den Sprint, nicht den Marathon zur Gesundheit – wie es ja die Hautdiät ist –, dann bietet sich eine (Saft-) Fastenkur als das Nonplusultra an.

Fasten ist eine uralte und äußerst effektive Methode, die dem Körper bei verschiedenen Krankheiten effektiv helfen kann. Für unzählige Menschen war und ist eine richtig durchgeführte Fastenkur das Sprungbrett zu außerordentlichen Erfolgen in Sachen Krankheitsbekämpfung und Gesundheitsgewinn. Etliche Erfahrungsberichte, die teilweise tausende Jahre in die Vergangenheit zurückreichen, zeugen von nahezu magischen gesundheitlichen Verbesserungen, die durch Fasten erreicht wurden. Für jemanden, der wirklich stark erkrankt ist, ist das also etwas, das er oder sie ernsthaft in Betracht ziehen sollte.

Im Gegensatz zur Hautdiät ist Fasten leider nicht immer sehr alltagstauglich. Es ist unwahrscheinlich, dass man von 0 auf 100 mit einer Saftfastenkur startet. Das wäre zwar ein idealer Einstieg in die Hautdiät. Wahrscheinlicher und einfacher ist es aber doch, dass man anfangs erstmal viel Gutes für den Körper in den Alltag integriert. Zudem braucht man nach dem Fasten ja eine Anleitung oder Übersicht, wie man sich nun ernähren soll, damit die Vorteile des Fastens auch langfristig Bestand haben und der Körper nicht nach zwei Wochen nach dem Fasten schon wieder am Ende ist, weil er falsch behandelt wurde.

PROBLEME IM VERDAUUNGSSYSTEM

Fasten ist daher so effektiv, weil unser Verdauungssystem dabei einmal für längere Zeit in Urlaub geschickt wird. Dann hat es endlich Zeit und die Möglichkeiten, so effizient zu regenerieren, wie nur irgend möglich.

Gerade unser Darm arbeitet nahezu jeden einzelnen Tag in unserem Leben, wenn wir nicht regelmäßig fasten. Seit dem Kleinkindalter bis hin zum heutigen Tage haben die meisten vermutlich jeden Tag gegessen – ohne freie Tage, Wochenenden, geschweige denn mal eine Woche Urlaub für den Darm. Es sind wirklich zehntausende von Tagen, an denen er ununterbrochen arbeiten muss, vor allem, wenn wir jeden Tag feste Nahrung essen.

Entlasten wir durch eine Karenz fester Nahrung den Verdauungstrakt, geben wir ihm dann die Chance, endlich zur Ruhe zu kommen, sich zu entleeren und sich zu reinigen. Dann kann (und wird) er sich leer arbeiten. Das werden Sie daran merken, dass Sie weiterhin auf die Toilette gehen – obwohl von oben nichts Festes mehr nachkommt.

Das liegt daran, dass sich auf der innenliegenden, stark gefältelten und damit gigantischen Oberfläche (400-500 m^2!) unseres meterlangen Darmrohres, insbesondere des Dünndarms, im Laufe der Zeit einiges an altem »Mist« angesammelt hat. Das ist kein Wunder, wenn man bedenkt, dass seit Jahren täglich – bitte entschuldigen Sie die Ausdrucksweise – einfach Scheiße durch ihn hindurchfließt. Natürlich ist das seine Aufgabe, für die er in gewisser Hinsicht ausgelegt ist. Allerdings nicht für unnatürliche Industrie-Nahrungsmittel des 21. Jahrhunderts in rauen Mengen. Schaut man sich die enorm dicken und gespannten Bäuche an, die viele vor sich hertragen, sieht man das. Nicht alles davon ist Bauch- und Eingeweidefett. Zum Teil handelt es sich um Nahrung, die noch im Darm verdaut wird bzw. dort festhängt.

Zur besseren Vorstellung kann man den Darm mit einem Abfluss im Waschbecken vergleichen – es geht zwar immer noch Wasser hindurch, sprich man isst und geht auf Toilette, die Wände des Rohres sind aber verdreckt. So ähnlich scheint es auch in unserem meterlangen, dunklen und feuchten Darmrohr der Fall zu sein, dass dort »Dreck« an den Wänden hängt, den wir nicht bemerken, weil wir den Stöpsel nicht rausnehmen und reinschauen können. Doch meiner Einschätzung nach ist alter »Dreck« im Darm nicht gerade gesundheitsförderlich, wenn man bedenkt, dass der Darm quasi unser zweites Gehirn ist und dazu einen riesigen Einfluss auf unser Immunsystem hat.

Dieser »Dreck« kann sich aber nicht von der Darmwand lösen, solange permanent neue feste Nahrung durch den Darm kommt und den Schmutz somit an die Wand presst. Stoppen wir durch Fasten die Zufuhr fester Nahrung, kann der Darm sich langsam freiarbeiten und das Überflüssige in den nun leeren Hauptkanal abgeben, was er auch tut. Das, was bei Menschen auf ausgedehnten (Saft-)Fastenkuren teilweise in der Schüssel landet, stinkt wirklich grässlich, sieht unschön aus und ist ganz sicher nichts, was man mit sich herumtragen möchte. Suchen Sie im Internet Bilder des Begriffs »Mucoid Plaque«, wenn Sie sich ein genaueres Bild davon machen wollen.

SO FUNKTIONIERT DAS SAFTFASTEN

Wer nicht glauben kann oder will, dass er noch viel alten Stuhlgang durch die Gegend trägt, und vielleicht sogar schon während einer Koloskopie einen sauberen Darm gesehen hat (hier sieht man allerdings nur den Dickdarm mit der glatten Oberfläche, nicht den Dünndarm), der sei zu einem Selbstexperiment aufgerufen: Eine Woche Saftfasten, korrekt ausgeführt und mit vorheriger kompletter Darmentleerung durch ein Abführmittel. Fragen Sie Ihren Arzt, ob Sie starkes Abführmittel nehmen dürfen, und führen Sie dann eine vollständige Darmentleerung damit durch – genau so, wie wenn Sie zu einer Koloskopie gehen müssten. Wenn es hinten klar herauskommt, sind Sie per Definition sauber und leer. Fangen Sie anschließend mit einer Saftfastenkur an.

Das bedeutet: Eine Woche lang Urlaub von fester Nahrung, in der Sie dafür täglich mindestens fünf Liter frische, kaltgepresste Säfte aus Gemüse und Obst über den Tag verteilt kauend trinken; Sie machen zusätzlich Bauchmassagen, führen Bauchatmung durch, bewegen sich und nehmen vor allem regelmäßig Saft und Kalorien zu sich.

Gehen Sie nun weiterhin auf Toilette – Sie wissen ja, dass Sie nichts Festes gegessen haben, weil die Säfte fast so dünnflüssig wie Wasser sind –, werden Sie sehen und riechen, dass da tatsächlich eine Menge (alter) Stuhlgang in Ihnen ist, an dessen Existenz Sie womöglich nie gedacht haben. Überprüfen Sie nur eine Woche, ob meine Behauptungen stimmen – mehr nicht. Sie dürfen natürlich auch länger.

Es dauert bei den meisten Menschen, die eine Saftfastenkur machen, übrigens viel länger als eine Woche, bis schließlich gar nichts mehr herauskommt und sie wirklich »leer« sind. Einige Fastende haben noch nach zwei bis drei Monaten unnormale Stuhlgänge, so als ob sie normal essen würden. Bis sie dann leer sind und quasi die Säfte hinten wieder rauskommen.

Trotzdem sind sieben Tage eine gute Zeit, um so ein Unterfangen erstmalig durchzuführen. Abgesehen von dem »Ekligen«, was gerade besprochen wurde, werden Sie wirklich erstaunt sein, wie gut Sie sich durch eine Fastenkur mit ausreichend frischen, kaltgepressten Säften fühlen. Und es wäre auch ein prima Start in die Hautdiät, da Sie erst einmal im Darm aufräumen, bevor Sie nur noch gesunde Nahrung essen. Geben Sie die neue, bessere Rohkost lieber in einen leeren und sauberen Darm.

Ich persönlich empfehle also das Saftfasten wärmstens, aber natürlich auch das Wasserfasten. Beim Wasserfasten wird lediglich Wasser und Tee und gegebenenfalls klare Brühe über Tage getrunken. Dabei wird der Körper auf Kalorienentzug gesetzt. Im Verlaufe dieser Tage tritt ein Vorgang namens Autophagie ein. Das bedeutet, dass gewisse Zellen des

Körpers sich selbst verdauen. Der Körper reinigt sich auf diese Weise von Altem, Schwachem und Überflüssigem, was ohne Wert für ihn ist. Nach dem Motto: Nur starke und gesunde Zellen dürfen eine Hungersnot überleben, den Rest häckseln wir klein und verwenden die Bauteile. Das führt zu einem Verschwinden verschiedenster Krankheiten und deren Symptome, da diese praktisch ausgehungert werden.

Beim Saftfasten hingegen gibt man dem Körper genügend Kalorien, enorm viel Flüssigkeit und extrem viele gute Nährstoffe in Rohkostqualität. Da man genug Energie und Kalorien konsumiert, kann man Saftfasten auch viel länger machen und so gesehen besser in den Alltag einbauen als das Wasserfasten, bei dem die Körperfettreserven irgendwann zu Ende gehen und Sie sich sehr viel Ruhe tagsüber geben sollten, damit das Fasten ideal wirkt. Saftfasten ist meiner Ansicht nach besser, weil Sie durch all die Säfte den Darm effektiver reinigen und durchspülen können und ihm mehr Zeit geben, sich wirklich leerzuarbeiten. Zudem bekommen wir ordentlich viele Mikronährstoffe, von denen viele ein Defizit haben.

Allein die Logistik des Saftfastens stellt meiner Meinung nach ein Problem dar: Jeden Tag fünf, sechs oder sieben Liter frischen Saft zu pressen, vor allem wenn der Großteil Gemüsesaft sein soll (was so sein sollte), fordert jede Menge Zeit und Geld. Denn es müssen kiloweise Gemüse und Obst ins Haus geschafft werden, um literweise Saft zu erhalten. Das muss eingekauft, bezahlt, getragen, gewaschen, geschnitten, durch den Entsafter gepresst, nochmals fein gesiebt, abgefüllt und gekühlt werden. Und dann müssen Sie noch die Küche aufräumen. Wer dies also richtig machen möchte, hat idealerweise ein bisschen Zeit übrig.

Eine Sache ist mir an dieser Stelle noch wichtig: Wenn Sie, obwohl Sie die Hautdiät korrekt und lange genug gemacht haben, keine gesundheitlichen Erfolge sehen, sagen Sie bitte nicht, dass ein ernährungsbasierter Ansatz nicht bei Ihnen hilft, bevor Sie nicht eine Saftfastenkur über mindestens drei Wochen oder länger probiert haben. Die Überschrift »Ultima Ratio« wurde für dieses Kapitel nicht ohne Grund gewählt. Wenn ein Problem besteht, an dem Menschen schon lange zu knabbern haben, tendieren sie gern dazu zu sagen, dass sie »schon alles« ausprobiert hätten. Und möglicherweise haben sie wirklich schon vieles probiert, aber wahrscheinlich nicht »alles«. Und dazu gehört womöglich das Saftfasten.

Mein Ratschlag generell: Holen Sie sich bei Ihrer ersten Fastenkur professionelle Unterstützung durch einen erfahrenen Arzt oder Heilpraktiker, da während und nach der Fastenkur viele Aspekte zu bedenken sind.

Halten wir fest

Richtig durchgeführtes Fasten ist die wohl kraftvollste natürliche Therapie, die es bei den verschiedensten Krankheiten gibt. Behalten Sie Fasten als letzte Option im Hinterkopf, wenn bisher gar nichts geholfen hat. Ein paar Tage Saftfasten sind auch ein idealer Start in die Hautdiät.

ERFAHRUNGSBERICHT: HAUTDIÄT SOFT – UND DENNOCH ERFOLG

Marie M., 24, aus Dresden

Ich hatte für einige Zeit mit einem seborrhoischem Ekzem an der Kopfhaut zu tun. Insbesondere während stressigen Phasen in der Uni bekam ich starke Schuppen, und ich kratzte die Haut teilweise blutig auf. Bevor ich von der Hautdiät erfahren habe, habe ich eine Cortisonlösung auf meiner

Kopfhaut verwendet. Davon wurde die Haut zwar einige Tage besser, danach wurde es aber auch immer schlimmer als vorher. Dann habe ich mit der Hautdiät begonnen, wobei ich sagen muss, dass die gesamte Diät mir zu radikal erschien. Ich habe bei weitem nicht alles gemacht, was gefordert wurde.

Ich habe morgens immer einen halben Liter Zitronenwasser mit grünen Pulvern getrunken und das Ganze abends hin und wieder auch nochmal. Ansonsten habe ich mich schon immer recht gesund ernährt, dann aber meinen Fleischkonsum stark eingeschränkt und größtenteils auf Milchprodukte verzichtet. Nach etwa fünf bis sechs Wochen war meine Kopfhaut quasi schuppenfrei, und selbst unterm Examen kam es nicht wieder! Ich war wirklich überrascht, wie viel die Ernährung da doch mit reinspielt und kann nur jedem empfehlen, die Hautdiät auszuprobieren. Vielen Dank!

ERFAHRUNGSBERICHT: MEHR VOM GUTEN HILFT

Alexander S., 28, aus Frankfurt am Main

Ich hatte seit der 10. Klasse immer Pickel auf der Stirn. Nachdem ich einige Strategien der Hautdiät mehr aus Spaß angewandt habe, hat sich meine Haut in relativ kurzer Zeit tatsächlich stark verbessert. Ich war überrascht, wie schnell es ging. Mir hat die Methode geholfen, einfach nur mehr Gutes hinzuzufügen anstatt Schlechtes wegzulassen – insbesondere Zitronenwasser und grüne Superfood-Shakes habe ich einfach täglich dazu genommen, ohne meine Ernährung groß zu ändern. Heute ist meine Haut konstant auf einem viel besseren Niveau, jedoch merke ich auch negative Effekte, sobald sich meine Ernährung über längere Zeit wieder verschlechtert und ich das Trinken vergesse oder die grünen Shakes weglasse. Doch dank der Hautdiät weiß ich nun, was ich dagegen tun kann. Ich kann jedem wirklich empfehlen, dem Ganzen eine Chance zu geben.

Rezepte für Ihre Haut

Neues ausprobieren: Gesunde Ernährung darf auch lecker schmecken. Guten Appetit!

Es darf schmecken – unbedingt!

Obwohl es in der Hautdiät auch ums Essen geht, ist dieses Buch kein reines Rezeptbuch. Rezepte mit Bildern finden Sie auf meiner Website unter www.hautdiaet.net, der Vollständigkeit halber haben wir in dieses Buch aber auch einige Rezepte aufgenommen.

Die Mengenangaben sind für eine Person ausgelegt, Sie können sie natürlich beliebig verdoppeln, verdreifachen etc. Sie werden sehen, dass wir im Rahmen der Hautdiät schmackhafte Mahlzeiten zubereiten können. Gesundes Essen muss nicht »Bähh« oder langweilig sein. Salate sollen bunt und vielfältig sein. Nicht nur trockener Eisberg mit einer rohen Paprika und einem zu dicken Stück noch halb grüner Tomate. Kochkunst lässt sich natürlich auch auf die Rohkostküche anwenden, und das Ergebnis kann großartig schmecken.

Da ich auch weiß, dass es für viele keine Option ist, von heute auf morgen komplett auf roh-vegan umzusatteln, habe ich Rezepte hinzugefügt, bei denen die Zutaten auch gekocht oder gebacken werden. Ein wirklich guter Rohkostsalat ist top, und Sie können ihn ohne Probleme jeden Tag essen. Doch etwas Abwechslung kann bestimmt nicht schaden, Sie wollen mit Sicherheit einige Alternativen. Ich liefere auch Rezeptideen fürs Frühstück. Unser Frühstück sollte zwar idealerweise ein flüssiges sein, aber stellen Sie sich gern selbst Ihren Tages- und Ernährungsplan zusammen, wie es für Sie am besten passt.

Bedenken Sie, dass diese Rezepte allein vermutlich nicht maximal effektiv wirken werden, wenn Sie dazu nicht so trinken, wie es im Rahmen der Hautdiät vonnöten ist. Das regelmäßige und richtige Trinken ist wirklich wichtig!

Noch ein kurzes Wort: Nutzen Sie alternativ gekaufte Produkte, wenn es sein muss, aber bedenken Sie, dass es immer am besten ist, Produkte selbst zu machen, wie zum Beispiel frische Säfte oder Brühen.

Ihre Lebensmittel sollten idealerweise frisch und bio sein. Tiefkühlkost können Sie benutzen, aber ich bevorzuge frisches Obst und Gemüse – auch wenn in Umlauf ist, dass in TK-Gemüse wohl mehr Vitamine stecken als in frischem. Da das Einfrieren ein nicht unbedingt natürlicher Prozess ist und wir nicht genau wissen, inwieweit die Struktur der Frucht dadurch kaputtgeht, wollen wir lieber Frisches vom Feld und nichts aus dem TK-Beutel.

Grundsätzlich gilt: Essen Sie so roh es geht. Kochen verändert unsere Nahrung. Wenn Sie aber kochen oder etwas Warmes essen wollen, ist dünsten besser als kaputtkochen. Dinge braten oder frittieren ist wiederum schlechter als kochen. Gemüsebrühe ist häufig gut für den Geschmack, nehmen Sie aber bitte keine billige voller schlechtem Salz. Idealerweise machen Sie Ihre Gemüsebrühe oder Ihren -fond selbst. Alternativ nehmen Sie das Gemüsebrühpulver aus dem Biomarkt. Ein Blick auf die Inhaltsstoffliste kann aber auch hier nicht schaden, selbst wenn die Verpackung Gesundheit verspricht. Achten Sie darauf, dass kein Jodsalz, kein Zucker, keine Inhaltsstoffe aus Weizen sowie Aromen oder gehärtete Fette, zum Beispiel Palmfett, enthalten sind. Auch Hefeextrakte und Glutamat sollten nicht enthalten sein.

Werden Sie auch selbst kreativ, Sie können und sollen Neues ausprobieren. Erfinden Sie neue Rezepte, neue Mischungen und neue Arten, das Essen möglichst unverarbeitet zuzubereiten. Raspeln, Hacken, in Streifen schälen und so weiter sorgt dafür, dass sich neue Türen öffnen.

Frühstück

OBSTSALAT CLASSIC

Wie der Name verrät, ein echter Klassiker und beliebt bei Jung und Alt.

Zutaten

1 Banane, geschält
1 Handvoll Erdbeeren
1 Handvoll Blaubeeren
1 Kiwi, geschält
1 Mango, geschält
1/3 Ananas, geschält
weiteres Obst nach Belieben (zum Beispiel Apfel, Birne)
1 Orange
Minze nach Belieben

Zubereitung

1. Banane, Erdbeeren, Blaubeeren, Kiwi, ein paar Stücke Mango und Ananas, dazu anderes Obst nach Wahl in mundgerechte Happen schneiden, zusammen in eine Schüssel geben und vermengen.
2. Den Saft von 1/2 oder 1 Orange darüberpressen. Ein bisschen Minze ist hier als Grünzeug obendrauf nicht schlecht.
3. Möglichst frisch genießen.

BLAUBEERSMOOTHIE

Zutaten

500 ml Hafermilch
1 bis 2 Bananen, geschält
2 Handvoll Blaubeeren
1 Msp. Vanillepulver
1 TL Antioxidantien-Superfood-Pulver

Zubereitung

1. Alle Zutaten in den Mixer geben und gut durchmixen.
2. Möglichst frisch genießen.

TROPICAL GREEN SMOOTHIE

Zutaten

600 bis 800 ml frisch gepresster Orangensaft
1 Banane, geschält
1 Mango, geschält und entsteint
1 bis 2 Kiwis, geschält
1 Handvoll Babyspinat
1 bis 2 TL grünes Superfood-Pulver

Zubereitung

1. Alle Zutaten in den Mixer geben und gut durchmixen.
2. Möglichst frisch genießen.

RED SMOOTHIE

Zutaten
500 ml Mandelmilch
250 g Rote-Beeren-Mix (frisch oder TK)
1 TL Honig
1 Msp. Vanillepulver
1 kleine Schüssel Crushed Ice oder Eiswürfel (nach Wunsch)

Zubereitung
1. Alle Zutaten in den Mixer geben und gut durchmixen.
2. Möglichst frisch genießen.

HERZHAFTES SÜSSKARTOFFELBROT À LA ITALIA

Zutaten
1 große Süßkartoffel, in dünne Scheiben geschnitten (etwa 0,5 cm dick)
2 Tomaten, in Scheiben
einige Blätter Basilikum
Himalajasalz
schwarzer Pfeffer
Olivenöl

Zubereitung
1. Süßkartoffelscheiben zweimal toasten.
2. Mit Tomatenscheiben und Basilikum belegen. Mit Himalajasalz und schwarzem Pfeffer bestreuen und mit etwas Olivenöl beträufelt servieren.

Die Süßkartoffelscheiben schmecken auch gut mit veganer Schokocreme. Dieses Gericht aber eher in Maßen genießen.

BEEREN MIT PORRIDGE

Der Name ist Programm. Wir wollen kein Porridge mit Beeren, sondern Beeren mit Porridge.

Zutaten

1 Tasse Haferflocken
1 Tasse Mandelmilch
1 TL Honig nach Belieben
2 bis 3 Handvoll Beeren nach Wahl (zum Beispiel Blaubeeren, Erdbeeren, Himbeeren, Johannisbeeren)

Zubereitung

1. Haferflocken mit Mandelmilch und 1 Tasse Wasser in einen Topf geben und kurz aufkochen. Bei kleiner Hitze weiterkochen, bis die Konsistenz fester wird – das dauert nur ein paar Minuten.
2. Nach Geschmack mit etwas Honig süßen, in eine Schüssel geben und mit reichlich Beeren belegen.

GEMÜSEOMELETT

Dies ist wegen der Eier und des Bratens kein Gericht, das man jeden Tag und in rauen Mengen konsumieren sollte.

Zutaten

1 Möhre, geschält
1 kleine Zucchini
2 Kartoffeln vom Vortag, geschält, nach Belieben
½ Zwiebel, geschält
1 EL Olivenöl
2 Eier, verquirlt
Himalajasalz
schwarzer Pfeffer

1 bis 2 EL frisch gehackte Kräuter (zum Beispiel Schnittlauch, Dill, Petersilie)

Zubereitung

1. Möhre, Zucchini und Kartoffeln grob reiben, Zwiebel klein hacken.
2. Olivenöl in eine Pfanne geben und das Gemüse darin andünsten. Verquirlte Eier mit Salz, Pfeffer und frischen Kräutern dazugeben. Deckel drauf und bei geringer Hitze stocken lassen.

MAMAS BANANENTABLETTEN MIT O-SAFT

Zutaten

2 Bananen, geschält und in Scheiben geschnitten (»Tabletten«)
1 Orange

Zubereitung

1. Bananen eine Schüssel geben. Saft von 1/2 oder 1 Orange darüberpressen.
2. Möglichst frisch genießen.

(Frühstücks-)Säfte

Zur Zubereitung brauchen Sie einen Entsafter.

MÖHRE-ORANGE

Zutaten
0,5 bis 1 kg Möhren
3 bis 4 große Orangen, geschält
Optional Saft von ½ bis 1 Zitrone

Zubereitung
1. Möhren und Orangen entsaften. Optional Zitronensaft dazugeben.
2. Möglichst frisch genießen.

MÖHRE-ORANGE-INGWER

Zutaten
0,5 bis 1 kg Möhren
3 bis 4 große Orangen, geschält
1 daumengroßes Stück Ingwer, geschält (je nach Geschmack mehr oder weniger Ingwer verwenden)

Zubereitung
1. Alle Zutaten in den Entsafter geben.
2. Möglichst frisch genießen.

APFEL-GURKE

Zutaten
2 Gurken mit Schale
3 bis 4 rote Äpfel

Zubereitung
1. Gurken und Äpfel entsaften.
2. Möglichst frisch genießen.

APFEL-GURKE LIGHT

Zutaten
2 Gurken mit Schale
2 grüne Äpfel
1 Zitrone, geschält

Zubereitung
1. Gurken, grüne Äpfel und Zitrone entsaften.
2. Möglichst frisch genießen.

APFEL-BIRNE

Zutaten
2 Gurken mit Schale
3 bis 4 Birnen

Zubereitung
1. Gurken und Birnen entsaften.
2. Möglichst frisch genießen.

DARK GREEN

Zutaten

2 Gurken mit Schale
2 bis 3 Stangen Sellerie
1 Handvoll Spinat
2 grüne Äpfel
1 Zitrone, geschält
etwas Petersilie

Zubereitung

1. Alle Zutaten in den Entsafter geben.
2. Möglichst frisch genießen.

PINK PEAK

Zutaten

1 Ananas, geschält und in Stücke geschnitten
1 mittelgroße rohe Rote Bete

Zubereitung

1. Ananas und Rote Bete entsaften.
2. Möglichst frisch genießen.

WASSERMELONE PUR

Zutaten

600 bis 800 g Wassermelone, geschält oder gewaschen

Zubereitung

1. Wassermelone entsaften.
2. Möglichst frisch genießen.

Hauptmahlzeiten

Der große grüne Hauptsalat der Hautdiät wurde bereits auf Seite 156f besprochen. Viele weitere Ideen finden Sie auch auf meiner Website unter www.hautdiaet.net.

ROTE BETE-WALNUSS-GUACAMOLE IM SÜSSKARTOFFELSCHIFF

Zutaten

1 Avocado, geschält und entsteint
1 Schalotte, geschält
1 bis 2 Zehen Knoblauch, geschält
1 TL frische gehackte Petersilie
1 große gekochte Rote Bete
Himalajasalz
schwarzer Pfeffer
Saft von 1 bis 2 Zitronen
2 Süßkartoffeln
1 bis 2 Zweige Thymian
2 EL Olivenöl
1 kleines Stück Gurke mit Schale
1 Handvoll Cocktailtomaten

Zubereitung

1. Backofen auf 175 °C vorheizen.
2. Für die Guacamole Avocado, Schalotte, Knoblauch, Petersilie und Rote Bete mit Salz und Pfeffer und viel Zitronensaft zerquetschen, mixen, matschen – je nach Vorliebe.

3. Süßkartoffeln halbieren. Blättchen vom Thymian abzupfen und mit Olivenöl mischen. Die Süßkartoffeln damit einreiben.
4. Im Ofen garen, bis sie innen weich sind – das dauert je nach Größe etwa 40 Minuten.
5. Das Innere aus der Süßkartoffel entfernen (und separat essen) und die Guacamole im Süßkartoffelschiff platzieren.
6. Gurke in dünne Scheiben schneiden, Cocktailtomaten halbieren und alles hübsch anrichten.

SÜSSKARTOFFELN MIT GRÜNER SONNENBLUMENKERN-GUACAMOLE

Zutaten
1 bis 2 EL Olivenöl
1 bis 2 TL getrockneter Thymian
Himalajasalz
Pfeffer
1 bis 2 Süßkartoffeln, mit Schale in Sticks geschnitten
1 bis 2 Avocado, geschält und entsteint
1 Schalotte, geschält
1 bis 2 Zehen Knoblauch, geschält
1 TL frische gehackte Petersilie
1 Stück Gurke mit Schale
Saft von 1 bis 2 Zitronen oder Limetten
1 Handvoll Sonnenblumenkerne

Zubereitung
1. Backoffen auf 175 °C vorheizen.
2. Olivenöl, Thymian, Salz und Pfeffer mischen und die Süßkartoffelsticks damit einreiben. Etwa 20 bis 30 Minuten im Ofen backen, bis sie die gewünschte Konsistenz haben. Wenn Sie mögen, können Sie die Süßkartoffeln auch roh essen.

2. Aus der Avocado, der Schalotte, dem Knoblauch, der Petersilie, Gurke und Salz, Pfeffer sowie viel Zitronen- oder Limettensaft eine Guacamole zubereiten – dazu die Zutaten zerquetschen, mixen oder matschen.
3. Mit Sonnenblumenkernen toppen und zu den Süßkartoffeln servieren.

GURKENSALAT CLASSIC

Zutaten
1 Schuss Olivenöl
1 Schuss Hafersahne
Himalajasalz
schwarzer Pfeffer
1 Handvoll frischer Dill, gehackt
1 bis 2 Salatgurken mit Schale, in hauchdünne Scheiben geschnitten oder mit einem Sparschäler in lange, dünne Streifen geschält

Zubereitung
1. Aus Olivenöl, Hafersahne, Himalajasalz, schwarzem Pfeffer und frischem Dill eine Vinaigrette herstellen.
2. Mit den Gurkenscheiben mischen und gleich servieren.

MEIN SALAT-GRUNDDRESSING

Dieses Dressing kann als ein Grunddressing angesehen und nach Belieben modifiziert werden. Sie können es in den unterschiedlichsten Gerichten verwenden. Es lohnt sich, hier einen gewissen Vorrat für maximal drei Tage anzulegen und in einer schüttelbaren Flasche im Kühlschrank aufzubewahren.

Zutaten
Saft von 1 Zitrone
2 bis 3 EL naturtrüber Apfelessig (nach Wunsch)
1 Schuss Leinöl
1 Schuss Olivenöl
1 TL Senf
Himalajasalz
schwarzer Pfeffer
1 TL Honig
1 Schuss Aceto Balsamico (nach Wunsch)
2 EL Kräuter, frisch oder TK (zum Beispiel ganz klassisch Schnittlauch und Petersilie)

Zubereitung
Alle Zutaten vermischen, abschmecken – und fertig ist das Dressing.

GURKENSALAT MIT CHILI-DRESSING UND GERÖSTETEM SESAM

Zutaten

1 Salat-Grunddressing (siehe Seite 293)
1 Chilischote, in hauchfeine Scheiben geschnitten
1 TL Honig oder Ahornsirup, nach Belieben
1 bis 2 TL Sesamsamen
1 bis 2 Salatgurken mit Schale, mit dem Sparschäler in lange, dünne Scheiben geschnitten

Zubereitung

1. Das Salat-Grunddressing mit den Chilischeiben und ein wenig Honig oder Ahornsirup mischen.
2. Eine Pfanne auf mittlerer Temperatur erhitzen. Die Sesamsamen darin kurz goldbraun rösten, bis sie duften.
3. Die Gurken mit dem Dressing mischen und obenauf die gerösteten Sesamsamen verteilen.

ROTE-BETE-CARPACCIO MIT WALNÜSSEN UND JOGHURT-MEERRETTICH-DRESSING

Zutaten

3 bis 4 gekochte Rote Beten, in dünne Scheiben geschnitten
2 Orangen, filetiert
1 kleines Stück frischer Meerrettich, gerieben
100 g veganer Joghurt (alternativ vegane Crème fraîche)
Himalajasalz
schwarzer Pfeffer
1 TL Senf
1 kleine Handvoll Walnusskerne
1 bis 2 TL frische Kresse, nach Belieben

Zubereitung

1. Rote-Bete-Scheiben auf einer großen Platte übereinander gelappt auslegen. Orangenfilets darauflegen.
2. Meerrettich in den Joghurt rühren und mit Salz, schwarzem Pfeffer und ein bisschen Senf abschmecken.
3. Den Joghurt über die rote Bete und die Orangenfilets klecksen und Walnüsse darüber krümeln.
4. Ein wenig frische Kresse kann hier Optik und Geschmack zusätzlich verbessern.

FELDSALAT MIT WALNÜSSEN UND ORANGENDRESSING

Zutaten

1 Salat-Grunddressing (siehe Seite 293), ohne Zitronensaft und Apfelessig

1 Orange, über einer Schüssel filetiert, um den abtropfenden Saft aufzufangen

2 bis 3 Handvoll frischer Feldsalat

1 gekochte Rote Bete, in mundgerechte Stücke oder Scheiben geschnitten

1 kleine Handvoll Walnusskerne, zerkrümelt

Zubereitung

1. Das Grunddressing abwandeln und statt Zitronensaft und Apfelessig den Saft der Orange verwenden.
2. Feldsalat und Rote Bete mit dem Dressing vermischen.
3. Walnüsse darübergeben.

BUNTES TÜRMCHEN IM SALATBETT

Zutaten

1 Avocado, geschält und entsteint

1 gekochte Rote Bete

1 Birne

1 Handvoll Feldsalat

5 bis 10 Cherrytomaten

1 Salat-Grunddressing (siehe Seite 293)

Zubereitung

1. Avocado, Rote Bete und Birne kleinhacken und in einem Glas aufschichten, in dem der Salat dann auch serviert wird.
2. Das Glas auf einen Teller stellen und einen Kranz aus Feldsalat mit Cherrytomaten und Dressing außen herum drapieren.

GEGRILLTE THYMIAN-SÜSSKARTOFFELN MIT GRÜNEM SPARGEL, ZITRONIGER KRÄUTERVINAIGRETTE UND COCKTAIL-TOMATEN

Zutaten

4 EL Olivenöl

1 TL frische Thymianblättchen

1 bis 2 Süßkartoffeln, geschält und in Scheiben

200 g grüner Spargel, die Enden geschält

Saft von 1 Zitrone

1 Msp. Senf

1 Handvoll frische gehackte Kräuter (zum Beispiel Schnittlauch, Petersilie, Basilikum)

Zubereitung

1. 1 bis 2 EL Olivenöl mit Thymian mischen und die Süßkartoffelscheiben damit einreiben.
2. Die Scheiben in einer Grillpfanne einige Minuten angrillen oder anbraten.
3. Grünen Spargel in einem Topf mit kochendem Wasser in etwa 5 Minuten bissfest garen.
4. Aus dem restlichen Olivenöl, Zitronensaft, Senf und Kräutern ein Dressing herstellen und über den Spargel geben.
4. Die Süßkartoffeln dazu servieren.

BUNTER QUINOA-SALAT

Zutaten

50 g Quinoa, alternativ ½ Tasse Hirse
1 Möhre
1/2 Gurke mit Schale
1/2 Zucchini oder anderes Gemüse nach Wahl
2 bis 3 Radieschen
6 bis 8 Cocktailtomaten
Saft von 1 bis 2 Zitronen
1 Schuss Olivenöl, alternativ 1 Salat-Grunddressing (siehe Seite 293)
Himalajasalz
Pfeffer
1 EL frische gehackte Kräuter (zum Beispiel Petersilie)

Zubereitung

1. Quinoa mit 100 ml Wasser oder Gemüsebrühe in 15 bis 20 Minuten garen – bzw. nach Packungsangabe. Alternativ ½ Tasse Hirse mit 1 Tasse Wasser oder Gemüsebrühe 35 bis 40 Minuten garkochen – bzw. nach Packungsangabe.
2. Möhre, Gurke, Zucchini (oder anderes Gemüse) in kleine Würfel schneiden. Radieschen und Cocktailtomaten halbieren oder vierteln.

3. Abgekühltes Getreide mit dem Gemüse vermengen. Viel Zitronensaft und einen Schuss Olivenöl als Dressing zugeben, alternativ das Salat-Grunddressing verwenden.
4. Mit Salz und Pfeffer abschmecken und mit viel frischer Petersilie oder anderen Kräutern nach Wahl bestreuen.

EINFACHES BLECHGEMÜSE

Zutaten
1 bis 2 Möhren
½ Brokkoli
½ Fenchel
1 bis 2 Kartoffeln
1 Zwiebel, geschält
1 bis 2 Tomaten
1 Zehe Knoblauch, geschält
1 bis 2 EL Olivenöl
1 TL getrockneter Thymian
1 TL getrockneter Rosmarin
1 TL getrockneter Oregano
Himalajasalz
schwarzer Pfeffer
Saft von 1 Zitrone

Zubereitung
1. Backofen auf 175 °C vorheizen.
2. Möhren, Brokkoli, Fenchel, Kartoffeln, Zwiebel, Tomaten, Knoblauch (oder anderes Gemüse nach Wahl) in dickere Stücke schneiden.
3. Auf einem Backblech mit Olivenöl, Thymian, Rosmarin und Oregano durchmengen und mit Himalajasalz und schwarzem Pfeffer würzen.
4. Für etwa 40 Minuten in den Ofen schieben und kurz vor dem Servieren mit Zitronensaft beträufeln.

TRESTER-CRACKER

Zutaten

300 g Gemüse-Mix nach Wahl (zum Beispiel Spinat, Karotten, Paprika, Rote Bete, Sellerie, frische Petersilie)
½ TL Himalajasalz
½ TL schwarzer Pfeffer
1 TL Cumin
3 EL Sesam
3 EL Tahin

Zubereitung

1. Gemüse entsaften und Trester aufbewahren, Saft trinken.
2. Backofen auf 150 °C vorheizen.
3. Trester in einer Schüssel mit den anderen Zutaten vermengen und zu einer gleichmäßigen Masse vermengen.
4. Backbleck mit Backpapier belegen und die Masse mit den Händen darauf dünn ausdrücken. Mit einem Pizzaroller oder Messer die Masse in die gewünschte Crackerform und -größe schneiden, zum Beispiel Drei- oder Vierecke.
5. Im Backofen auf mittlerer Schiene bei 150 °C Umluft für 20 bis 30 Minuten bis zur gewünschten Knusprigkeit backen.

Suppen

Natürlich sind auch Suppen ein tolles Mittag- oder Abendessen: Brokkolisuppe, Zucchinisuppe, Brokkoli-Zucchini-Suppe, Gemüsesuppen aller Art – der Himmel ist die Grenze.

SELBSTGEMACHTE GEMÜSEBRÜHE

Damit wir nicht auf fertige Gemüsebrühe zurückgreifen müssen, hier ein Rezept zur Herstellung einer selbstgemachten Brühe. Diese lässt sich wunderbar für mehrere Wochen im Kühlschrank aufbewahren und bei Bedarf schnell mit Wasser zur Basis verschiedener Suppen verwenden.

Zutaten
150 g Karotten
150 g Knollensellerie
100 g Lauch
100 g Petersilie mit Stängel
100 g Himalajasalz

Zubereitung

1. Das Gemüse in mittelgroße Würfel schneiden, sodass eine Küchenmaschine oder ein Hochleistungsmixer es »greifen« und kleinhäckseln kann. Dann das Gemüse mit dem Himalajasalz in der Küchenmaschine für 1 bis 2 Minuten sehr fein häckseln, fast schon zu einer Paste. Zwischendurch kann es hilfreich sein, die Maschine anzuhalten und mit einem Spatel noch grobes Gemüse vom Rand des Gefäßes in die Mitte zu schieben, damit es ebenfalls gut zerkleinert wird.

2. Die Masse anschließend in ein sauberes, am besten ausgekochtes Einmachglas mit gutem Verschlussmechanismus geben und im Kühlschrank lagern.
3. Für 1 l Gemüsebrühe 4 TL der Masse mit einem sauberen Löffel aus dem Glas nehmen und mit 1 l heißem Wasser vermischen. Die Masse ist durch den hohen Salzgehalt 3 bis 4 Monate im Kühlschrank haltbar.

KLASSISCHE GEMÜSESUPPE

Zutaten

1 Zwiebel, geschält
1 bis 2 Möhren
½ rote Paprika
½ Brokkoli
½ Zucchini
3 Kartoffeln
2 Stangen Sellerie
1/3 Stange Lauch
5 bis 8 Cherrytomaten
Optional Knoblauch, Rosenkohl, Petersilienwurzel oder weiteres Gemüse nach Wahl
2 EL Olivenöl
1,5 l selbstgemachte Gemüsebrühe (siehe Seite 300)
1 bis 2 TL getrockneter oder frischer Thymian
1 bis 2 TL getrockneter Oregano
Himalajasalz
schwarzer Pfeffer

Zubereitung

1. Gemüse in mundgerechte bis kleine Würfel schneiden, Cherrytomaten halbieren. Die Sorten nicht vermischen.

2. In einem großen Topf das Olivenöl erhitzen und darin Zwiebeln (optional den Knoblauch), Möhren und Paprika kurz anbraten. Gemüsebrühe, Kräuter und das restliche Gemüse, bis auf die Tomaten, hinzugeben und zum Kochen bringen. Für etwa 20 Minuten bei mittlerer Hitze köcheln lassen. Kurz vor Schluss die halbierten Tomaten in den Topf geben.
3. Mit Salz und Pfeffer abschmecken. Warm servieren.

BROKKOLISUPPE

Zutaten
1 kleine Zwiebel, geschält
1 EL Olivenöl
500 g Brokkoli
1 l selbstgemachte Gemüsebrühe (siehe Seite 300)
2 EL vegane Crème fraîche
Himalajasalz
schwarzer Pfeffer

Zubereitung
1. Zwiebel in kleine Würfel schneiden und mit dem Olivenöl in einem Topf anbraten.
2. Brokkoliröschen grob zerkleinern, gern auch den Strunk mit verwenden und in kleinere Würfel schneiden.
3. Die angebratenen Zwiebeln mit der Gemüsebrühe ablöschen und den Brokkoli dazugeben. Etwa 10 Minuten köcheln lassen, bis der Brokkoli bissfest bis weich geworden ist. Dann vom Herd nehmen und mit einem Stabmixer fein pürieren, alternativ in einem hitzebeständigen Mixer.
4. Die Crème fraîche einrühren und die Suppe mit Salz und Pfeffer abschmecken. Warm servieren.

Nachtisch

SCHNELLES APFELMUS

Selbstgemachtes Apfelmus ohne Zucker für alle, die es süß mögen.

Zutaten
4 bis 5 Bio-Äpfel
1 Spritzer Zitronensaft
1 Msp. Vanillepulver

Zubereitung
1. Äpfel, ruhig mit Schale, in Stücke schneiden.
2. In einem Topf bei geringer Hitzezufuhr für etwa 10 Minuten weich werden lassen und dann stampfen.
3. Mit einem Spritzer Zitronensaft und etwas Vanille abschmecken.

ROHKOST-SCHOKOLADE MIT WALNÜSSEN

Zutaten
50 g Datteln
100 g Kakaobutter
1 Msp. Vanille
25 g Kakaopulver in Rohkostqualität
1 Handvoll Walnusshälften

Zubereitung
1. Die Datteln für 2 bis 3 Stunden in einer Schüssel mit Wasser einweichen. Dann das Wasser bis auf einen kleinen Rest abschütten und die Datteln zu einem Mus pürieren.

2. Die Kakaobutter im Wasserbad schmelzen. Solange das Wasser eine Temperatur von 42 °C nicht überschreitet, behält die Schokolade ihren Rohkostcharakter.
3. Das Dattelmus, die geschmolzene Kakaobutter, die Vanille und das Kakaopulver in einer Schüssel zu einer gleichmäßigen Masse verrühren.
4. Die Masse in Backförmchen füllen oder in einer mit Backpapier ausgelegten Auflaufform dünn ausstreichen und mit den Walnusskernen belegen.
5. Für mindestens 1 Stunde im Kühlschrank kühlen und auch dort aufbewahren.

Weitere Rezepte für gesunde süße Snacks finden sich auf meiner Website www.hautdiaet.net.

Ausblick: Für immer Hautdiät?

Wenn Sie die Hautdiät konsequent machen und damit gute Erfolge erzielen, werden Sie wahrscheinlich auch merken, dass Sie den Zustand Ihrer Haut fast nach Belieben steuern können: Konsumieren Sie viel unnatürliche Nahrung, so wird Ihre Haut vermutlich langsam, aber sicher wieder schlechter. Integrieren Sie dann wieder Zitronenwasser, Shakes und Salate, wird die Haut auch schnell wieder besser. Ob Sie die Strategien der Hautdiät zu 100 Prozent, zu 50 Prozent oder gar nicht anwenden, nachdem Sie Ihren gewünschten Erfolg erzielt haben, ist selbstverständlich Ihre Entscheidung.

Natürlich werden Sie auch mal wieder eine Pizza oder etwas Ungesundes essen können, ohne dass es alle Erfolge, die Sie bis dahin erkämpft haben, über den Haufen wirft. Ab und zu ist es sogar hilfreich, etwas »normales« Seelenfutter zu essen. Aber trotzdem sollte Ihnen bewusst sein und bleiben, welche negativen Auswirkungen bestimmtes Essen und Essverhalten auf unsere Gesundheit haben.

Letzten Endes ist es ein bisschen so, wie Mark Twain sagte: »Der einzige Weg, um gesund zu bleiben, besteht darin, zu essen, was man nicht will, zu trinken, was man nicht mag, und zu tun, was man eigentlich nicht tun würde.« – Tun Sie es trotzdem. Denn es lohnt sich tausendfach!

So sind wir am Ende des Buches angekommen. Ich danke Ihnen ganz herzlich für Ihre Aufmerksamkeit – es war mir eine Ehre. Ich hoffe, die Informationen in diesem Buch erweisen sich als nützlich für Sie, und Sie können die Hautdiät erfolgreich anwenden. Ebenso wünsche ich mir, dass Sie ein wenig Spaß beim Lesen hatten. Ich habe mir Mühe gegeben, den Stoff nicht ganz so trocken zu verpacken.

Verfolgen Sie mich und die Hautdiät gern auf Instagram unter @diehautdiaet. Auf YouTube gibt es einige Videos. Auf der Internetseite www.hautdiaet.net können Sie zudem Blogartikel lesen sowie die verschiedenen Produkte und Geräte finden, die den Prozess der Hautdiät um ein Vielfaches beschleunigen bzw. wunderbar katalysieren können. Machen Sie auch gern Ihre Mitmenschen darauf aufmerksam, dass es dieses Buch gibt, wenn sie offensichtlich mit ihrer Haut Probleme haben. Die meisten Menschen werden Ihnen sehr dankbar sein, denn oft ist es ja einfach die Unwissenheit über Alternativen wie die Hautdiät, die sie davon abhält, endlich gesund zu werden. Und wenn Sie derjenige sind, der eine leidende Person darauf hinweist, können Sie wahrlich ein Engel für den anderen sein, nur eben mit einem Buch in der Hand, und nicht einer Harfe.

Ich biete auf meiner Website übrigens auch 1:1-Coachings an, wenn Sie bei Ihrer Hautdiät eine persönliche Betreuung sowie auf Ihre Bedürfnisse optimal maßgeschneiderte Pläne wünschen, damit Sie so schnell und effizient wie möglich vorankommen.

Ich wünsche Ihnen nur das Beste und ganz viel Erfolg auf dem Weg zu gesunder Haut und einem erfüllten und entspannten Leben. Alles Gute und: Sie schaffen das!

Vielen Dank,
Ihr Felix Dahlmanns

Danksagung

Zuallererst danke ich Ihnen, liebe Leserin, lieber Leser, dass Sie dieses Buch bis hierhin gelesen haben. Ohne Sie hätte das Buch ja wenig Sinn, und es freut mich, wenn Sie es gern gelesen haben.

Zudem bedanke ich mich bei allen Menschen, denen ich im Laufe des Lebens begegnen durfte und die mich auf meinem Weg unterstützt, inspiriert und auch kritisiert haben und die mich und meine seltsame Vorliebe für grüne Superfood-Pulver und anderes stets ertragen haben.

Allen voran danke ich meiner wunderbaren Familie, sprich meinen Eltern, Geschwistern, Großeltern und Tanten und Onkeln, die mir den bestmöglichen Start in mein Leben ermöglicht haben. Dann danke ich all meinen alten und besten Freunden von zu Hause: Jan, Ali, Themo, Bene und all ihr anderen Jungs, die ihr nicht wichtig genug sind, um hier genannt zu werden – kleiner Spaß, euch alle liebe ich auf alle Zeiten! Auch die Mädels von zu Hause grüße ich an dieser Stelle, insbesondere Isa, mein Herzblatt, haha.

Dann möchte ich ganz besonders euch danken, Toni und Johanne. Erst mit euch und durch euch konnte ich das Studium wirklich »genießen« – ihr seid die besten Freundinnen, die ich mir vorstellen kann, und dafür danke ich euch von ganzem Herzen. Ihr seid Familie und immer willkommen. Nora, du hast mir gezeigt, was wahre Stärke ist. Du bist nicht nur ein Vorbild, sondern auch einer der besten Menschen, die ich kenne – unendlichen Dank dafür.

Lieber Herr Wendel, insbesondere Sie verdienen hier natürlich einen außerordentlichen Dank! Ohne Ihre Hilfe wäre dieses Buch in dieser Art vermutlich nicht zustande gekommen, und dafür kann ich Ihnen gar nicht genug danken. Sie waren der Profi an meiner Seite, als ich ihn dringend gebraucht habe. Zudem möchte ich mich bei den wunderbaren Damen von GC-Consulting bedanken, die mir in schwierigen Fragen ebenfalls mit Rat und Tat zur Seite standen.

Last but not least möchte ich dem Verlag und dem Verlagsteam danken. Angefangen im Lektorat, welches mein Buch unter etlichen anderen entdeckt und mich anschließend immer in meiner Arbeit bestätigt hat, bis hin zur Programmleitung und Chefetage sowie den anderen Abteilungen und ihren MitarbeiterInnen. Solch eine herzliche Atmosphäre ist, denke ich, selten, und ich fühle mich mit der Hautdiät hier wirklich in besten Händen. Herzlichen Dank dafür!

Sachregister

Abführmittel 224, 274
Abhärten 167, 194f
ACE-Hemmer 38
Acetylsalicylsäure 38
Adipositas 34, 56, 186
Affirmationen 255, 271
Akne 29, 109, 206, 229
Akzeptanz 255ff
Alkohol 56, 97, 141, 167
Alkoholkonsum 41
Aloe Vera 205
Aminosäuren 89, 150
Ammoniak 151
Anamnese 43
Antibiotika 99
Antioxidans/Antioxidantien 116, 130, 131, 207
Antioxidantien-Superfood-Mixturen 132
Apfelessig 158, 206
Arteriosklerose 43
Aspirin 38
Asthma 109
Atemtechnik 173
Atemübungen 170ff, 181
ATP 88, 172
Ausgewogenheit 115
Autoimmunerkrankung 40

Bade-Licht-Therapie 16, 22
Basenbäder 97, 104, 190f, 212, 224
Bauchschmerzen 99
Bauchspeicheldrüse 85, 141
Beta-Blocker 38
Bewegung, körperliche 185f
Biophotonen 95
Bioware 165
Blähungen 99
Blut 78ff, 108
Blutfettwerte, erhöhte 40
Bluthochdruck 40, 56
Bohnen 161, 163
Brot 47, 163, 210, 270
Butter 47, 164

Calciumkanal-Blocker 348
CBD-Öl 205
Chlorella 139
Chlorophyll 139
Chronische Erkrankungen 34
CO_2 171, 172
Cola 93
Cortison(haltige) Salben 6, 13, 15, 22, 35, 37, 117, 144, 203

Dankbarkeit 258
– üben 241
Darm 98ff, 108
Darmgesundheit 98
Darmpassagezeit 157
Darmreinigung 99
Darmreinigungskur 157
Dehydratation 94
Detox 97f
Diabetes mellitus Typ 2 34, 35, 40, 43, 56, 106
Dinkel 163
DNA 107
Dusche, kalte 195f
Dyshidrosis 29

Einläufe 202, 224
Einstellung, innere 239f, 258

Elektrolytverschiebungen 121
Energie, positive 61
Energy-Drinks 93, 141
Entgiften über den Darm 202
Entgiftung 230
–, körpereigene 207
Entgiftungsarbeit 203
Entgiftungsorgane 98, 108, 109, 116, 121
Entgiftungsreaktionen des Körpers 222ff
Entgiftungssymptome, typische 223
Entsaften 135
Entsafter 133, 136
Entschlacken 97
Entspannung, gezielte 175ff
Entzugssymptome 246
Entzündungsvorgänge 37
Epigenetik 92, 106
Erde 89
Erfolg
–, Glaube an 259
–, Regeln des 232ff
Erfolgskontrolle 259ff, 271
Erfolgstagebuch 260
Ernährung 42, 55, 58
– als Medizin 24
– und Krankheit, Zusammenhang 23
– während der Hautdiät 120ff
–, basische 113
–, Kinder 209ff
–, richtige 113, 116
–, ungesunde 62
Ernährungsform, menschliche 146
Ernährungsgewohnheiten 61
Ernährungsmedizin 33
Ernährungsumstellung 25
Ernährungsunterricht 55
Erstverschlechterung 223
Erwachsenenakne 117
Essen
–, Liebe zum 245
–, starker Drang nach ungesundem 245f
Esssucht 247
Essverhalten, zwanghaftes 247ff

Fasten 99, 230, 272ff
Fastenkuren 97
Feinstaub 97
Fertigprodukte 164, 167, 210
Fette 150
Fettsäuren 89
Fettstoffwechselstörungen 35
Fleisch 167
Fleischkonsum 44, 57
Flüssigkeit, ausreichende 45ff, 111, 116, 207
Flüssigkeitszufuhr 92, 111
Freie Radikale 112f
Fressattacken 225
Fruchtzucker 152f
Fruktoseintoleranz 152f
Fumarsäure-Pillen 22

Gedanken 177
–, negative loslassen 242
Gedankenkreise durchbrechen 198
Gemüse 47, 48, 64, 95, 133, 135, 142, 144, 148, 152, 153, 157, 161, 162, 167, 210, 211, 213, 215, 223, 224, 225, 251, 252, 275, 276, 281
Gemüsebrühe 281
Gemüsesäfte 113, 136, 153, 276
Gene 92
Genesung, Glaube an 254
Genetische Prädisposition 40
Gerstengras 139
Gesundung 237

Getreideprodukte 163, 167
Gewohnheiten, neue etablieren 269
Glaubenssätze, negative loslassen 242
Glück 183
Glykogen 155

Hafermilch 141
Haut 108
Hautausschläge 223
Hautdiät
– für Kinder 208f
– Richtlinien bei Kindern 209ff
–, individuelle Wirkungsweise 236
–, Reaktionen während der 222ff
– Tagesplan, Beispiel 217ff
Hautpflege 203ff
Hautprobleme 6
Hautunreinheiten 223
–, klassische 29
Heilerdemasken 206
Heiltees 124
Heißhunger 155
–, Strategien gegen 225f
Hektik 243
Herz-Kreislauf-Erkrankungen 34, 35, 106
Herz-Kreislauf-System 79ff, 187, 195
Himalajasalz 158
Hippokrates 44
Hülsenfrüchte 163
Hungergefühl 225
Hydro-Colon-Therapie 97, 202
Hypervitaminose 137

Ibuprofen 38
Immunsuppressivum 37
Immunsystem 37
Industrienahrung 48, 97, 157, 213, 246
Intervallfasten 154
Intervallverdauen 154
Isotretinoin 118

Joghurt 44, 164

Kaffee 93f, 141
– einläufe 202
Kälteanwendungen 201, 207
Kaltgepresste Säfte 47, 121, 133ff, 142, 212, 260, 275
Kardiotraining 187
Kartoffeln 163
Käse 98, 164, 270
Kichererbsen 163
Kneippen 201
Koffein 93, 141
Kohlenhydrate 80, 150, 151, 152ff
Koloskopie 275
Kompensation durch Essen 148f
Kopfschmerzen 223
Kopfschuppen 14, 278
Körperkreislauf 72
Körperwasseranteil 46, 48
Körperwasserwaage 94
Kosmetik 203ff
Krafttraining 185, 186, 187, 188, 219
Krankheiten, chronische 27, 35, 97, 101, 103
Krankheitszustände 76
Krebs 34, 56, 109
Kuhmilch 141, 164

Lachen 182ff
Leaky Gut 98
Lebenseinstellung, positive 207

Lebensmittel
–, geeignete für Kinder 211f
–, ungeeignete für Kinder 210f
Leber 85, 108
–, Entgiftung durch 86f
Leberdiät 17, 20
Leberfunktionsstörung 17
Leberwickel 97
Leitlinien, medizinische 44, 47, 49, 53
Licht 89f
Lichttherapie 228
Limonaden 141
Linsen 163
Lipton, Dr. Bruce 107
Lungenkreislauf 72
Lymphdrainage 116, 191ff, 207, 212,224
Lymphe/Lymphflüssigkeit 78, 81, 88, 108
Lymphsystem 81ff, 108, 114

Magen-Darm-Beschwerden 163
Mandelmilch 141
Massagen 116, 207
Meditation 56, 181
–, Funktionsweise 178
–, Vorteile 180
Meersalz-Bäder 104
Mental Detox 114, 241ff
Metabolisches Syndrom 106
Mikrobiom 98
Mikroflora 98
Mikrogifte 57
Mikronährstoffe 96, 100, 111, 113, 207
Milch 164
Milchprodukte 164, 167
Mindset, passendes 239ff
Mineralien 80, 89, 96, 130, 136, 139, 159
Mineralienverluste 121
Mittagsschläfchen 199
Motivation 259
– sich klarmachen 262f
–, intrinsische 263
Müdigkeit 223
Muskulatur dehnen 189

Nachtschattengewächse 163
Nährstoffe 89
Nährstoffmangel 96
Nahrung als Droge 246f
Nahrungsergänzungs(mittel) 117, 230
Nahrungsmittel
–, gute 161f
–, mittelmäßige 163
–, schlechte 163f
Natron 129
Natronmasken 206
Natronpeeling 206
Naturheilkraft 33
Naturheilkunde 33
Neurodermitis 23, 29, 35, 109, 124, 127, 205, 228, 229
Nichtstun 175f
Niere 108
–, Entgiftung über 83ff

Obst 47, 67, 95, 133, 135, 142, 144, 152, 153, 155, 156, 157, 161, 167, 210, 211, 213, 215, 218, 220, 223, 225, 251, 252, 253, 270, 275, 276, 281
Obstsäfte 136, 153, 155
Ödeme 94
Öle 159
Orangensaft 155
Organfunktion anregen 200

Parmesan 158
Pasteur, Louis 100
Pathogenese 39
Pathomechanismus 41
Pausen machen 243

Pestizide 95, 97, 165
Pflanzenfresser 146
Pharmakonzerne 52f
Photosynthese 90
ph-Wert 93, 113
Pickel 223
Pilze 163
Placebo-Effekt 33, 169
Power Naps 199
Prävention 65
Präventivmedizin 50
Primärharn 83
Proteine 107, 150f
Psoriasis 23, 29, 106, 116, 144
Psyche 169ff

Quark 164

Rauchen 41
Reizdarm 153
Reizdarmsymptome 99
Rheuma 109
Ringelblumenextrakt 206
Roggen 163
Rohkost 161
Rollkur 224
Rosazea 29, 117
Rosazea-Akne-Mix 29
Routine
– der täglichen Stille 176
– ersetzen 268
–, hilfreiche 271
Ruhe 199
–, bewusste 243

Saftfastenkur 272, 274
Salat 156, 215
Sauerstoff 87f
Säure-Basen-Haushalt 113
Schafskäse 158
Schlaf 230
–, erholsamer 207
–, gesunder 196ff
Schleim lösen 201
Schöllkraut 125
Schuppenflechte 12f, 21, 23, 29, 35, 51, 124, 144, 205
Schweinefett 17, 18ff, 204, 212
Seborrhoisches Ekzem 29
Sekundärharn 83
Selbstbild, gesundes 254ff
Selbstheilungskräfte 27
Selbstliebe 255ff
Selbstliebeparolen 14
Selbst-Sabotage 177
Superfoods 121, 136, 137, 139, 141, 151
Superfoods-Pulver 104, 132, 135, 138, 154
Superfoods-Shake 102, 140, 142, 156, 160, 197, 212, 217, 219, 244, 260, 278
Shakes, grüne 131, 136, 141, 262, 278, 305
Slow Juicer 136
Sodbrennen 99
Softdrinks 47, 57, 93f, 141
Sojabohnen 163
Sojaprodukte 163
Sonne 89f, 95, 201
Sonnenbank 16
Sonnenlicht 95, 201
Sorgen 25, 169, 198, 241
Spiegelübungen 255
Spirulina 139
Sport 114, 185f, 207
Spurenelemente 80, 89, 96, 136, 139
Statine 38
Störungen, hormonelle 40
Stress 63, 68, 103, 104, 113, 143, 149, 169ff, 175, 181, 182, 190, 207, 241, 246
Stressabbau 116
Stresshormonlevel 114
Stresslevel 64, 90, 114

Stressreduktion 207, 228
Stretchen 188
Suchtverhalten 57
Superfoods 64, 118, 133, 270
Supergreens 215

Tabak 167
Taulaufen 201
Teigwaren 163
Therapiekonzept, ganzheitliches 63
Tiefkühlkost 281
To-do-Listen, detaillierte 261, 271
Tomaten 161, 280
Tools für Erfolg 259ff
Treben, Maria 20, 24, 124, 271
Trinken, richtiges 120ff
Trinkmenge 121
–, richtige 123
Trinkplan 124
Trinkstrategie, richtige 122
Trinkverhalten, falsches 95

Umweltgifte 97
Undankbarkeit erkennen 241
Unterzuckerung 155
Urlaub 201
Urtikaria 29
UVB-Phototherapie 117

Verdauung 157, 197
Verdauungsprobleme 99
Verdauungssäfte 85
Verdauungssystem, Probleme 273f
Verstopfung 99, 224
Visualisierungen 255, 271
Vitalstoffe 89
Vitamin B_{12} 139, 147, 148
Vitamin C 130, 131
Vitamin D 68, 90, 139
Vitamine 42, 80, 89, 95, 96, 136, 137, 139, 140, 161, 212, 281
Vorbereitung, gute 270f

Wärme 200
Wärmeanwendungen 207
Wärmebehandlungen 200
Wasser 88
Wassermangel 94, 100
Wassertreten 201
Weizen 103, 163, 281
Weizengras 139

Zähne 128
Zellkern 107
Zellmembran 107
Ziele definieren 262ff, 271
Zigaretten 57, 97, 165, 213
Zitronensaft 121
Zitronenwasser 47, 53, 102, 113, 118, 126ff, 130, 131, 132, 135, 142, 143, 171, 178, 212, 218, 219, 220, 224, 230, 234, 240, 244, 251, 260, 270, 271, 278, 305
Zöliakie 42
Zufriedenheit 183, 184

Rezeptregister

Apfel-Birne-Saft 288
Apfel-Gurke Light-Saft 288
Apfel-Gurke-Saft 288

Beeren mit Porridge 285
Blaubeersmoothie 283
Brokkolisuppe 302
Bunter Quinoa-Salat 297
Buntes Türmchen im Salatbett 296

Dark Green-Saft 289
Das hilfreiche Teerezept (Maria Treben) 20

Einfaches Blechgemüse 298

Feldsalat mit Walnüssen und Orangendressing 295

Gegrillte Thymian-Süßkartoffeln mit grünem Spargel, zitroniger Kräutervinaigrette und Cocktailtomaten 296
Gemüseomelett 285
Gurkensalat classic 292
Gurkensalat mit Chili-Dressing und geröstetem Sesam 294

Herzhaftes Süßkartoffelbrot à la Italia 284

Klassische Gemüsesuppe 301

Mamas Bananentabletten mit O-Saft 286
Mein Original-Salatrezept 157
Mein Salat-Grunddressing 293
Möhre-Orange-Ingwer-Saft 287
Möhre-Orange-Saft 287

Obstsalat Classic 282

Pink Peak-Saft 289

Red Smoothie 284
Rohkost-Schokolade mit Walnüssen 303
Rote Bete-Carpaccio mit Walnüssen und Joghurt-Meerrettich-Dressing 294
Rote Bete-Walnuss-Guacamole im Süßkartoffelschiff 290

Schnelles Apfelmus 303
Selbstgemachte Gemüsebrühe 300
Süßkartoffeln mit grüner Sonnenblumenkern-Guacamole 291

Trester-Cracker 299

Wassermelone pur-Saft 289

Register der Übungen

Affirmationen 266f
Atemübungen 170ff
Basenbäder 190f
Lymphdrainage 191ff
Meditation 178
Saftfastenkur 274ff
Spiegelübungen 267
Visualisierungen 264f

MIX
Papier aus verantwortungsvollen Quellen
FSC® C083411

Verlagsgruppe Random House FSC® N001967

2. Auflage
Originalausgabe

in der Verlagsgruppe Random House GmbH
Neumarkter Str. 28, 81673 München
Lektorat: Ruth Wiebusch
Illustrationen: Felix Dahlmanns
Layout: Bettina Stickel, ki 36 Editorial Design, München
Umschlaggestaltung: Sabine Krohberger, ki 36 Editorial Design, München
ki 36, Sabine Krohberger Editorial Design, München
Umschlagmotiv: Zitrone: creativemarket
Autorenfotos: Frank Bauer
Satz: Satzwerk Huber, Germering
Druck und Bindung: CPI books GmbH, Leck
Printed in Germany
ISBN 978-3-424-63204-0
www.kailash-verlag.de

Besuchen Sie den Kailash Verlag im Netz